临床护士职业防护

Occupational Protection for Clinical Nurses

（第二版）

主编　赵慧华　徐筱萍

主审　胡必杰　翁素贞

上海科学技术出版社

图书在版编目(CIP)数据

临床护士职业防护 / 赵慧华,徐筱萍主编.—2版.—上海:上海科学技术出版社,2018.2(2021.2重印)

ISBN 978-7-5478-3887-7

Ⅰ.①临… Ⅱ.①赵… ②徐… Ⅲ.①护士—职业病—预防(卫生) Ⅳ.①R192.6 ②R135

中国版本图书馆CIP数据核字(2018)第001204号

临床护士职业防护(第二版)

主编 赵慧华 徐筱萍

主审 胡必杰 翁素贞

上海世纪出版(集团)有限公司
上 海 科 学 技 术 出 版 社 出版、发行

(上海钦州南路71号 邮政编码200235 www.sstp.cn)

常熟市兴达印刷有限公司印刷

开本889×1194 1/32 印张9.25

字数200千字

2010年1月第1版

2018年2月第2版 2021年2月第6次印刷

ISBN 978-7-5478-3887-7/R·1544

定价:38.00元

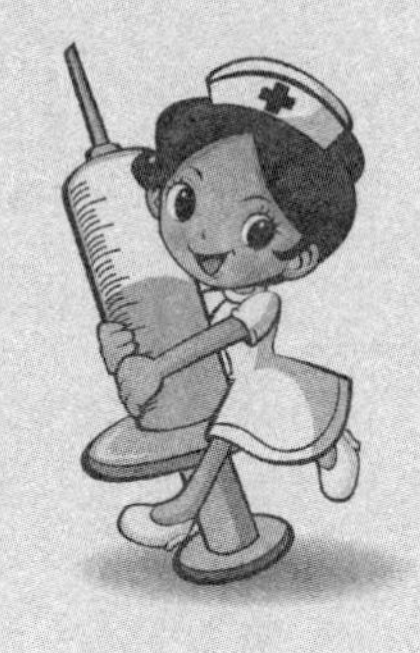

内容提要

本书由上海市护理学会科普工作委员会组织多家医院护理同仁，查阅大量国内外文献资料，结合丰富的临床护理经验，并配以相关的案例分析编写而成。本书在第一版的基础上，新加“运动功能性危害与防护”等内容。全书涵盖国内外护士职业防护历史与现状、护士职业安全文化、物理性危害与防护、化学性危害与防护、生物性危害与防护、心理社会危害与应对、运动功能性危害与防护、医院环境系统性危害与管理，以及护士职业防护相关法律、法规与制度等。丰富的案例分析使全书更贴近临床、贴近实际。

本书可供广大临床护士及护理管理者参考使用，也可以作为培训教材，用于护理院校、各级医院护士岗前职业培训，帮助护理人员提升护理职业防护理念，掌握护理职业防护知识。

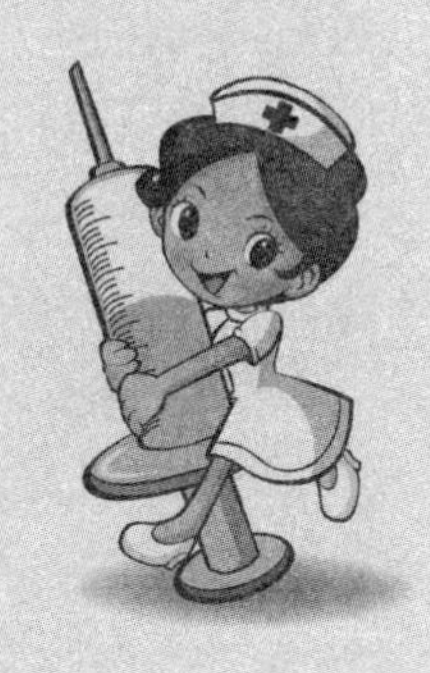

作者名单

主　编　赵慧华　徐筱萍

主　审　胡必杰　翁素贞

副主编　张玲娟　高晓东　钱桂香　叶旭春　张建中

编　委（按姓氏笔画排序）

王　维　上海交通大学医学院附属瑞金医院

王广芬　宁波市医疗中心李惠利医院

老东辉　复旦大学附属中山医院

刘聚源　北京医院

孙　燕　中国人民解放军海军军医大学附属长海医院

杨如美　上海交通大学医学院附属瑞金医院卢湾分院

杨淼淼　复旦大学附属中山医院

吴　菁　中国人民解放军海军军医大学护理学院

沈洁芳　上海交通大学医学院附属瑞金医院

张　寅　上海交通大学医学院附属瑞金医院

陈文森　江苏省人民医院

林婷婷　复旦大学附属中山医院

郑　峥　复旦大学附属中山医院

顾　奕　复旦大学附属中山医院

顾妙娟　复旦大学附属华山医院

郭先娟　中国人民解放军海军军医大学附属长海医院

黄慧群　复旦大学附属中山医院

曹　洁　中国人民解放军海军军医大学附属长海医院

龚茹洁　上海交通大学医学院附属瑞金医院

潘文彦　复旦大学附属中山医院

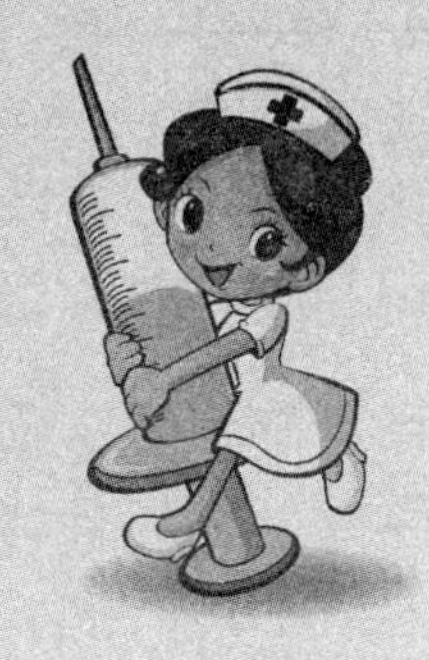

序

随着医疗科学技术的不断创新与发展，临床工作人员潜在的职业危害日渐明显与突出。医护人员的职业防护与职业安全问题也逐渐成为国内外同道广泛关注的焦点。

医护人员由于工作环境的特殊性、职业的特殊性，在工作过程中被其服务对象感染的概率比较高。因此，必须规范医护人员的医疗行为，加强职业防护与职业安全教育，通过普及职业防护相关知识与技能，帮助医护人员科学地规避职业风险，自觉地做好职业防护，保障自身职业安全，并通过营造良好安全的职业环境来增加工作安全感和职业满意度。

《临床护士职业防护》第一版是2010年在上海市护理学会指导下，由其科普工作委员会组织编写的。此书汇聚了多家医院护理专家的临床工作经验，系统地阐述了护理人员职业暴露与防护的基本理论、基本知识和基本技术，并根据临床不同职业暴露危害因素的特点，提出了贴近临床、实用性强的职业安全防护策略和举措。七年来，这本书不仅在规范护理人员职业行为、预防职业危害方面起到了保驾护航的作用，也在各级护理院校的学生踏入临床前的职业安全教育中起到了积极的作用。

为了让本书对各级医院护理人员、各级护理院校的学生有更大的帮助，上海市护理学会科普工作委员会组织编写了第二版，在第一版的基础上，根据本领域的进展与前沿对本书进行了较为全面的更新与补充。相信再版后的此书，对读者会有更大的帮助。

翁素贞

上海市护理学会名誉理事长

2017 年 10 月

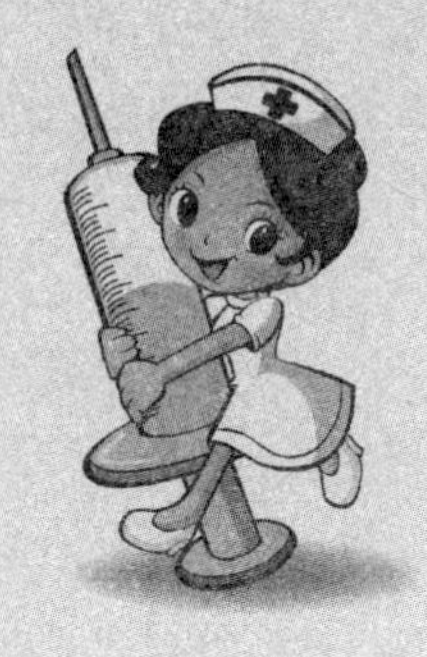

前 言

随着医疗护理技术日新月异的发展，有关专业护理人员职业安全防护的课题越来越受到国内外护理同行的广泛关注。特别是近年来，人类疾病谱的改变、病毒的变异、各种新型高科技仪器设备的使用及新型药物生物制剂的层出不穷，使得可能造成医护人员职业危害的因素越来越多样、复杂，相关从业人员的职业防护问题就成为本学科研究的前沿和焦点。

目前，国家卫生管理部门和医院感染相关专业人员高度重视护士职业防护问题。国家相关的法律法规也已明确规定：用人单位应当对劳动者进行上岗前的职业卫生培训和在岗期间的定期职业卫生培训，普及职业卫生知识，指导劳动者正确实施职业安全措施。但护理人员职业安全隐患仍有发生，如针刺伤、长期站立后导致腰肌劳损和下肢静脉曲张、电离辐射伤害、接触化学制剂后的身体伤害等。

《临床护士职业防护》一书可以协助用人单位做好岗前职业培训，帮助护理人员提升护理职业防护理念，掌握有关护理职业防护知识，并减少由此带来的院内感染的发生。

此书作为一本完整性、实用性、系统性较好的护士职业防护手册，得到了同行的广泛好评。此书第一版出版已七年，鉴于学科的发展、专业的需要，亟需修订再版。

此次再版仍由上海市护理学会科普工作委员会组织多家医院护理同仁查阅大量国内外文献资料，结合丰富的临床护理经验，并配以相关的案例分析编写而成。其内容涵盖国内外护士职业防护历史与现状、护士职业安全文化、物理性危害与防护、化学性危害与防护、生物性危害与防护、心理社会危害与应对、运动功能性危害与防护、医院环境系统性危害与管理，以及护士职业防护相关法律、法规与制度等。丰富的案例分析使全书更贴近临床、贴近实践。

虽然本书作者均尽心尽力编写，但由于时间和能力有限，欠妥之处恳请读者予以批评和指正。

编　者

2017 年 10 月

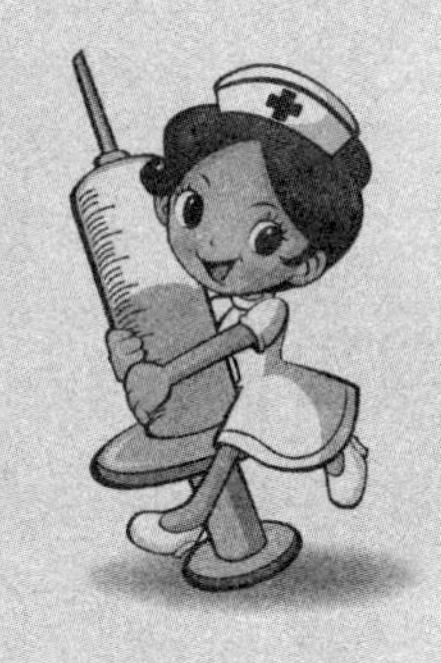

目 录

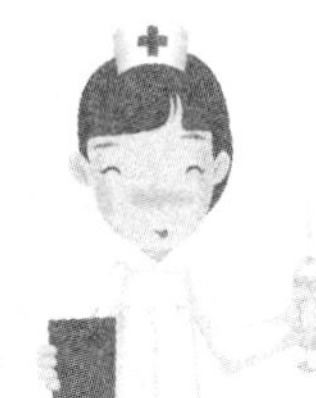

第一章
国内外护士职业防护历史与现状

护理工作环境是患者治疗的场所，病原微生物相对集中。护士由于其工作的特殊性，每天不得不暴露于各种各样的职业危险因素（包括生物、化学、物理、社会心理等）中。正如美国国家职业健康与安全协会所述，根据对各行业中职业伤害趋势的分析，医护人员与建筑工人、农业人员等高风险职业相比，所承担的职业风险要大得多。职业防护是近年来医护人员特别是护理人员越来越关注的重要话题。过去，医院的重点偏重于怎样发挥最大潜力为患者提供优质服务，而员工的职业安全则是个薄弱点，甚至是盲点。殊不知，只有员工自身健康，才能确保患者的健康。随着社会的进步，人们的健康意识普遍提高，护士作为普通公民，也应关注、爱护自己的健康。临床护士首先必须转变观念，增强职业防护意识，采取适当的防护措施，尽量减少职业暴露机会。

第一节　概　　论

目前，发达国家医院已经推广了全面可行的职业安全防护措施，临床护士也具备较强的职业安全防护意识，这可以减少护士的

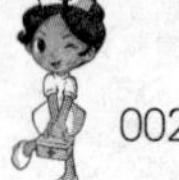

职业暴露机会。本节将从护理人员职业防护相关概念、职业危害种类等方面，将护理人员职业防护的最基本理念带给读者。

一、护理人员职业防护相关概念

（一）医务场所的环境

医务场所的环境是指医疗服务机构用于诊疗护理、教学科研、保健预防和进行技术指导工作的一切外部条件。其中，既有自然环境、物质环境条件，也包括医疗机构的社会人文环境条件，这些条件均与护理人员职业防护息息相关。

（二）职业暴露

职业暴露是指由于职业关系而暴露在危险因素中，从而有可能损害健康或危及生命的一种情况。护理人员由于在工作中接触患者和进行有创性操作较多，易发生由职业暴露造成的职业损伤，如锐器伤、血液或液体污染、放射性核素暴露和细胞毒性药物沾染等。

（三）医源性感染

医源性感染（nosocomial infection）是指在医学服务中，因病原体传播引起的感染，它属于医院内感染的一部分。具体是指在医院实施手术、治疗、诊断、预防等技术性操作（如静脉置管、导尿、注射、输血、气管内给药、换药等过程中），滥用抗生素及应用免疫制剂等而引起的感染。引起此类感染常见的微生物有耐甲氧西林金黄色葡萄球菌（MRSA）、变形杆菌、铜绿假单胞菌（绿脓杆菌）、鲍曼不动杆菌等。

（四）医院感染

医院感染是指住院患者在医院内获得的感染，包括在住院期间发生的感染和在医院内获得、出院后发生的感染，但不包括入院前已开始或者入院时已处于潜伏期的感染。医护人员在医院内获得的感染也属医院感染。

(五) 普遍预防

普遍预防(universal precaution,UP)是针对医护人员进行的防护措施,其假定所有人都有潜在的传染性疾病,所以处理血液、体液时必须要采取相应防护措施。世界卫生组织(WHO)推荐的标准防护原则中认为,在为患者提供医疗服务时,不论是患者还是医护人员的血液和深层体液,也不论其是阳性还是阴性,都应当作为具有潜在的传染性而加以防护。

(六) 职业性损伤与职业病

职业性损伤是指由职业损害因素引起的各种损伤,轻则影响健康,重则严重损害身体,甚至导致严重的伤残或死亡。职业病是指企事业单位和个体经济的劳动者在职业活动中,因接触粉尘、放射性物质和其他有毒、有害物质等而引起的疾病。职业性损伤与职业病不同,职业病是指与工作有关,并直接与职业性有害因素存在因果联系的疾病。而职业性损伤除了包括传统意义上的职业病外,还包括与工作有关的各种疾病,至少包括 3 层含义:① 职业因素是该病发生和发展的诸多因素之一,但不是唯一的直接病因。② 职业因素影响健康,从而使潜在的疾病显露或加重已有疾病的病情。③ 通过改善工作条件,可使所患疾病得到控制和缓解。

(七) 耐药菌株

经过长期的抗生素选择之后出现的对相应抗生素产生耐受能力的菌株,这种菌株称为耐药菌株(drug resistant strain)。产生耐药的主要环节是药物结合部位的改变和灭活药物的酶的产生。构成耐药的遗传条件是耐药质粒(R 因子)在敏感细菌之间的传递,使之耐药。此外,细菌的染色体突变,抗生素的不合理使用提供了耐药突变株的选择环境等因素,也是耐药菌株产生的原因。

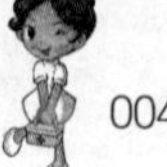

(八) 职业防护

职业防护是指针对职业损伤因素可能对机体造成的各种伤害，采取多种适宜的措施，从而避免伤害发生，或将损伤程度降到最低的防护措施。劳动者在不同的工作环境中，可能会接触到各种各样的职业损伤因素，为了避免或减少这些因素对健康的损害，提高劳动者的职业生命质量，最根本的方法是加强职业防护。

二、护理人员职业性危害种类

护理工作环境中，存在着多种损伤护理人员身心健康的危害，主要有生物性、化学性、物理性和心理社会性危害，下面将详细介绍。

(一) 物理性危害

物理性危害中最常见的是机械性危害，如针刺伤、刀片割伤等。国内研究表明，护士被注射器刺伤占总损伤因素的86%，可见发生率之高。其他物理性损害还包括以下几种。

1. 放射线

随着医学影像学的不断发展，介入治疗已广泛用于临床，各种影像学检查(如骨 ECT、PET - CT)、术中拍片、杂交手术室术中CT、介入治疗的开展，需要护理人员的密切配合。护士长期在这样的环境中工作，射线少量而多次的积累，会导致机体出现免疫功能障碍、血液系统的功能障碍，甚至导致恶性肿瘤。

2. 粉尘

供应室的护士在制作各种敷料、棉球和手工时及在给橡胶手套上滑石粉时，纤维、粉尘到处飞扬。此类粉尘极易被人体吸入呼吸道，长期的刺激可损害呼吸系统功能。

3. 环境因素

供应室等部门长期使用热力灭菌方法和压力蒸汽灭菌方法，在使用过程中，散发的热量使室内温度明显升高，供应室的护士长期处于高温高湿的环境中，对健康会造成一定影响。

(二) 化学性危害

医院是一个特殊的工作环境，各种对人体有潜在危害的化学因素随处可见。护士在日常工作中常接触到的各种化学消毒剂、固定剂，可通过呼吸道和皮肤接触对人体造成伤害。

1. 化学消毒剂

甲醛、戊二醛及含氯消毒剂，经常被用来浸泡、熏蒸、消毒器械等。这些化学消毒剂不仅具有强烈的刺激性和腐蚀性，挥发在空气中被人体吸入后还会导致支气管黏膜水肿，长期作用还可引起支气管炎，甚至损害呼吸系统。另外，化学消毒剂对人的眼睛也有刺激作用，可引起流泪、视物不清等，接触到皮肤还可以引起接触性皮炎。有研究证实，戊二醛对健康有负面影响，对于皮肤、眼睛和呼吸系统来说，它是一种中高度刺激物质，它的使用是引起职业性哮喘的原因之一。

2. 化疗药物

医学的进步使许多癌症患者的寿命得以延长，其中化疗药物的应用发挥了很大作用。美国卫生系统药师协会(American Society of Health-system Pharmacists, ASHP)将化疗药物和一些细胞毒性药物重新定义为高危药物，并认为高危药物是指能产生职业暴露和危害的药品，即指具有遗传毒性、致癌性、致畸性等损害作用，在低剂量下就可以产生严重的器官或其他方面毒性的药品。有文献报道，化疗药物可诱发肿瘤，尤其是烷化剂的诱发作用和致癌作用已被公认，故护士进行化疗操作时，存在一定的职业

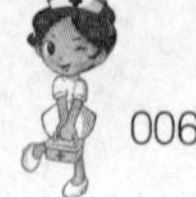

危害。护士在接触这些可通过皮肤、呼吸道等各种途径侵入身体的药物时，对其造成的损伤无法估量。

(三) 生物性危害

生物因素不仅会危害护士的健康，也会引起医院感染，主要包括获得性免疫缺陷综合征(acquired immunodeficiency syndrome, AIDS)病毒、乙型肝炎病毒、丙型肝炎病毒、梅毒、柯萨奇病毒、流感病毒、变异冠状病毒和支原体等20多种微生物。由高到低浓度排序依次为：血液、伤口分泌物、精液、阴道分泌物、羊水等，因此，经常接触患者血液、体液及各种分泌物的临床护士被感染的可能性最大。产科护士由于接触产妇的恶露、羊水和血液而被感染。急诊科护士往往在患者没有明确诊断的情况下就投入抢救；交通事故、自杀、他杀、暴力等恶性事件的抢救工作，在时间上不允许护士先进行自我防护；流感、支原体感染的暴发常侵及护士，特别是发热门诊、内科急诊护士呼吸道感染的发生率较其他人群高出8～9倍。据WHO提供的数据，自2012年2月埃博拉病毒暴发以来，截至同年8月，短短半年时间，感染埃博拉病毒的医护人员就有240余名，至少120名死亡。

针刺伤是临床护士感染经血液传播疾病的重要途径。有文献报道，由被HCV、HIV污染的针头、刀片、缝针刺伤后，病原感染率约为30%。我国是乙肝高发国家，总感染率高达60%左右；丙肝自20世纪90年代以来感染率也呈上升趋势，近年来的感染率约为3%；而艾滋病的感染率在我国也已经进入快速增长期。因此，为了护士能够更加安全地执业，降低职业暴露可能性，加强护士职业安全防护刻不容缓。

(四) 心理性危害

护士这一职业，主要由女性承担，中国的临床护士大多为女性。女性会遇到特殊的生理期，如经期、孕期、哺乳期等；家庭的重担、工作的压力等都是临床护士职业危险因素中的社会心理因素。长时间的站立，会引起下肢静脉血液循环障碍，静脉压力增高，导致下肢静脉曲张；生活不规律、不能按时进食，护理人员尤其是手术室护士易患胃病。护理工作繁重而琐碎，分工细致而标准高；时常面对突发事件、急救甚至是死亡，护理人员长期处于精神高度紧张状态，压力大，易产生焦虑、失眠、头痛、烦躁、慌乱、抑郁及神经衰弱等症状；护士长期处于应激状态中，超负荷运转，易导致心理和生理上的疲劳。

（五）环境系统性危害

医院的工作环境复杂，种类繁多的仪器设备运转等产生的高温、噪声、寒冷或潮湿等危害，或者由医护系统流程不够优化而引起的系统管理性危害，都在一定程度上损害医护人员的身体健康。

第二节　国际护士职业防护历史与进展

一、职业防护历史与进展

自从人类开始生产劳动以来，就出现了因接触生产环境和劳动过程中的有害因素而导致的疾病。职业防护研究始于 19 世纪，随着预防医学的兴起而出现。19 世纪下半叶，预防医学从医学中独立出来，随着其研究领域的不断扩展和深入，许多分支学科开始出现，职业医学和职业防护研究就是其中之一。

美国护理人员一直积极参与各类人员的职业防护工作，其历史

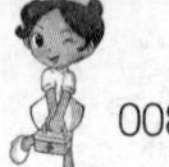

要追溯到1888年,宾夕法尼亚矿工医院一位名为Betty Moulder的护士为当地硅沉着病(矽肺)工人的职业防护做出了巨大的贡献。20世纪初期,工厂雇用大量的护士来减缓结核等传染病的蔓延,然而每年企业雇主要为职员的疾病支付约10 000亿的医疗费用,为了节约开支、最大化利润,各企业董事会呼吁设立职业防护护士(occupational health nurse, OHN)一职,以降低职业性致残率、损伤率和缺勤率,其身份包括临床专家、教育者、个案管理者、咨询顾问、合作管理者等。随着时间的推移,职业防护工作越来越受到政府部门的重视。当今,美国、加拿大、新西兰,以及欧洲等均设有专职的职业防护护士一职并具有系统的资格认证体系,1982年,加拿大的职业防护护士建立了职业健康护士合作委员会(Canadian Council for Occupational Health Nurses Incorporated, CCOHN Inc.),开发和扩展职业健康护理认证教育工作,并于1984年与美国职业健康护士合作委员会(American Board for Occupational Health Nurses Incorporated, ABOHN Inc.)共同合作,开始对加入该项目的护士进行资格认证,取得认证资格的护士可以在两个国家均具备职业防护护士资格。

二、国际护士职业防护历史与进展

护士也是一项充满职业风险的工作,自1981年,Mclormick等学者首次报道了医护人员因职业原因感染人类免疫缺陷病毒以来,医护人员的职业暴露及防护开始受到关注。20世纪80年代中期,应各卫生团体的要求,美国职业健康安全管理局先后制定了标准防护、抗肿瘤药使用法规等办法;针对职业受伤的医护人员,国际上建立了诸如英国医疗联合会等健康组织团体。

随着人们对职业防护的意识逐渐加深,在科技迅猛发展的今天，护士职业防护的方法与用具不断被发明与改进。20 世纪 90 年代初期，继美国之后，日本、加拿大、西班牙等国相继采用了血液暴露防治通报网络系统（Exposure to Prevent Blood Communications Network System，EPBNET）来开展职业防护工作。美国弗吉尼亚大学 Tereskeizpm 建议修改立法，为职业暴露的医护人员提供更多、更有效的补救措施。2001 年，美国国会通过了针刺安全及防护法案，把医护人员的职业安全问题提升到法律的高度。美国还设有职业安全卫生管理局（Occupational Safety and Health Administration，OSHA）和专业的护士职业防护联盟（American Association of Occupational Health for Nurses，AAOHN），拥有 9 000 余名会员，致力于维护护理人员的职业健康与安全。该联盟通过提供教育、出台公共政策等手段来维护护理人员健康，实践内容涵盖了疾病控制、环境健康、紧急救护前的准备及工作或社区环境中突发自然灾害、人为事故等突发事件中的护理人员自身防护等在内的一系列内容。

有研究证实，护士防护意识不足是导致其职业暴露的主要因素。美国疾病控制中心（Central for Disease Control，CDC）要求所有医护人员在工作中必须落实标准防护工作，而医护人员早已把此当作工作常规。标准防护可大大降低医护人员在工作场所被人类免疫缺陷病毒（human immunodeficiency virus，HIV）、乙型肝炎病毒（hepatitis B virus，HBV）、丙型肝炎病毒（hepatitis C virus，HCV）等导致血液传播疾病的微生物感染的可能性，它是对院内感染传播控制措施的补充。之后，包括美国在内的几个发达国家也已将职业安全防护教育和预防策略纳入医学教育的课程设置之中。Castillo 等人发现虽然卫生领域风险无法避免，但却可以通过相应的手段来进行调节和控制，从而达到管理职业安全的目的。他们共同研发了一个体系框架，用来进行职业风险评估和制订危险情况下最有效的调整措施。这个框架就是著名的“管理体系”，通过该体系能系统地识别风险并进行策略调整，从而达到调节和控制风险的目的。

此外，美国在护士职业暴露的防护方面有3项规定：① CDC的标准预防(standard precautions)原则，护士应把所有患者的血液、体液都视为有传染性的，在可能暴露于这些物质时，必须采取个人防护措施，并严格遵守针刺伤预防原则。② 美国设有的职业安全卫生管理局1992年发布了标准预防的执行管理规定，要求医院必须提供足够的手套、隔离衣、面罩、眼罩等个人保护性设备。并且配备专门的感染控制人员(每250张床配置1人)，向医护人员提供标准预防知识的培训并为其进行培训效果评价，制订暴露后管理计划等。③ 制定医院必须使用安全性产品的法律。2002年4月，联邦通过了针刺伤预防法令，目前美国加利福尼亚州、得克萨斯州等10多个州已通过了强制性使用安全针头装置的法律，按此法律，医护人员有权要求使用安全性能好的产品。并且规定医院必须定期在互联网上向卫生人员公布安全性能良好产品名单，以便卫生人员查询监督。英国皇家护士学会(Royal Council of Nursing, RCN)于2000年启动了一项监测工程，这项监测工程涉及14个保健署下的基金机构，收集了1 445例锐器伤害事故调查结果并对其分析。2003年，英国国家稽查办公室等机构报道针刺伤率占医护人员总意外事件的17%，其中，41.2%的护士有过锐器伤害经历。Ippolito等报道的94例确定通过职业传播而感染HIV的医护人员中，护士占49例(52.1%)，其感染途径是发生于注射、采血操作中或者在操作后处理注射器的过程中发生的针刺伤。当发生锐器伤时，受伤者将面临经血液传播感染上艾滋病、乙肝及丙肝等疾病的危险，随后，锐器伤所带来的危害日益受到社会重视。

经血液传播疾病是一个世界性问题，据美国疾病控制中心统计，1985～1999 年，有 55 名医护人员确诊感染 HIV，136 名可能感染 HIV。HCV 是慢性血液传播疾病中最常见的疾病，美国每年大概有 400 万人被感染。1983 年有 17 000 名医护人员感染 HBV，1995 年则为 800 名。而自 1999 年至 2013 年，只有 1 例确诊的病例被报道。美国是一个非常重视职业安全的国家，政府设有专门机构如职业安全卫生管理局、疾病控制中心等来管理职业安全问题。而在医院，职业安全问题一般归感染控制科管理，从对医护人员的职业安全意识培训到职业暴露事件发生后的处理等都已形成常规，并成为每位感染控制科科员工作的一部分。

在新加坡等发达国家，针头、玻璃安瓿等锐器应与普通医疗垃圾分开处理，并设有专用的利器盒，有专门的部门负责收集和毁形。针头等医院锐器损伤则有严格的管理和报告制度，护士一旦发生职业暴露，应及时上报医院有关部门，有关部门也会及时对受伤护士进行风险评估和指导处理，使受伤护士得到必要的检测、治疗及流行病学跟踪观察，尽量降低护士身体的损害。如果被 HIV 污染的针头刺伤，可用高效抗艾滋病毒疗法使受伤人员感染 HIV 危险性降低。

新加坡医护人员意外伤害管理办法规定，护理人员发生职业伤害时，应立即采取紧急措施，并完成事件上报程序。以器械护士被缝合针刺伤为例，处理程序如下：① 现场处理。器械护士立即下台，脱去手套，不断挤出血液，由近心端向远心端挤出，同时在流水下连续冲洗伤口，然后用 3%聚维酮碘（碘伏）消毒浸泡 3 min，最后，待干再贴上无菌敷贴。② 立即上报手术室护士长和感染控制护士。③ 抽血检验。到指定的医护人员保健室抽血填写“accident report”（意外受伤报告），说明发生原因、时间、涉及人员

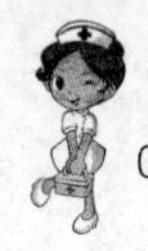

等，该报告要求手术室护士长和保健医生签名。同时，巡回护士将抽取的该患者的血连同有手术医生签名的病史报告表一同送至检验科。④ 治疗。如果洗手护士和患者的检验结果呈阴性，器械护士须在 3 个月后再次复查；如果患者的检验报告是乙肝阳性，则要器械护士立即注射高效免疫球蛋白，并接受其他相应的预防措施，3 个月后再次复查。⑤ 将检验结果填入“意外受伤报告”内，并报医院感染部门登记备案。

第三节　国内护士职业防护历史与现状

现代医院存在许多威胁护理人员健康的危险因素，护士的职业防护情况已成为当今不容忽视的问题。随着医学模式、护理模式的转变及护理人员对保护健康的意识逐渐增强，护理人员职业性伤害与防护的研究引起了人们的日益关注和重视。

一、我国护理人员职业防护历史

我国护理人员职业防护的历史可以追溯到夏末商初，那时就存在有关职业医学的论述。17～18 世纪，宋应星在《天工开物》中就介绍了煤矿井下作业和烧砒(三氧化二砷)的简易防护办法。职业病往往伴随社会生产和生活方式的变化而不断变化。然而，由于我国长期的封建统治和殖民主义压迫，国家工业极不发达，生产条件恶劣，职业病无人在意，就算到了 20 世纪中叶，我国的职业医学和职业防护仍旧基本处于空白状态。中华人民共和国成立之后，国人开始意识到职业防护的重要性，逐步建立了覆盖全国的职业病防治网络，设定了职业病范围，积极研制职业病诊断标准，并制定了《中华人民共和国职业病防治法》，使得我国职业医学和职业防护研究的专业队伍逐渐壮大。我国于 1983 年成立中国劳动保护科学技术学会，2003 年 10 月，更名为中国职业安全健康协会，成为推动和发展我国职业安全健康事业、保护劳动者安全健康的重要社会力量。国务院于 2008 年颁布了《护士条例》，较 1993 年卫生部颁布的《护士管理办法》，法律效力大大提高，强化了护士在劳资保障、职业防护、获得培训方面的权利，加强了医疗机构在护士配备方面的职责，以维护护士的合法权益，规范护理行为，最终保障医疗安全和人体健康。

二、我国护理人员职业防护现状

我国也对护理职业安全健康管理工作给予了相当大的重视，1999 年 10 月，原国家经济贸易委员会颁布了《职业健康安全管理体系试行标准》；2001 年 11 月，国家质量监督检验检疫总局正式颁布了《职业健康安全管理体系规范》，自 2002 年 1 月 1 日起实施，属推荐性国家标准。许多医院已将 2011 年的新版职业健康安全管理体系纳入医院的护理管理中，并取得了一定的成效。目前，我国护理人员职业防护虽已发展了一段时间，但与发达国家相比，还存在一定差距。护士自我防护的研究在国内大幅度开展，但研究的范围相当局限，大多以单独的科室为研究范围，对全体护士的研究少见；研究方法也以经验和体会为主。

（一）国内护理人员职业防护的不足之处

1. 自我防护意识薄弱

陈青等人对湖南某医院临床工作 5 年内的 104 名护士进行职业防护知识的认知情况调查，发现他们对标准预防的概念及措施、锐器处理知识、洗手及消毒的指征与方法、不良操作行为、医疗废

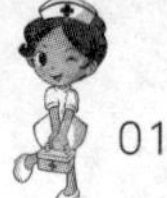

弃物的处理、职业暴露后的紧急处理及报告 6 个条目的认知率仅为 12.5%～40.3%。

张玲等人对北京市某三级医院 57 名护士进行自我职业防护知识评价，再对他们进行专业人士的评价，发现他们在各维度（物理性职业防护行为、化学性职业防护行为和生物性职业防护行为）都自我评价较高，然而，自评的分数却低于他评分数，说明护士的自我防护意识还是相对薄弱。

2. 教育不到位

通过对护生职业安全与防护知识来源的调查发现，护生的职业防护知识主要来源于临床实习，其中来源于"临床带教老师"占 86.2%，来源于"医院专题讲座"占 59.4%，来源于"学校教育"仅占 31.2%。由此可以看出，学校的职业防护教学是排在最后的。随着临床护士职业暴露的不断发生及社会对职业防护的不断重视，许多护理院校纷纷开展职业防护课程。湖南中医药高等专科学校将《传染病护理》教学纳入护生职业防护教学中，发现经过系统职业防护知识教学的学生在实习期间针刺伤率明显低于未受教学者。

3. 管理不到位

医院管理者对护理人员的职业防护不够重视，往往只注重患者的安全而忽略了护士自身的职业安全。很多医院没有设立职业暴露及防护管理组织，没有制定相关制度，也没有制定职业暴露后的处理报告流程，护士发生职业暴露后得不到及时有效的处理，导致护士健康受到不应有的损害。一份对长沙市 3 家医院 697 名护士职业防护相关安全氛围认知现状调查显示，新发展综合的护士安全氛围认知程度较低，分析原因可能是其是由干部疗养院发展而来的新医院，各项管理制度、体系还有待完善。这也进一步提示不同医院间可以相互取长补短，学习其他综合性医院管理中有利于营造良好安全氛围的政策和措施。

4. 护士自身防护不到位

目前，护士学校缺乏职业暴露及防护课程教育，再加上护士本身也缺乏职业暴露知识学习及防护意识，导致护士职业防护能力较低，经常存在侥幸心理，忽视了自身的安全防护，导致护士职业暴露的危险增加。

护理人员在临床工作中，没有遵守安全操作规程，也是导致其职业暴露的原因之一。

5. 防护用具不到位

医院没有提供安全可靠的防护用具，例如，大量普及使用的一次性注射器、输液器缺乏安全保护装置；安全静脉留置针、无针连接管、正压输液针头、真空采血器等护理用品，在基层医院由于种种原因，很难被使用；医院没有为护士提供随手可得的符合国际标准的安全的防漏、耐刺、密封的锐器收集盒，这就更进一步增加了护士职业暴露的危险。根据张玲等人的调查，防护用具问题调查中认为防护用具不到位的占95%。

6. 职业暴露处理不到位

医院没有设立职业暴露防护组织，一旦发生职业暴露后，受伤护士得不到专业而又及时的风险评估和指导处理，得不到必要的注射流感疫苗、乙肝疫苗、乙肝免疫球蛋白等处理措施。职业暴露后的护理人员没有在第一时间采取如挤压手指、在流动的水下冲洗等正确的紧急处理，进一步增加了护士职业暴露的危险。

（二）国内护理人员职业防护的优点

1. 职业防护渐入人心

各级医院逐渐建立健全各项职业防护相关管理制度，对医护人员的职业安全实行规范化和制度化管理，用规章制度指导医疗

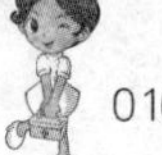

护理工作。制度包括《医院感染管理制度》《消毒隔离制度》《消毒隔离技术与标准》《医疗废物管理制度》《无菌技术操作原则》等。同时,医院管理者还完善了口腔科、血液透析室、腔镜室、重症监护治疗病房(intensive care unit, ICU)、手术室、供应室、检验科等高危科室的各项安全制度,医院感染监控科定期检查督促制度执行情况,提高了医护人员的职业防护整体素质。

2. 职业暴露后处理流程初步建立

国内某些医院已经制定明确的医护人员职业暴露后的紧急处理流程,如紧急局部处理: ① 用抗菌洗手液和水清洗被污染的皮肤,用生理盐水冲洗黏膜。② 如有伤口,应轻轻由近心端至远心端挤压,尽可能挤出损伤处的血液,用清水清洗。③ 受伤部位的消毒,伤口应用消毒液(如75%的乙醇、0.2%～0.5%的过氧乙酸、0.5%聚维酮碘等)浸泡或涂抹消毒,并包扎伤口。暴露的黏膜,应用生理盐水或清水冲洗干净。

3. 医院感染控制初见成效

国内很多医院已经建有医院感染控制办公室,负责院内医院感染暴发调查、细菌学监测、医护人员消毒隔离实施情况,对传染病和医源性感染按照程序逐级上报,保护患者安全的同时也保证了医护人员的自身防护。

4. 医院开始重视流程改造

为了做好护理人员的职业防护,对以往不科学的工作流程与分工进行改造显得十分迫切。目前,很多医院管理者已经意识到这一点,纷纷采取行动来做好防护工作,例如,建立静脉药物配置中心(pharmacy intravenous admixture service, PIVAS)、化疗中心,采用锐器盒和快速擦手消毒液等,将护理人员工作中经常面对的职业危害用先进的理念和设备将其拒之门外,一定程度上降低了护理人员职业危害的发生率。某些医疗机构设有较为完善的《静脉药物配置中心质量管理规范》，规定护理人员必须要在符合规定的环境中对静脉用药进行集中配置，参与静脉药物配置工作的人员也必须进行培训，这是对医疗机构静脉药物配置进行全过程的、系统的质量管理。

5. 护理人员职业防护研究规模和方法不断改进

研究人员广泛采用调查、测量和质性访谈等方法收集资料。与传统的单一问卷调查法相比，结构式和半结构式访谈可获得第一手资料，而测量法可提高数据的精确度，使护理防护研究更加精确和深入。此外，关于护理人员职业防护的研究规模正逐渐扩大，跨地区甚至跨国家的合作型研究呈现增多趋势。

6. 重视心理社会性因素和心理健康

目前，国内的护理人员职业防护突破了以往生物、物理、化学伤害因素的局限，护理人员的工作压力、疲溃感、职业紧张、脑体并重的劳动特点等，都已成为新的研究热点，心理社会性因素日益受到关注。并且，在研究生物、物理、化学因素导致的躯体疾病的基础上，了解其长期暴露对护理人员心理健康的影响，成为新的研究方向。

7. 防护立法增多，并强调落实

2003 年，中国成立了职业安全健康协会。国务院于 2008 年颁布了《护士条例》，此外，我国还出台了《放射工作卫生防护管理办法》《使用有毒物品作业场所劳动保护条例》《放射性同位素与射线装置安全和防护条例》等一系列相关法律法规，这无疑为医护人员安全执业提供了强劲的法律后盾。

【案例分享】

案例一：护士小张，26 岁，北京一家三甲医院护士。2009 年 8 月，她在为一位肝癌合并丙型肝炎患者取血标本后，将针头与持针

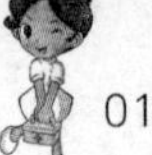

器分离时，针头从安全盒中反弹出来，扎伤了她的中指，当时做了伤口的一般处理并向感控办公室上报。第二天，取血做了基线检查，HCV 为阴性。9 月中旬，她感到全身乏力，身体不适，检查后确诊了感染丙型肝炎。在住进传染病医院后，她发现这家医院的锐器盒，采血器非常好用，不需要分离针头，她抱怨自己医院的安全盒不好用。

案例二： 护士小雪，29 岁，于广州某市一家二甲医院从事护理工作 8 年。有一天她开始腹泻，并持续 1 个多月，取血检查后，确诊感染 HIV。小雪自认为是在工作中染上的艾滋病，但却又拿不出证据。她说："在工作中曾无数次接触患者的血液、体液，有时还被污染的针头扎伤。从来没有人要求我们在接触患者血液时要戴手套或采取其他防护措施。用过的医疗垃圾需要我们处理，来不及的时候，只能先放进脏物箱，等有空时再拿出来处理，乱成一团的废弃物处理起来特别容易扎手。"

张玲娟　曹　洁　孙　燕

第一版：张玲娟　曹　洁　孙　燕

参考文献

[1] 陈青，张月娟，王华，等.临床工作 5 年内护士职业防护认知分析与对策[J].中国感染控制杂志，2011，10(4)：301 - 303.

[2] 邓志毅，罗嵇宁，王跃龙，等.浅析上海市《护士条例》实施中存在的问题与对策[J].中国卫生监督杂志，2013，20(1)：36 - 41.

[3] 黄冬枚，容根南，席明霞.长沙市 3 家医院 697 名护士职业防护相关安全氛围认知现状调查[J].护理学报，2013，20(9)：20 - 23.

[4] 张玲，冯伊平.医院护士职业防护分析及相应对策[J].中国中医药咨讯，2011，5(3)：276.

[5] 张慧，张庆来，秦卓君.57 名临床护士职业防护行为自评与他评的比较[J].中国护理教育，2011，08(11)：517 - 518.

第二章
护士职业安全文化

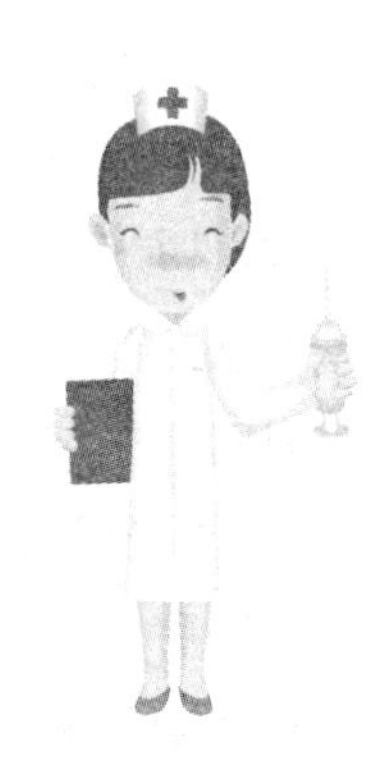

第一节 护士职业防护与安全

对于护理职业面临的安全问题，国际、国内已经有大量的论述，尤其是对护理风险和护理安全两者之间的关系，目前仍是国际论坛上讨论的焦点。因此，为了形成对护理安全问题关系的全面认识，在护理风险问题的探讨上，其中以医护领域专家 Bonnie Rogers 博士提出的论述最为著名，它指出了护理职业安全健康问题中可能存在的 5 类风险，其中包括感染风险、化学侵蚀风险、环境风险、体力操作风险、心理风险。有护理研究者认为护理安全与护理风险有因果关系：护理风险意识低，护理风险系数就高，护理安全系数低；反之，护理风险意识高，护理安全系数就高，护理安全保障可靠性大。

临床上，护士在工作中往往要面对复杂的职业安全情景，尤其是手术室、核医学科、肿瘤科、急诊科、精神科护士。由于这些科室的工作环境特殊，繁重的工作、紧张的节奏、无规律的生活，直接接触患者的血液、体液、分泌物及其污染过的各种锐利器械，若不注意职业防护则严重威胁到护士的身心健康。

手术室护士必须与各种手术器械，精密仪器，化学药品及化学试剂，具有传染性的患者的体液、分泌物、排泄物等接触，因此，手术室护士常置身于职业危害因素之中。手术室护士常处于被动体位，长时间站立，身体重心集中于下肢，易导致下肢静脉曲张、水肿；洗手护士配合手术时常保持颈前屈位，这种姿势易导致颈椎病的发生。

随着许多高新设备在临床上的广泛应用，辐射成为给护士造成机体损伤的一种因素，如单光子发射计算机断层显像、电子发射计算机断层显像等，为协助技师为患者摆体位，护士长期处在辐射的范围里。在整个检查及治疗过程中，护士配制及注射放射性核素，还有大量的患者注射显像剂后活动范围越过规定的区域，加大了核医学科护士被照射的风险。

众所周知，化疗药物可对人类机体产生致癌性、致畸性和致突变性危害。常永红调查发现，肿瘤科护士的职业防护行为中，危险程度从高到低依次为：意外暴露处理、化疗操作、污染物处理、废弃物处理。Rizalar 等人研究表明，肿瘤医院从事化疗工作的护理人员并不能完全遵照化疗药物规范的防护要求和使用方法进行操作，这必将影响这一群体的自身健康水平。

急诊科接收诊治的患者大多具有病情危、急、重、突发、多变的特点，甚至有些患者诊断未明确时便开展抢救和处置。急诊护士在紧张和忙碌中往往忽略了职业安全和自我保护，从而面临许多职业危害因素。患者及家属因专业知识缺乏、就医期望值太高、医疗风险知识缺乏，一旦未达到理想治疗效果，易引起纠纷从而产生辱骂甚至是殴打等行为。

精神科护理是一个特殊的岗位，服务对象为思维、情感、意志与行为异常的患者，护理人员在工作中常受到来自各方面的压力和伤害。患者受幻觉、妄想支配，受激惹或否认有病而拒绝住院、治疗时，常会将护理人员作为攻击对象，实施踢、打、掐、推、拉、抓、咬等职业伤害。

当重大传染性疾病暴发或致死性疫情发生时，一线护士面临非常严峻的职业防护与自身安全的挑战。2014年年初，在西非利比里亚、塞拉利昂、刚果等地暴发的埃博拉疫情中，医护人员死亡率居于前位，利比里亚是其中疫情最为严重的国家之一。据利比里亚卫生部、WHO官方网站、美国CDC官方网站近日公布的数据表明，自2014年5月23日至2015年1月20日，全国累计报告病例8 513例，其中疑似病例3 540例，可能病例1 854例，确诊病例3 136例，累计死亡3 644例。

埃博拉是一个感染力强、致死性高的病毒，目前国际上尚无针对性疫苗和特效药。西非三国自疫情暴发以来，共有2万余名民众感染，7 000余人死亡。WHO报道称，医护人员是接触埃博拉病毒的一线人员，其感染率为普通人群的3倍，死亡率超过50%。随着包括中国在内的国际社会和组织等的介入和大力援助，以及各国政府的不懈努力，利比里亚的埃博拉发病情况得到明显控制，疫情控制工作取得显著进展。我国共派出3批医疗团队上前线抗击埃博拉疫情，均安全返回。国际上，英、美、德等国家也都派出医疗人员进行支援，但只有我国实现零感染率，这得益于援非医疗团队在实践前组织了系统的传染病防护理论培训，并熟练训练。PPE(personal protective equipment)即个人防护设备，是中国抗击埃博拉疫情医疗团队做好自我防护的法宝。主要包括穿分体式隔离衣、戴乳胶手套、戴N95口罩、戴头巾及眼罩、穿连体防护服、戴丁腈手套、戴一次性手术帽等步骤。PPE的规范穿脱，保证了我国医疗团队自身的安全，因此，我们才能有更充足的人力，来进行抗击埃博拉疫情的工作。

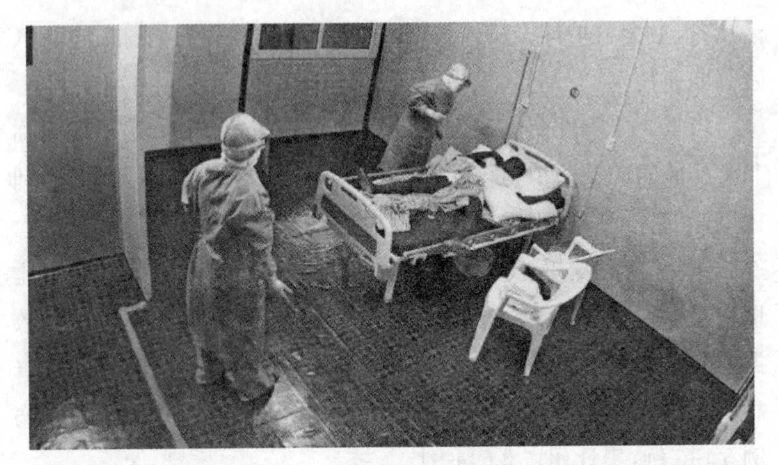

图 2-1 援非医护人员穿着 PPE 在埃博拉确诊患者身边工作

随着国际交通越来越发达,疫情一旦在某个地方暴发,很容易在短时间内转变为全球性疫情,这对一线临床护士的压力很大,所以,医护人员更加重视防护工作,这样,疫情才能尽早扼杀在摇篮中。

第二节 护士职业防护知识传播

一、加强职业安全教育培训,提高防护意识

目前,对医护人员进行职业防护教育已被多数国家认为是减少职业暴露发生的主要措施。美国疾病预防控制中心已将该项工作推荐给全美国所有的医院作为强制执行的项目。可见,加强对护士的教育培训是有效减少职业性损伤的有效措施之一。因不同层次的护理人员防护知识掌握情况不同,所以教育培训应有针对性。教育培训内容包括医院感染、危险药品的接触方法及应急防

护措施、心理健康保健知识、相关法律知识等方面，方法包括集体宣教、专题讲座，利用板报、画报，运用广播、录像等多媒体进行宣传。

二、树立防护观念，规范操作行为

我国卫生部《医院感染管理规范》主张，所有患者的血液、体液无论是否具有传染性，都应充分利用各种屏蔽防护设备，以减少职业暴露危害性，最大限度地双向保护医护人员和患者的安全。护理人员在实际操作中应自觉采取防护措施，如戴手套、口罩，穿隔离衣等，并养成操作后正确洗手的习惯。日常工作中要有慎独精神，防范意识须落实到每一项操作的每一个环节，加强自我环节监控，遵守操作规程，认真执行消毒隔离制度，做好各类物品的保管工作，医疗废弃物应分类管理，化疗和血液制品应有明显的标志，输液袋和注射器应设专人收集，集中后在毁形设备下处理，以免一次性废物外流造成环境污染及疾病的传播。改变危险行为，如用双手回套针帽等。树立以患者为中心的观念，加强职业道德规范，加强责任心，以避免和减少医疗纠纷和暴力事件的发生。

三、增加安全防护设施，改善医疗工作环境

医院管理者要充分认识职业暴露的危害性，创造安全健康的工作环境，完善监测系统，在有限的资金条件下尽可能完善医疗设备和防护设施，为医护人员提供职业安全保障，加快对安全性好的医疗器具的研究与推广使用，能有效减少血源性病原体职业暴露。安全注射装置已问世，如自动回缩注射器、自动变钝静脉切开装置等。据统计，使用安全性能好的装置能减少62%～88%的锐器伤。目前，美国10多个州已通过法律强制采取使用。医院防护设

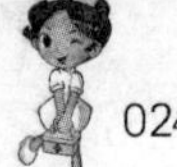

备应定期检查维修，减少噪声、辐射等危害源；医院工作人员编制合理，恰当安排班次、工作时间，人性化管理，给护士创造一个良好的工作氛围。医疗环境安全，不仅有利于医护人员的安全，还有利于患者的安全，避免差错事故的发生。

四、建立健全相关规章制度，有效保障护理安全

建立健全职业伤害登记制度评定系统，可为政府部门制定控制和预防相关措施提供流行病学资料；同时，保证处理事故的正确性和及时性，并将信息反馈给护士，提高她们的安全意识，降低职业损伤。完善保险制度，由个人、单位、保险公司共同建立职业保险，消除后顾之忧。建立医护人员健康档案，定期为医护人员健康体检，高危科室工作人员应进行乙肝免疫疫苗接种。

五、职业暴露后及时采取措施，有效降低职业伤害

Varghese 等研究表明，暴露后有效采取措施能降低 81% HIV 感染风险。可见，医护人员发生职业暴露后及时采取补救措施是降低职业危害的有效方法。护理人员应以理性和健康的心态对待职业暴露，采取正确的措施。锐器刺伤后应立即由伤口近心端向远心端挤出血，用洗手液清洗并在流水下冲洗 5 min，2%碘酊、75%乙醇消毒，然后向主管部门汇报及登记，进一步检测处理，必要时请有关专家评估、指导用药，并加强暴露后心理咨询，降低护理人员因职业暴露引起的心理伤害。

六、使用先进仪器或器具，增进职业防护效果

为减少化学性危害，有条件的单位尽可能配备先进的仪器设备，如器械清洗机、内镜及各种导管清洗消毒机，避免因人工清洗

致污水溅入眼里和锐器损伤手的事故发生；购买高效戊二醛，用于腹腔镜、胸腔镜、鼻窦镜等硬镜的消毒（只需浸泡 5～10 min）；淘汰戊二醛、甲醛（福尔马林）等对人体有害的化学消毒剂；手术室安装空气净化层流设备，废除紫外线消毒、空气熏蒸消毒等有害消毒方式；配备中心吸引、中心供氧、自动感应开启门等装置，降低噪声的分贝数，避免搬动氧气筒等重体力工作。封装不可高压消毒的器械送供应室环氧乙烷消毒，废除甲醛（福尔马林）热熏消毒箱消毒。提倡物理消毒灭菌法，减少化学消毒剂使用。为避免化疗药物危害，宜建立静脉药物配置中心，安排化疗药物集中配置，并增加防护措施（如生物安全柜）。另外，可用负压标本试管采血；日常注射使用有安全装置的注射器，可避免 62%～88%的锐器伤发生。

【案例分享】

辽宁省大连市第二人民医院李恩萍等人将 5 400 例使用留置针的患者分为普通组 3 000 例和对照组 2 400 例，行静脉穿刺的护士均为 3 年以上能操作熟练的护士。普通组使用普通留置针，对照组使用安全型留置针。结果普通留置针针刺伤发生 95 例，安全型留置针则无一例针刺伤发生。可见，使用先进的仪器或器具可避免针刺伤的发生，医护人员因职业暴露感染血液性疾病的危险系数降低。

第三节 护士职业防护手段与方法

护士要提高职业防护意识，改变认为戴手套就是怕脏、就是嫌弃患者、就是不敬业的错误观念，护士没有健康的身体，又怎能为患者服务呢？因此，护士必须认真做好职业防护，保持健康的体魄，才能更好地为患者服务。护士在日常工作中要做到如下几点。

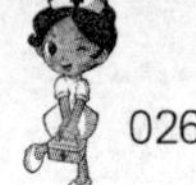

一、树立标准预防的观念

视所有患者的血液、体液、分泌物、排泄物等均有传染性，直接接触时要戴手套，接触确诊或者疑似患有血液性传播疾病的患者或医护人员手有破损时，应戴双层手套。若血液、体液或排泄物可能溅到面部或身体时，还需戴口罩、防护眼镜、防渗透性隔离衣或围裙。接触患者血液、体液后，要认真用抗菌洗手液在流水下洗手。

二、规范洗手的方法

护士工作中操作较多，接触患者频率高，手污染机会最多。据国外报道，通过院内洗手可以降低 30%的院内感染，经计算，护士洗手频率应不少于 35 次/天。根据手卫生规范要求，护理人员洗手时应严格遵守洗手原则，要在流动水下清洗，掌握洗手指征、了解合格率，加强自我防护。推荐采用七步洗手法，对手掌的背侧指缝、掌侧指缝、拇指指背、指尖、手腕及手臂等部位仔细清洗。

用抗菌洗手液洗手，可使手的细菌减少 90%，但是研究表明，用普通手拧式水龙头洗手后，医护人员手消毒后微生物指标合格率仅为 77.66%，洗手后接触手拧式水龙头是造成护理人员手微生物超标的原因。因此，建议改为感应式、肘碰式或脚踏式开关，则更理想。洗手后最好用烘干机将双手烘干，或者用洁净的纸巾将双手擦净。

三、把握手消毒的时机

有调查显示，在医护人员不知情的情况下，手卫生消毒的合格率为 30.2%，不合格的原因可以分为 3 类：揉搓时间不够、揉搓方法不正确、干手方法错误。临床上手消毒的指征是：① 护理具有传染性或对多种抗生素耐药定植的患者之后。② 接触被致病微生物(如黏膜、血液、体液、分泌物中携带的微生物等)污染的物品后。③ 接触伤口之后。④ 护理免疫力低下的患者或新生儿之前。⑤ 实施有创性操作之前。

手消毒一般可选0.05%～0.1%有效氯溶液、0.1%～0.5%氯己定溶液、0.1%～0.2%过氧乙酸溶液、1%聚维酮碘(碘伏)和0.5%氯己定乙醇溶液等。手消毒的方法和程序应根据其消毒指征而定,如护理传染性疾病患者之后,应先现将双手在消毒液中浸泡1～2 min后再进行洗手;为达到保护性隔离或在有创性操作之前,也应按规范要求洗手;特殊情况无法按规范要求洗手时,则可用浸有消毒剂的纱布或棉片擦手。

四、正确戴口罩

一般呼吸道传染病通过空气飞沫经呼吸道传染。除了进行空气流通、消毒外,护士必须戴口罩,以防吸入感染患者分泌物产生的气溶胶。提倡使用一次性口罩,由聚偏氟乙烯纤维制成的高效过滤口罩的隔离效果较好,但被水汽浸湿后失效,建议4 h更换一次,用毕丢入医用垃圾桶内。护士戴口罩时,口罩边缘距下眼睑1 cm处,下缘要包住下巴,四周要遮掩严密。不戴时,应将口罩贴脸面叠于内侧,放置于清洁袋内,定期更换。配制化学消毒剂时,要戴口罩、帽子及手套,避免直接接触;进行紫外线照射及紫外线强度监测时,应戴防护眼镜、帽子、口罩,避免皮肤、黏膜直接暴露在紫外线下。

五、掌握戴手套的必要指征

大多数情况下,手皮肤表面上的暂住菌可通过洗手而去除,所以,只要双手保持清洁,可不必戴手套。护士的手是接触感染的第

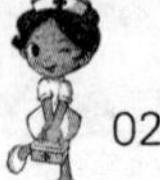

一道关，当预料到手要接触血液、体液或污染物时，要戴手套进行操作，减少皮肤接触。特别是医护人员手上有伤口时应戴手套操作，加强防护。虽然戴手套不能防止针刺伤，但可以减少血液进入人体的量而减少感染的机会。操作中，手套破损后要立即更换，脱手套后仍需立即彻底洗手。在护理操作中，抽血、静脉穿刺、伤口换药、处理血液污染的器械、持血标本等操作需戴手套进行，脱手套后需立即洗手，戴手套不能代替洗手。

六、合理穿戴隔离衣

进入隔离室的所有人员必须穿隔离衣，在护理人员的衣服有可能被传染性的分泌物、渗出物污染时也可使用隔离衣。一般情况下，用洗净的隔离衣即可，隔离衣样式同手术衣，不可用前面对襟的工作衣代替。隔离衣为一次性用物，潮湿后失效，应立即更换。如果病原体可通过水或其他溶液作媒介透过衣服时，必须穿防水隔离衣。脱下隔离衣后，应将其污染面朝内，放在污衣袋内，做隔离标记，运送至洗衣房清洁、消毒处理。

七、恰当使用其他防护用物

防护用物种类和数量的选择取决于微生物的特点、所做的操作和接触的类型，离开工作场所时应将防护用物脱去。

配制及注射化疗药时要穿低渗透的隔离衣，戴口罩及手套、圆顶帽、护目镜；操作完毕用清水擦拭操作柜内和台面，脱去手套后用洗手液在流动水下彻底洗手。洗手是降低污染和防止药液进一步吸收的重要手段。接受化疗的患者，48 h 内其血液、体液、分泌物及排泄物中都含有化疗药物，处理这些污物时要戴帽子、口罩及手套。怀孕的护士应避免接触化疗药物，避免胎儿流产、畸形。

八、谨慎处理锐器

一项对医护人员职业暴露的监测研究显示，护士是高危人群，占所有暴露事件的74.4%。并以针刺为主，拔针、拔针后处置不当及针头用后处置是针刺伤的高危环节。

所有锐器处理应谨慎，被血液污染的锐器刺伤后有感染的危险，皮肤伤口又是感染源进入的途径。用后的针头或其他锐器应及时、正确地放入锐器盒中。操作后用物要及时处理，以免他人清理时刺伤。禁止徒手处理破碎玻璃，以免刺伤。禁止直接传递锐器，手术中锐器用弯盘或托盘传递；禁止徒手携带裸露针头等锐器；禁止消毒液浸泡针头，及时将使用后的针头等锐器立即丢弃到锐器收集容器内；禁止直接接触医疗垃圾。

九、定期合理免疫接种

采取必要的预防措施，增强体质，如预防接种多价肺炎球菌疫苗、注射流感疫苗、乙肝疫苗等。在被污染针头扎伤后可紧急注射免疫球蛋白。

十、医疗环境中血渍的清理

地面、墙壁、家具上有血渍时不能直接用抹布或拖把去擦，应先用500 mg/L的含氯消毒液浸润在血渍上10～30 min，然后戴手套用抹布去擦，擦后立即彻底洗手。

十一、医疗废物的处理

医疗废物是一种危害极大的特殊废物，这些废物主要来自患者的生活废弃物及医疗诊断、治疗过程中产生的各类固体废物，它

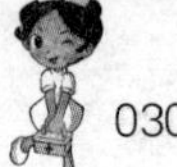

含有大量的病原微生物、寄生虫,还含有其他有害物质。如果处置不当,将对人体健康和生命安全构成巨大威胁、对环境造成危害,尤其是废弃的一次性塑料医疗器具,被非法倒卖后制成生活用品,危害极大。因此,如何正确处置一次性医疗废物显得特别重要。有资料显示,日本医疗废物中塑料制品约占医疗垃圾总量的30%,美国占20%。全国每年的医疗废物量达97.8万吨,塑料制品占30%以上。近年,医疗废弃物的产生量每年以3%~6%的速度增长,塑料制品的数量也相应增长。一次性医疗物品的种类主要有注射器、输液器、输血器、各种液袋、导管及包装物等。医疗废弃物应放置在专门的黄色垃圾袋和容器中,锐器须置于硬质有盖的容器内,由专用密闭运货车送往规定地点进行焚烧处理。

【案例分享】

上海市奉贤区精神卫生中心选择2009年1月至2011年9月入住的240例老年痴呆症患者作为研究对象,随机分成两组,设观察组与对照组各120例。两组病例在实施常规护理的基础上,观察组:规范护理操作流程,在为每位患者做任何操作前护理人员均洗手、戴手套,并根据病情的需要及时更换手套;对照组:进行常规护理。结果:院内感染的发生率与患者的病死率分别为15.8%、3.3%;对照组分别为45.8%、18.3%。所以,规范护理操作流程,实施手卫生制度,能有效降低院内感染的发生率。

第四节 职业暴露后的披露机制

目前,发达国家已经建立了一套护理人员职业暴露后的披露机制,在保护护理人员个人隐私的同时,也不妨碍公共卫生监测与管理的执行。英国《职业防护伦理指南》中指出，在以下 7 种情况下，医护人员可以将职业暴露的信息披露：① 经过当事人的允许。② 虽然不能或难以获得当事人的允许，但披露信息是当事人明确的意愿。③ 法律要求。④ 如果明确影响了公众利益。⑤ 为了保卫国家安全或防止严重犯罪。⑥ 如果可避免严重公共卫生危机的产生。⑦ 某种情况下为了医学研究的目的，例如，被 HIV、HBV、HCV 感染的医护人员如果想要继续工作，必须遵循相应的法规和指导意见。

我国也制定了职业暴露相关法规。2004 年，卫生部办公厅印发了《医务人员艾滋病病毒职业暴露防护工作指导原则》，提出以下要求：① 各级卫生行政部门和医疗卫生机构应当重视医务人员的艾滋病病毒职业暴露问题，切实按照本《指导原则》的规定加强医务人员艾滋病病毒职业暴露的防护工作，保障医务人员的职业安全。② 加强预防和控制艾滋病病毒职业暴露知识的培训。医疗卫生机构，特别是承担艾滋病病人诊疗工作的机构，必须认真贯彻和组织医务人员、其他职工学习本《指导原则》，医务人员和其他职工应当接受相应培训，正确掌握预防和控制艾滋病病毒职业暴露的防护技术。③ 医疗卫生机构应当根据本《指导原则》制定有关预防和控制艾滋病病毒职业暴露的工作制度，并为医务人员提供合格的防护物品。④ 各省、自治区、直辖市卫生行政部门根据本地区实际情况，合理规划和设置抗艾滋病病毒药物储备库，保证药品在规定的时间和可及的距离内提供使用。

上海某三甲综合性医院 2016 版职业暴露流程为：① 紧急处理。“一流”，按住近心端依靠重力作用使损伤处的血液流出；“二出”，用肥皂水和流动水冲洗污染的伤口；“三消毒”，皮肤使用 75%的乙醇或 0.5%聚维酮碘进行消毒，黏膜用生理盐水反复冲

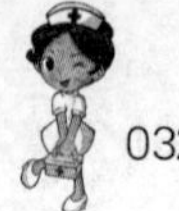

洗。② 报告登记。报告负责人，包括科主任、护士长或者感控科医生、护士，内容包括暴露时间、地点、经过、方式和程度，后至预防保健科登记并且填报职业暴露个案登记表。③ 预防保健科会对其职业暴露程度进行评估，并且查看患者相关化验结果，给暴露者开具相应检验单，并会及时采取措施(HIV 暴露者尽可能在 2 h 内)。

张玲娟　曹　洁　孙　燕

第一版：张玲娟　曹　洁　孙　燕

参考文献

[1] 周广红，刘思玮，张晓辉，等.国内护理人员手卫生感染的现状及处理对策[J].中华医院感染学杂志，2016，26(14)：3357－3360.

[2] 崔永新，张道松.精神科护士职业防护预案的制订及应用[J].当代护士，2011(12)：61－62.

[3] 张红莉，何春红.手术室护士职业防护现状及影响因素[J].中国临床护理，2016，8(3)：270－273.

[4] 宋莲莲.加强手术室护士法律意识以防范护患纠纷[J].中国民康医学，2010，22(12)：1629－1630.

[5] 赵敏，张海霞，牟小娟.核医学科护士职业防护及其对策[J].中华肺部疾病杂志：电子版，2014，7(3)：358.

[6] 常永红.肿瘤医院护士职业防护行为与健康状况的相关性[J].解放军护理杂志，2014，31(1)：38－39.

[7] 陈剑逸.急诊护士职业防护现状调查分析[J].山西职工医学院学报，2013，23(4)：54－56.

[8] 周宏，郑伟，韩方正，等.医护人员职业暴露与防护措施的前瞻性监测研究[J].中华医院感染学杂志，2010，20(12)：1715－1716.

第三章
物理性危害与防护

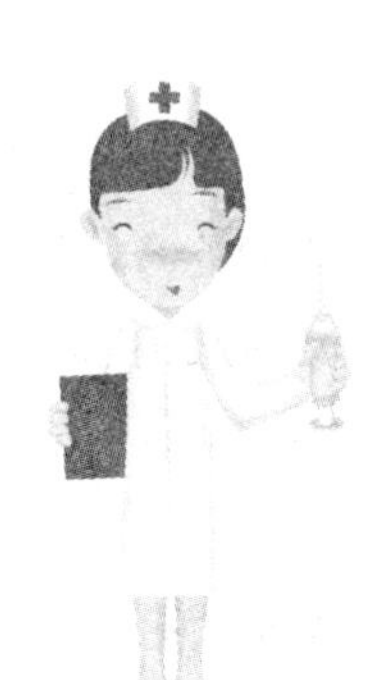

第一节 锐 器 伤

一、概述

锐器伤是当今医护人员所面临的最严重的职业危险因素之一。世界卫生组织报道，每年约有 200 万医护人员遭受经皮损伤所致的感染性疾病。由于工作内容，护理人员每日与各种针具频繁接触，其针刺伤及由针刺伤所致的血源性传染病的发生率均高于其他医务工作者，研究发现，护理人员针刺伤的发生率甚至高达 90%。护士无疑成为医院中锐器伤发生率最高的职业群体。

锐器伤后的主要危害包括感染、疾病、残疾，甚至死亡。超过 25 种血源性病原体可通过血液、体液传播。其中乙型肝炎病毒(HBV)感染占常见病原体感染总数的比率最高，达 55.93%，其次为人类免疫缺陷病毒（HIV，30.51%）、丙型肝炎病毒（HCV，10.17%）及梅毒(3.39%)。它们会通过污染的针头或锐器传染给被刺伤者。HBV 感染与接触血液的程度和 HBeAg 状态有关，持

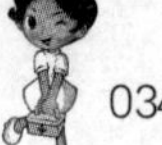

续受到 HBV 血液针头刺伤的医务人员，当接触血液者的 HBsAg 和 HBeAg 均阳性时，2%～31%发展为临床性肝炎，7%～62%发展为血清性感染，而 HBsAg 阳性和 HBeAg 阴性时，则分别为 1%～6%和 23%～37%。HIV 的传染源是 HIV 感染患者和艾滋病患者。护士在工作中被 HIV 血液污染的针头或其他器械刺伤皮肤会有 0.3%感染危险，感染的可能性与针头刺入位置、注入污染的血量、血中 HIV RNA 水平及患者疾病严重程度相关联。

据美国疾病控制中心数据显示，在一次被 HIV、HCV 和 HBV 污染的针刺伤过程中所致感染的可能性分别为 0.3%～0.5%、4%～5%和 6%～30%。每年有 35 例因锐器伤而导致职业性 HIV 感染病例发生；8 700 多人因针刺伤而导致职业性 HBV 感染；更有成千上万医护人员感染 HCV，其中 85%将转为 HCV 长期携带者。同时，每年因血源性传播疾病造成医护人员死亡人数超过几百人。

对针刺伤引起人类免疫缺陷病毒和乙肝病毒感染的危险性也有过调查，结果证实两者相关性较大，尤以 HBV 传染性强。针头致伤时，只需 0.004 ml 带有 HBV 的血液足以使受伤者感染 HBV。针刺伤还可以传播其他疾病，如败血症、疟疾、伤口感染等。

锐器伤的另一个危害是对受伤者心理的影响，尤其是 HIV 感染患者血液污染的锐器伤，多数受伤者会产生重度或中度的悲观情绪，有人甚至还因此停止了工作，而对患者感染状况的不确定也会加重护理人员的心理压力，严重影响医护人员的生活质量。

为此，WHO 全球注射网络明确指出，安全注射是指对接受注射的人无害、对护理人员无危险、对环境不产生污染。在所有的健康护理实践中都要贯彻这个标准。

在医院护理工作环境中，护理人员发生锐器伤主要表现为针刺伤、划痕伤和切割伤。造成锐器伤的锐器种类主要有两大类，玻璃类和金属类。玻璃类主要有玻璃药瓶、玻璃安瓿、玻璃输液瓶、玻璃器皿、玻璃试管、玻璃注射器、体温计等。金属类主要有注射器针头、输液（血）器针头、静脉输液针头、各种穿刺针、套管针和手术时使用的手术器械、缝合针、手术刀片、手术剪刀等各种金属锐器。

二、锐器伤易发环节

护理人员对患者进行治疗护理时有很多技术性操作，可能发生锐器伤的机会和环节也比较多。致伤的部位主要发生在手和前臂。仔细分析锐器伤的发生其实不是随机的，它与护士特定的工作行为与工作习惯密切相关。锐器伤的发生与操作不规范、操作环境光线不足、操作场所秩序紊乱、操作时注意力不集中或清点手术器械时不谨慎有关。同时也与护士对锐器伤的严重性认识不足等有关。归纳起来容易发生锐器伤的环节主要有 6 个方面。

(一) 防护意识环节

护士对针刺伤的危害性认识不足，缺乏防范知识的系统教育，自我防护的意识淡漠。医院和社会对防护知识的宣传和重视力度不够。具体表现为个别护士未接受医院及部门科室举办的有关锐器伤自身防护知识、医护人员血源性传播性疾病职业暴露防护等培训或对该继续教育内容不重视，目前的护理教育体系中尚无完整的该项目课程。另外，有些医院制定了严格的、正规的锐器伤报告制度，但是执行情况也不尽如人意。因此，护理人员在接触患者的体液、血液时没有保持足够的警惕。如果能经常有意识提醒自己避免或谨慎与血液或体液接触，其锐器伤的发生率将大幅度降低，更会远远低于那些不经常提醒自己的护理人员。

（二）危险行为环节

回套动作是导致锐器伤的最常见的危险行为。所谓回套，就是将抽血、肌内注射、静脉注射、指尖血糖试验等操作后的针头重新套上针帽。美国疾病控制中心数据表明，回套造成的针刺伤占针刺伤总数的10%～25%，甚至高达30%～50%。另外，也有针对护士有无回套习惯与发生针刺伤比例关系的比较研究调查结果显示，有47%～55%的护士有回套习惯，而且有回套习惯者其发生锐器伤的机会是无回套习惯者的1.773倍。由此可见，回套动作应予以严格禁止。

（三）护理操作环节

护理操作中容易发生锐器伤的环节有：配置药液时用手掰安瓿不慎时；实施静脉输液、静脉注射操作时失败，未更换针头而重复注射；静脉盘内有已被污染的头皮针或针头未及时处理；在加入药液时包装袋被刺穿伤及自身；患者输液结束拔管时、分离静脉输液器管道时；污染针头带回污物室后的医疗废弃物处理时；将患者的血液或体液标本从注射器注入标本容器时，刺破手指或皮肤。也有另外一些可能遭受意外针刺伤或皮肤黏膜划破的途径，如用手掰安瓿时不小心造成手部划伤，护理人员将使用后的针头遗留在患者床上或将之扔在非耐刺容器内等造成意外受伤。这些行为也是护士发生针刺伤的一个重要环节。

（四）器械处理环节

手术铺台时器械摆放位置不合理，导致自己或患者意外受伤。手术配合时传递器械动作不规范，或传递器械时注意力不集中相互碰撞，导致手术医生或器械护士自身被扎伤或划破手指及皮肤等。手术结束用物整理时，将缝合针遗漏或放置在手术敷料上，未及时归位到特定部位，等再拿取时造成刺伤。手术结束后，护理人员在清洗、整理手术器械时过急、过快、过粗或过度随意不慎被锐器刺伤或划伤。

(五) 工作环境环节

经常接触或处理血液、体液的护理岗位锐器伤的发生率普遍较高。如抽血室、急诊室、监护室、手术室等。工作节奏快、工作强度大、接近下班的时段和抢救患者情况紧急时也较易发生锐器伤。同时调换到一个新的工作岗位，对周围环境陌生、不熟悉，操作时略显紧张，再加上缺乏足够的岗位指导培训就比较容易发生锐器伤。同时，在护理人员人力资源欠缺的部门或科室，由于工作繁忙，情绪急躁也较容易发生锐器伤。另外，在缺乏严格的护理管理体系支持的单位或部门也是比较容易发生锐器伤的。

(六) 护理器材环节

虽然护理工作涉及的器材和器械类型有许多，但是与针刺伤相关的器械及器材只有少数几种。这主要与它的设计和所涉及的操作过程有关。

意大利曾经对 12 家医院进行了一项队列研究发现，需要运用技术技巧的护理用品，如静脉导管的针芯等，与针刺伤的高发生率密切相关；当针头结构设计为，在使用后可以分离的或还需其他操作的，如将针头与注射器分离才能获取血液标本，也易发生针刺伤，其针刺伤的发生率是一次性可弃式注射器或真空采血器的多倍。与长而有弹性的管道相连的针头也是易发生针刺伤的产品，诸如将头皮针之类的针头插入静脉管道也易造成针刺伤，虽然其危险性远远小于直接用于静脉穿刺的针头，但是国外多项研究资料显示，有 62%的针刺伤是由空心针头引起的，空心针头又主要集中于皮下注射针头及蝶型针头，其他导致针刺伤的物品是缝合

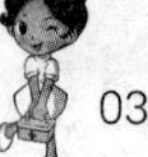

针、玻璃类物品、手术刀、手术剪刀和其他锐利器械。

【案例分享】

患者刘某因发热、肺炎、严重贫血伴腹泻和体重减轻入血液内科住院治疗，5 月 21 日晚 9:30，某医生为其做骨髓穿刺检查，在将抽取的骨髓穿刺液放入试管时被骨穿针穿透手套意外刺伤左手拇指指尖部，手套上污染有患者大量血液，伤口处有明显针眼、伤口深且有出血。

事故处理：意外针刺伤发生后，某医生及其同事立即挤压伤口部位刺激出血，并用 75%乙醇(酒精)局部浸泡消毒约 15 min。

在发生针刺伤的第一时间，其他医护人员立即抽取患者刘某的血液送医院检验科检测 HIV、HBV、HCV 和梅毒，约 30 min 后医院检验科应用快速检测方法发现刘某的血样呈 HIV 抗体阳性反应。

通过检验结果得知刘某的 HIV 抗体阳性检验结果后，立即与医院预防保健科医生联系，医院预防保健科医生(已接受相关培训)即刻与市疾病预防控制中心艾滋病室取得联系，并将意外情况作简单介绍。

某医生在医院预防保健科医生陪同下于意外发生后约 65 min 抵达市疾病预防控制中心艾滋病室进行风险评估和药物干预性治疗，同时将患者血样送检做 HIV 抗体确证分析。

HIV 感染风险评估：本次事故中某医生被有空腔的大号骨穿针刺伤，且较深、有出血，暴露级别应定为Ⅱ级；患者刘某 HIV 抗体呈阳性反应(后经用蛋白印迹法确证为 HIV1 抗体阳性)，系 HIV 感染者，因其出现艾滋病相关的多种临床症状和体征，故应诊断为艾滋病患者，接触的感染性物质为含有血液的骨髓穿刺液，艾滋病病毒含量可能相当高，暴露源物质(或源患者)级别判定为

Ⅲ级。本意外暴露导致 HIV 感染的风险较高。

药物干预性治疗：根据 HIV 感染风险评估结果，专科医生决定给某医生立即采用强效抗逆转录病毒药物进行预防性治疗，具体方案为：齐多拉米双夫定(AZT/3TC)1 片，每天 2 次＋茚地那韦(佳息患)800 mg，每 8 h 1 次，连续服用 30 d，同时，告知其药物毒副反应、注意事项和药物预防效果。

HIV 感染监测和随访：某医生在服用首剂预防性药物后，市疾病预防控制中心艾滋病室立即为其抽取血样进行 HIV 抗体本底检查，经检测证实其为 HIV 抗体阴性。此后，分别于事故发生后 6 周(7 月 2 日)、12 周(8 月 14 日)、6 个月(11 月 23 日)随访检查 HIV 抗体，经检测 HIV 抗体未出现阳转，嘱其 12 个月后复查。

HIV 感染评价：意外暴露事故发生后经 6 个月随访观察，事故当事人某医生未出现急性流感样症状，HIV 抗体呈阴性反应，其在意外暴露后感染 HIV 的可能性基本上可以排除。

三、锐器伤伤害防护措施

虽然医护人员在医疗护理工作中被锐器伤害是不可避免的，但是美国疾病控制和预防中心的评定表明：62％～88％的锐器伤害是可以预防的，要通过规范各项操作，降低诊疗操作过程中的风险。

(一) 加强职业暴露安全防护培训

切实有效地进行全院各级各类人员职业暴露安全防护培训，提高防护意识，尤其是持续不断地加强对重点人群的培训，使之掌握职业暴露相关知识及防控措施，能有效减少职业暴露的发生。定期开展职业暴露演练通过演练使医务人员人人掌握职业暴露处理流程，避免职业暴露造成的危害。

(二) 使用锐器的各个环节要注意安全操作

新颁布的《护士条例》明确规定，医务人员在进行侵袭性诊疗、护理操作过程中，要保证充足的光线，并特别注意防止被针头、缝合针、刀片等锐器刺伤或者划伤。使用后的锐器应当直接放入耐刺、防渗漏的利器盒，或者利用针头处理设备进行安全处置，也可以使用具有安全性能的注射器、输液器等医用锐器，以防刺伤。具体做到以下几个方面。

(1) 根据实际情况尽可能地避免使用锐器，人人都有责任对用过的锐器尽快进行安全处置。

(2) 已使用过的注射器针头建议不要再重复使用，如果必须使用，要有相应的防护措施。如可使用特殊的针头护套装置或移动针头装置。

(3) 在条件允许的情况下，应尽可能地选择使用带有安全性能的静脉注射装置。

(4) 在任何情况下，实施各项护理操作中不要用手直接将锐器传来递去。且禁止将已使用的针头从针栓上分离，禁止用手直接弄弯或弄直或直接接触针头。

(5) 在给意识不清或有抵抗的患者使用锐器操作时，不要慌张且应有助手协助，以免造成患者和自己的意外伤害。

(6) 建议不要将锐器随意乱放，或选择无人管理的场所存放。不能将使用过的锐器放在医疗垃圾袋里，更不能与生活垃圾混放。锐器应统一放在锐器盒内，1990 年世界卫生组织(联合国)批准了锐器盒的结构应符合 BS7320 标准。锐器盒应贴上病室或医院的名称，注明日期并签名。盛装锐器的盒子不能装得过满，原则上不应超过锐器盒容量的 3/4。

(7) 病区应配备足够的锐器盒。锐器盒应安置在方便使用的地方,放置的高度以人体腰部高度为宜,不可以直接放在地板上;在搬运锐器盒时,要握住把手部分拿稳,并与身体保持一定距离。平时锐器盒必须是密封的。对已装满锐器的盒子,在医疗区域等待集中回收时,必须放置在安全的地方或有专人看管。需要提醒的是锐器盒不能重复使用。

(三) 做好个人防护

对所有患者的血液、体液及被血液、体液污染的任何物品均应视为具有传染性的病源物质,医务人员在接触这些物质时,必须采取防护措施。如在接触患者的血液、体液或被污染的器械时或实施各项操作前均应穿戴工作服、口罩、帽子、工作鞋、护目镜、面罩和乳胶手套。在实施静脉穿刺、静脉注射或采取血液样本、处理各类伤口或体液时也建议其戴手套。尽管戴手套不能防止扎伤,但同徒手相比,因针尖受手套的影响,有可能可阻止扎入的深度,也可使进入皮肤内的血液量减少,从而降低了被感染的危险。

有研究表明,如果一个被血液污染的钢针刺破一层乳胶手套或聚乙烯手套,医务人员接触的血量比未戴手套时可能减少 50%以上。在特殊情况下可考虑戴双层手套。如当医务人员的手部皮肤发生破损时,需接触患者的体液、血液时应该戴双层手套。

在操作期间,如果身体或衣服有可能被污染,应穿戴塑料围裙。当处理有喷溅污物可能的情况时,为防止污染操作者的皮肤和黏膜,应戴面部防护用具或眼罩。为防止有可能掉落的锐器扎伤脚部,应考虑穿防护靴。

(四) 规范各项操作

1. 操作前应认真检查

注射前应检查一次性注射器有无弯曲、变形。手术前应按要

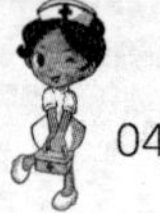

求摆放器械,以免忙乱中误伤他人或自己。

2. 操作中要集中注意力

注射时应将注意力集中在针头上,严禁东张西望,或与他人交谈。手术配合时,应将注意力集中在手术野,传递器械的动作应标准、规范。切忌毛手毛脚,相互碰撞,造成不必要的损伤。

3. 操作后用物及时整理

注射结束严禁将拔下的针头再用针帽徒手回套。用后的针头禁止随意放置,一定要放入利器盒中,以防刺伤他人。一次性采血注射器用后禁止分离,可直接丢入利器盒内。手术后器械应分类放置,冲洗清理时要小心谨慎,不要操之过急,避免被缝针、手术刀剪或其他锐器等刺伤。

4. 提高护理器材安全性能

尽管相关部门早已禁止将针头使用后重新套上针帽,而且也在护士中进行了广泛的宣传,但调查结果表明,这种行为仍较普遍地存在,这些都说明了在依靠教育改变护士的高危行为的同时,还必须采取其他有效的、更直接的预防措施。这就是必须在提高护理器材安全性上下功夫。基于这种目的,目前国外已开发了不少产品,可归纳为以下几类。

(1) 在条件允许的情况下,尽可能采用真空采血系统抽取血液标本。

(2) 国外已逐步开始使用无针头产品,如无针头的静脉通路装置,由于其减少了针头的使用频率,与之相关的针刺伤减少43%。

(3) 采用具有安全保护性装置的产品,如可收缩针头的注射器,带保护性针头护套的注射器,针头可自动变钝的注射器,将针头设计在一个硬的塑料腔内的静脉导管接头等,这类产品的共同特点是针头在使用后或使用时与使用者处于隔离状态，从而使针刺伤的发生率减少了76％。

（4）虽然锐器收集箱的使用也是预防针刺伤的一个行之有效的工程控制法。但研究表明，尽管锐器收集箱是为减少针刺伤而设计的，但如果使用不当，或安装位置不当，或不能及时更换，或可视性差等，均有可能成为针刺伤的另一个危险因素。为此，要求该产品要有良好的可视性，有明显的警示标记，并具有防刺、防漏、易管理等特征。

目前美国加利福尼亚州、得克萨斯州等10多个州已通过了强制性使用安全针头设置的法律，医务人员有权要求使用安全性能好的产品。

5. 重视针刺伤危害

由于常规的血液、体液隔离制度（如手套、隔离衣）只能预防经皮肤或黏膜的传染，因此，还必须加强护士关于预防针刺伤的特殊教育，以改变其危险的工作行为。教育内容包括：使用锐器时的安全操作守则、新产品的安全使用原则和流程、新技术安全操作的相关培训、有关护理人员职业安全防护知识的相关课程和医疗废弃物正确处理流程的介绍等。

这一点十分重要，因为保护性安全产品是否真正有效，依赖于护士行为的改变，如使用耐刺锐器收集箱的一个重要原因是避免护士将针头使用后重新套上针帽而设计的，但如果护士仍继续保持原来的行为习惯，将针头套上针帽后再丢入此箱，则达不到使用该产品的目的。医院应制定有关针刺伤发生后处理流程，且有责任让所有护理人员掌握并正确实施。

防保科应该免费为有需要的员工提供乙肝疫苗注射。这样做可以有效预防HBV的感染，因为对于乙肝表面抗体阳性的护士，

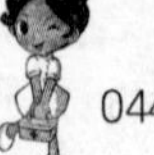

污染了 HBV 的针刺伤并不存在感染 HBV 的危险。

(五) 注意劳逸结合

从护士工作的安全性出发，采取科学的排班，以减少护理人员的职业和心理压力，从而减少锐器伤的发生。在高度的工作压力下，护士应保持自身的精神健康，在工作之余培养良好的个人兴趣爱好，适当宣泄紧张、抑郁的情绪，并提高自身对紧张情绪的承受力和忍耐力。

四、锐器伤伤害后应急措施

《护士条例》明确指出，医务人员发生艾滋病病毒职业暴露后，应按规定进行登记、报告与处理。在防范职业健康危害的同时，护士还应当获得医疗保健措施，减低职业健康危害的程度。如：在易感染传染病的工作岗位或者传染病高发时期，医疗卫生机构应当给予必要的免疫接种或者采取提高免疫力的其他措施。

针刺伤一旦发生后的应急处理流程如下。

(1) 首先要保持镇静，戴手套者迅速、敏捷地按常规脱去手套。

(2) 伤口处理过程：立即用健侧手从近心端在伤口旁轻轻挤压受伤部位，使部分血液排出，尽可能挤出损伤处的血液。禁止进行伤口局部的挤压或按压。再用肥皂液和大量流动水冲洗污染的受伤部位。皮肤或暴露的黏膜处应反复用生理盐水冲洗。受伤部位的伤口冲洗后，应用 75％乙醇或者 0.5％聚维酮碘（碘伏）或安尔碘进行消毒，并加以包扎。

(3) 报告过程：尽早报告部门负责人和医院的防保科、院内感染管理科。防保科、院内感染管理科紧急评估其级别。

(4) 登记备案：针刺伤员工抽取血样标本送检。填写《医务人员锐器伤登记表》。

(5) 其他相关处理：被无污染 HBV、HCV、HIV 病毒的锐器刺伤者只需抽血，密切观察随访即可。被污染或可能污染 HBV、HCV、HIV 病毒的锐器刺伤者，应做相应的处理。

暴露源为受伤医务人员为 HBsAg 阳性或乙肝表面抗体阳性不许注射疫苗和 HBIG；受伤医务人员为 HBsAg 阴性或 AntiHBs 阴性未注射过疫苗，24 h 内注射 HBIG，并注射疫苗。于当天、第 3 个月、第 6 个月、第 12 个月随访和监测。

暴露源为 HIV 抗体阳性，受伤医务人员应在 4 h 内预防性用药，原则上不超过 24 h。于当天、第 4 周、第 8 周、第 12 周及第 6 个月随访和咨询。暴露源为 HCV 抗原阳性，受伤医务人员 HCV 抗原阴性，于当天、第 3 周、第 3 个月、第 6 个月随访。

总之，对受伤者及患者进行 HIV、HBV 及 HCV 抗体检测。若患者这 3 项检测有一项为阳性，受伤者又为易感者，则必须在 6 个月内进行定期检测以确定是否发生感染。

也有个案报道感染后 8 个月 HIV 抗体才转阳的。同时应根据检测结果尽早采取相应的预防性治疗，对于 HBV 易感者受到 HBV 污染的针刺伤后可接受 HBIG 或乙肝疫苗注射，有效率达 75%。对于受到 HIV 患者血液污染的针刺伤，应在伤后几小时内立即使用叠氮胸苷(zidovudine)，但对此药是否有效意见不统一。1995 年美国疾病控制中心通过病例对照研究，证实其是有效的，但它并不能预防所有感染的发生。对于 HCV 而言，目前无有效的事后预防措施，有少数医疗机构提供免疫球蛋白作为暴露后预防。所以只能强调加强局部伤口的处理，定期随访早期发现是否感染。

(6) 记录整个过程，分析原因提出整改措施：锐器伤对医护人

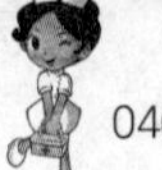

员造成的影响应该得到医疗机构和医护人员的共同重视。一旦发生后，医院应该在最短的时间内对锐器造成的伤害和危险做出最快的评估。进行 HIV、HBV、HCV 检测。在受伤后 2 h 内，采取预防治疗措施。对受伤的工作人员进行 1 年的跟踪检测，并对其提出适当的建议和进行相关的教育。从工作人员的补偿资料或 OSHA 的上报表格中获取与工作相关疾病的信息以明确问题所在。鼓励工作人员上报和记录与工作相关的症状、伤害事件和事故，消除上报后的隐情。

赵慧华　黄慧群

第一版：赵慧华

第二节 电离辐射

电离辐射是广泛存在于宇宙和人类生存环境中的自然现象。作用于人体的电离辐射源分为天然辐射源和人工辐射源两大类。前者存在于宇宙空间、地壳物质中；后者来自人类的一些实践活动或辐射事件。人体受到各类电离辐射的照射，有可能产生各种有害的生物效应。

一、电离辐射伤害种类

（一）电离辐射照射源

1. 天然辐射源的照射

射线对人体的照射有两种：一种是辐射源由体外照射人体，称外照射。γ 线、中子、X 线等穿透力强的射线，外照射的生物学效应强。另一种是放射性物质通过各种途径进入机体,以其辐射能产生生物学效应者称内照射。内照射的作用主要发生在放射性物质通过途径和沉积部位的组织器官,但其效应可波及全身。

2. 人为活动变更的天然辐射

采矿和挖隧道等大型土石工程使天然放射性物质提升,进入人的生活环境;煤的燃烧、资源的利用等使天然放射性物质浓聚,导致天然放射性向人类环境中排放;人为活动使天然辐射照射增加,如用石煤渣砖盖房、用放射性强的材料(如花岗石)装饰居室等。

3. 人工辐射源的照射

随着科学技术的发展,人类除受到天然辐射源的照射以外,目前,主要的人工辐射源有核(放射)事故、核爆炸试验、核能生产、职业辐射照射和医学辐射照射等。而电离辐射技术在医学诊断和治疗中的应用非常广泛,是除天然照射源之外,人类所受辐射照射中最大的、增加最快的人工辐射。

(1) 医学辐射照射:医学辐射照射又称医疗照射,是指患者(包括不一定患病的受检者)因自身医学诊断与治疗所受到的照射,知情并愿意在诊断或治疗中帮助扶持或安慰患者的人员(不包括施行诊断或治疗的医务技术人员)所受到的照射,以及生物医学研究计划中志愿者所受到的照射。

医学辐射照射来源于放射性诊断、放射性治疗、核医学和介入放射学。这类照射的特点是:① 受照者面广量多。② 通常是患者或受检者有意识接受的,往往受照个人就是照射过程中的直接受益者。③ 医疗照射基本上是局部照射,照射的方式、部位、频度因人而异,医疗照射个体差异性很大。④ 受照剂量的大小要服从医疗上的需要,目前尚无一个剂量限值。

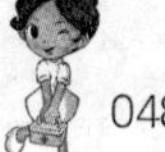

（2）职业辐射照射：职业辐射照射系指除了国家有关法规和标准所排除的照射及根据国家有关法规和标准予以豁免的实践或源所生产的照射以外，工作人员在其工作过程中受到的照射。例如，医学应用、国防活动、辐射工业或科学研究等工作人员可能受人工源的照射。人工源所致职业受照年均有效剂量为0.6 mSv。职业辐射照射所致个人剂量与工作性质、防护条件、接触时间有关。因此，加强职业防护教育、普及辐射危害和防护的基本知识在医学领域中尤为重要。

（3）其他辐射照射：主要有核泄漏、核爆炸试验落下尘及核能生产中核燃料循环等。

（二）电离辐射生物学效应

电离辐射的能量传递给生物机体后造成的后果，称为电离辐射生物学效应。

1. 确定性效应和随机性效应（按效应的发生和照射剂量的关系划分）

（1）确定性效应：旧称非随机性效应，指效应的严重程度（不是发生率）与照射剂量的大小有关，效应的严重程度取决于细胞群中受损细胞的数量或百分率。此种效应存在阈剂量。照射后的白细胞减少、白内障、皮肤红斑脱毛等均属于确定性效应。

（2）随机性效应：指效应的发生率（不是严重程度）与照射剂量的大小有关，这种效应在个别细胞损伤（主要是突变）时即可出现，不存在阈剂量。例如，遗传效应和辐射诱发癌变属于随机性效应。

2. 影响电离辐射效应的主要因素

（1）辐射因素

1）辐射类型：高LET辐射在组织内能量分布密集，生物学效应相对较强。

2）剂量和剂量率：照射剂量大小是决定辐射生物效应强弱的首要因素，剂量越大，效应越强。但有些生物学效应当剂量增大到一定程度后，效应不再增强。

3）照射方式：同等剂量照射，一次照射比分次照射效应强；同样，全身照射比局部照射效应强。

（2）机体因素

1）种系差异：一般说，生物进化程度愈高，辐射敏感性愈高。

2）性别：育龄雌性个体的辐射耐受性稍大于雄性。这与体内性激素含量差异有关。

3）年龄：幼年和老年的辐射敏感性高于壮年。

4）生理状态：机体处于过热、过冷、过劳和饥饿等状态时，对辐射的耐受性亦降低。

5）健康状况：身体虚弱和慢性病患者，或合并外伤时对辐射的耐受性亦降低。

（3）介质因素：防护剂和增敏剂在临床放射治疗中都有应用，前者为保护正常组织，后者为提高放疗效果。

（三）电离辐射伤害

1. 放射性皮肤损伤

放射性皮肤损伤根据其临床过程中的表现不同，分为急性放射性皮肤损伤和慢性放射性皮肤损伤。

（1）急性放射性皮肤损伤：急性放射性皮肤损伤是指身体局部受到一次或短时间（数天）内多次大剂量外照射所引起的急性放射性皮炎及放射性皮肤溃疡。分为 3 个阶段。

1）一次性照射者先出现小血管扩张，可能有水肿表现。

2）基本反应期，出现脱毛、红斑、水疱甚至溃疡，照射剂量大时可发生干性或湿性坏死。由于照射剂量不同，损伤可从表皮至皮下、筋膜、肌肉及骨质，因电离辐射的作用，受照部位的小血管产生闭塞，易并发感染，进而局部呈缺血性坏死。溃疡面积过大则经久不愈，伤及深层组织者很难治愈，已愈合的皮肤比较脆弱，遇到冷、热、摩擦、创伤等刺激很容易重新溃破。

3）即晚期，可出现硬结性水肿、放射性溃疡、皮肤癌等。皮肤癌出现的平均时间为照射后8～10年。

一般放射治疗中的皮肤损伤并不严重，在分次照射时早期脱皮在6周内可恢复正常。

（2）慢性放射性皮肤损伤：是指由急性放射性皮肤损伤迁延而来，或由小剂量射线长期照射（职业性或医源性）后引起的慢性放射性皮炎及慢性放射性皮肤溃疡。

1）慢性放射性皮炎：医源性照射中多见于放射性工作者的手部皮肤及指甲，尤其是手背皮肤。早期出现皮肤干燥、粗糙、汗毛脱落等。指甲可出现纵嵴、甲板增厚、变脆等。照射剂量较小的损伤以增生性皮肤改变为主，照射剂量较大的损伤可出现萎缩性改变。

2）晚期放射性溃疡：慢性放射性皮炎进一步发展形成晚期放射性溃疡，溃疡创面常有脓性分泌物，创面因神经末梢受刺激，常疼痛难忍，并伴有功能障碍，伤口愈合十分困难。

3）放射性皮肤癌：放射性皮炎是不可逆的病变，其损伤部位过度角化、萎缩，久之可转变为放射性皮肤癌。慢性放射性皮炎癌变后，其恶性程度较低，通常是局限的。

2. 急性放射病

急性放射病是指全身短时间内受到1 Gy以上照射后发生的全身性疾病。急性放射病可分为骨髓型、肠型和脑型，以骨髓型急性放射病最为多见。

（1）骨髓型急性放射病：由整体剂量为 1～10 Gy 的辐射所致，又称造血型急性放射病，以骨髓造血组织损伤为基本病变，以白细胞和血小板数减少、感染、出血等为主要临床表现。骨髓被破坏后，若保留有足够的造血干细胞，还能重建造血。骨髓造血的恢复可在照射后第 3 周开始，明显的再生恢复在照射后第 4～5 周，若照射剂量很大时，造血功能往往不能自行恢复。

（2）肠型急性放射病：一次或短时间（数天）内分次受到 10～50 Gy 的比较均匀的超致死剂量全身照射。虽然肠型急性放射病同时存在严重的造血障碍，但广泛、严重、发展迅速的肠道损伤，是危及患者生命的主要因素。

肠型急性放射病基本病变为肠黏膜坏死脱落。其特征为恶心、呕吐、腹泻和水电解质代谢严重紊乱。严重者出现频繁呕吐，腹痛难忍，腹泻呈血水样便，便中混有脱落的肠黏膜组织，可发生肠套叠、穿孔、腹膜炎等并发症。1 周内白细胞可降至 1.0×10^9/L，患者多在 2～3 周内因消化道出血、败血症、失血性休克和中毒性休克引起多器官功能衰竭而死亡。

（3）脑型急性放射病：一次接受 50 Gy 以上的比较均匀的照射，几乎都是致死的。临床分为 3 个阶段：表现为恶心和呕吐的前驱期；倦怠和嗜睡，程度上从淡漠到虚脱（可能因脑内非细菌性炎症灶或辐射产生的毒性产物所致）；震颤、抽搐、共济失调，最后在数小时至数天内死亡。

3. 辐射心理效应

辐射事故对个人、家庭和社会可引起明显的社会心理损伤。人们对“核”的害怕心理是有长期历史根据的。如日本广岛和长崎的原子弹爆炸，极短的时间内城市被摧毁，几十万人员伤亡，以后

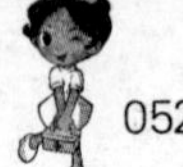

又有不育、遗传损害、白血病、癌症等许多后遗症，在人们的思想中留下了“射线恐怖”的深深烙印。平时有关辐射事故的科普教育不够，人们不懂得如何正确对待辐射事故，潜在的恐惧思想极大地影响社会公众的心理状态。

辐射事故造成的社会心理损伤除恐惧和焦虑外，可能发生的心理异常表现有恐惧引起的失语症、抑郁、沮丧、过度警觉、逃跑等。发生应急性精神损伤的人员表现的严重程度差异很大，轻者仅表现为轻度的工作能力下降，重者则表现为恐惧和无助感不断加重，最后完全丧失自理能力。有些患者在辐射事故后 2～3 年发生慢性心理应激，严重者可引起心理创伤后应激紊乱。

二、电离辐射伤害易发环节

辐射事故是指密封或非密封辐射源事故，导致电离辐射或放射性物质向环境的释放失控。辐射事故的辐射源包括 X 线装置、主要用于医学的密封源（如钴-60、铯-137、铱-192 辐照源），以及核医学和科学研究中使用的非密封源等。可能发生事故和伤害的易发环节包括辐射源、环境和工作人员等。

（一）辐射源

（1）由于管理不善，辐射源误放、丢失或被盗。捡拾或盗窃辐射源者将装源容器拆卸并将源取出，使源失去屏蔽，造成本人和其他人员受照。

（2）医源性照射时，由操作失误或设备故障导致辐射源丧失屏蔽，或操作失误而发生临界事故，使受照者和工作人员受到外照射。

（3）放射性物质意外泄漏、外溢或释放，使环境受到污染及人员受照。

上述各类事故情况下，如未采取适当的防护行动，均可使人员受到难以控制的照射。

(二) 环境

为减轻对环境的污染,为减少放射性核素转移、扩散,必须采取控制污染、限制排放的各种措施。其中包括工作场所的布局、屏蔽、通风、安全装置和防护器材等。为此,放射性工作场所必须考虑放射性废弃物及可能发生的意外事故对周围环境的影响和污染,若不能妥善处理放射性废弃物,则会由于环境的污染而造成对公众人员的辐射伤害。

(三) 工作人员

由于安全防护技术上的困难或其他原因,不可能把放射性物质完全包容或稀释到防护所要求的程度,需要采取个人防护作为一种辅助措施。必须切断放射性核素侵入机体的途径,所以必须重视个人防护、个人卫生和安全操作,加强教育、训练,使工作人员在最优化条件下操作,开展剂量监测和保健监护工作。

【案例分享】

(一) 辐射事故和异常照射

1. 辐射事故

辐射事故是指核装置或其他辐射源失去控制时,导致或可能导致异常照射条件的事件。有时也用来指操作失误所致的异常照射事件。

2. 异常照射

当辐射源失去控制时,工作人员或公众人员所接受的可能超过为他们规定的正常情况下的剂量限值的照射。

(二) 巴西戈亚尼亚铯-137 污染事件与教训

1. 事故概况

1987 年 9 月在巴西戈亚尼亚(Coiania)一家医疗单位用

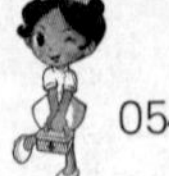

铯-137作为放射源进行放疗时,因屏蔽贮器内钢囊中铯粉外漏,致使28名工作人员和患者受到不同程度的体内外污染,造成全身和局部的放射损伤。本次事故发生后15 d患者才被确诊有放射损伤,而在这以前,患者出现的水肿和恶心、呕吐等症状被错误地诊断为接触性皮炎和食物中毒,延误了治疗。

2. 临床特点与治疗

28名工作人员中共有74个部位受到损伤,主要分布于手掌、手指、足、上肢、下肢、面颈及胸腹部等。有不同程度的疼痛、红斑、水肿、水疱、溃疡及坏死、硬化。其中有25个创面为三度损伤,临床病程发展迅速,可见早期溃疡和坏死,伴随严重的疼痛。

产生红斑的阈剂量范围为3～8 Gy,干性上皮炎为5 Gy,渗出性上皮炎为12～20 Gy,产生坏死剂量>25 Gy。临床处理主要以止痛、减轻炎症过程、防止感染、加速愈合和改善受损部位的功能为目的。对一些深度溃疡和坏死的难治病例主要采用外科手术治疗。

3. 事故原因与教训

(1) 固有安全防护缺失:γ射线治疗机的机头是γ放射源的贮存和照射部分,常用的铯-137是强γ放射源。为保证安全,设计、制造治疗机时必须严格执行有关国家标准的规定,必须保证装源机构安全可靠,在正常使用条件下不发生卡源、掉源等事故。本次事故的掉源使γ射线治疗机的固有安全防护完全缺失,导致了严重的辐射事故。

(2) 管理上的问题:源在贮存和照射位置时机头的漏射线有国家严格规定的限量标准,而距源1 m处有用线束的照射量率及其标定日期。本次事故在15 d后发现有源掉漏,说明该部门在管理上没有严格执行有关国家规定的操作标准，没有对密封性能进行检验，没有及时测量漏射线量值以及规定的检验结果记录，使设备防护性能的缺失没能及时发现和及时维修，导致28名工作人员和患者在15 d内先后受到不同程度的设备异常情况下照射，尤其是工作人员累积照射剂量达到25 Gy以上。

(3) 缺乏放射防护知识培训与管理：对放射工作人员必须进行定期的防护知识培训和法规教育，其目的是使放射工作人员进一步认识和了解射线对人体的危害性和可防性。本次事故患者早期先后出现了疼痛、红斑、水肿和恶心、呕吐等症状，由于缺乏辐射防护基本知识，其被误诊为接触性皮炎和食物中毒，待事故发生后15 d才被确诊有放射损伤时，已延误了治疗，导致损伤程度加重。

放射事故中很大程度上取决于工作人员的业务素质，所以对放射诊治工作人员的知识、技术必须提出明确要求。工作人员要进行上岗前培训，并且需要继续培训，需掌握防护基本知识，不断增加防护意识和法制观念，严格执行放射防护法规、规章和标准，积极地进行防护，防止放射事故的发生。

三、电离辐射伤害防护措施

辐射防护的基本任务，是在保护环境、保障从事辐射工作的人员和公众及他们后代的安全和健康的前提下，允许进行可能产生辐射照射的必要活动。辐射防护主要是时间、距离、屏障三要素，受照剂量可以通过缩短受照时间、增加与放射源的距离、增加受照射者和放射源之间的屏障物厚度来减少。目前，医用放射的发展使得医用放射防护成为影响面最广、重要性最强的工作。

(一) 辐射防护基本方法

1. 时间防护

工作人员照射的累积剂量和受照时间成正比关系，即受照时间越长，个人所受累积剂量也就越大。在一般情况下常通过对受照时间的控制来限制或减少人员所受的累积剂量。因此，在一切操作中应以尽量缩短受照时间为原则。工作中应力求熟练、迅速和正确。在某些场合下，如抢救设备或排除事故，工作人员不得不在辐射场内进行工作，并可能持续一段时间，此时应采用轮流、替换的方法来限制每一个人的操作时间。

2. 距离防护

增加人与辐射源间的距离可降低工作人员的受照剂量率。对于点状辐射源，辐射剂量率水平与离辐射源的距离的平方成反比，如距离增加 1 倍，人员的受照剂量率即可减少为原来的 1/4。因此，在实际操作中应尽可能采用长柄钳、远距离自动控制装置和机械手等。

3. 屏蔽防护

在实际工作中，单靠缩短受照时间和增加距离还不一定能完全达到安全操作的目的，通常需要在辐射源与人体之间设置适当的屏蔽物质，以减弱射线照射。对于不同辐射类型，其屏蔽材料选择要求也不同，如对 β 射线屏蔽可选用低原子序数的材料（铝、有机玻璃或塑料等），对 X、γ 射线屏蔽可采用高原子序数的材料（铅、铁或混凝土等），对中子则可采用含氢原子量较高的材料（如水、石蜡或含硼材料等）。总之，屏蔽材料的选择应力求经济和实用。屏蔽防护是防御辐射危害的重要措施，一旦屏蔽防护的材料、厚度达不到屏蔽的铅当量时，辐射危害性就增加。

4. 防止放射性物质进入体内

放射性物质进入体内的途径有呼吸道吸入、消化道进入、皮肤或黏膜(包括伤口)侵入。放射性物质进入体内以后,都会引起全身和组织照射。为了防止放射性物质进入体内,一般在操作中应加强个人防护。例如,穿戴工作服、袖套、手套、口罩、工作鞋等。

除了上述几项措施以外,在实际工作中,在满足需要的情况下,尽量选择活度小、能量低、容易防护的辐射源也是十分重要的。

(二) 放射学中的放射防护

1. 一般性防护

(1) 固有安全防护为主与个人防护为辅:固有安全防护是指X射线机本身的防护性能和X射线机房内的安全防护设施,X射线机的固有安全防护性能是X射线防护的最重要环节。个人防护作为一种辅助手段,以弥补固有安全防护不能解决的问题。

(2) X射线检查、治疗室防护要求:治疗室的设置必须充分考虑周围环境的安全;治疗室必须有观察治疗的设备,如电视或观察窗;治疗室应装设供紧急中止辐照和应急开启治疗室门的设备;门外安设工作指示灯和“当心电离辐射”的警告标志;治疗室内应保持良好的机械通风或自然通风,换气次数一般每小时3～4次。

2. 工作人员防护

(1) 工作人员应佩戴剂量监测器,每月报告1次个人接触的辐射剂量。

(2) 工作人员应执行防护规章制度,穿铅衣、戴铅围领和防护眼镜。随时调整遮线器,尽量缩小照射野,严禁工作人员身体任何部位进入照射野。

(3) 定期进行防护检查,工作人员每月检查血常规1次,每年系统体检1次。

(4) 适当增加营养,增加室外活动,避免过于劳累。合理排班,严格休假管理。

3. 患者防护

(1) 在不影响诊治的前提下,缩小透视野,减少无效X射线。

(2) 对患者的非曝光部位采取防护措施,特别是青少年和小孩的生殖器部位,可用铅物质遮盖,避免不必要的损害。

(3) 在较复杂的放射操作时,应对患者进行剂量测量,避免发生放射损伤。

4. 公众人员的防护

应对慰问及探视正在接受医疗诊断或治疗的患者的个人所受照射加以约束,使他(她)们在患者诊断检查或治疗期间所受剂量不超过5 mSv。如果探视者是儿童,其所受剂量应限制不超过1 mSv。

(三) 核医学中的放射防护

核医学工作人员使用放射性药品诊治疾病时,不论是配制剂、检测样品,还是对患者进行体外测量或护理,都存在着内、外照射的危害。

1. 放射性药物操作时的防护要求

(1) 操作放射性药物时应在专门场所进行,使用前应有足够的屏蔽。

(2) 给药用的注射器应有屏蔽,难以屏蔽时应缩短操作时间。

(3) 操作放射性药物时工作人员应佩戴个人防护用品,并在衬有吸水纸的托盘内进行。操作放射性碘化物时应在通风橱内进行,操作者应注意甲状腺的保护。用完的药品及时封存,用过的器皿及时清洗去污。

(4) 工作人员操作后离开工作室前应洗手,并做表面污染监测。从控制区取出的任何物件，均需进行表面污染检查。

(5) 在控制区和监督区内不得进食、饮水、吸烟，也不得从事无关工作和存放无关物件。

2. 临床核医学治疗时的防护要求

(1) 使用治疗γ辐射体核药物的区域应划为控制区。用药后患者床边1.5 m处或单人病房应划为临时控制区。控制区入口处设有辐射危害标志，除医务人员外，其他无关人员不得入内，患者也不应随便离开该区。

(2) 接受治疗的患者应使用专用便器、专用浴室及厕所。

(3) 使用过的放射性药物的注射器、绷带和敷料，应作为放射性废物收集，待处理。

(4) 治疗患者的被服等个人用品应经常去除污染，经表面污染监测确认在控制水平以下时方可重复使用。

(5) 配药室靠近病房，尽量减少核药物和接受治疗的患者通过非限制区。

(6) 根据使用核药物的形态、活度，确定病房的位置及其屏蔽防护要求。病房应有防护栅栏，与普通患者保持足够距离，或使用附加屏蔽。

3. 有关公众人员的防护

(1) 接受放射性核素治疗的患者必须住院，以减少患者对其家庭成员及其他公众的影响。

(2) 在诊治用药后最初几小时内，尽量减少患者与家庭成员之间持续密切接触，以减少受照机会。

(3) 基本安全标准要求，接受^{131}I治疗的患者，在出院时体内允许最大活度为1.1×10^{9} Bq。

(4) 向患者及家属提供有关接触的防护指导。如劝告使用γ

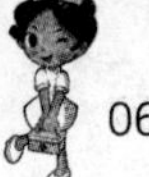

放射性核素治疗的患者在出院后的一段时间内不要拥抱儿童或与家人密切接触；哺乳期接受治疗的患者，应停止哺乳等。

四、电离辐射伤害后应急措施

(一) 辐射事故后 24 h 内要对患者初步判断和分类

1. 判定患者有无放射性污染

(1) 用辐射探测仪检查体表有无污染。

(2) 对可能有体内污染者，采集鼻拭子、留 24 h 尿、留粪和抽血等备检。

(3) 对有外污染但病情稳定的患者，脱去衣服，温水洗消，换洁净衣服后进入下一流程处理。对病情不稳定的患者，先稳定病情而后去除污染。

2. 判定患者是否需要立即抢救

(1) 迅速检查患者的生命体征，对有生命危险的患者，应立即抢救。

(2) 对生命体征平稳的患者，仔细询问和记录主要症状。

(3) 全面体检。

(4) 迅速向上级汇报。

(5) 医学处理记录。

3. 根据初步的物理剂量、生物剂量和临床表现，对辐射损伤伤员进行初步分类

(1) 收集资料。

(2) 将有放射性核素污染的患者送至污染组处理。

(3) 将有烧伤、外伤的患者送至外科组处理，对生命体征不稳定的患者，立即进行抢救，待病情稳定后按放射性污染处理开放性伤口。

（4）将全身或局部辐射损伤患者送至辐射损伤组处理，首诊医生根据事故经过、自觉症状、体格检查和实验室检查的结果作出初步诊断。

（5）医学处理。

（二）放射性核素污染的应急处理

放射性核素的吸收很快，当离子状态或其他可溶状态的核素直接暴露在毛细管网上时，吸收更快。鼻黏膜和口腔黏膜是放射性核素容易进入的部位。所以，当发生人体体表放射性核素污染时，应尽快离开现场，测量污染程度，消除污染（去污），以达到防止或减轻放射性核素对皮肤的损伤及经呼吸道或皮肤伤口等途径侵入体内和防止污染扩散的目的。

1. *局部污染处理*

用塑料布将非污染部位盖好，并用胶布把塑料布边缘粘牢。浸湿污染部位，用肥皂水轻轻擦洗，并彻底冲洗；重复几次，并监测放射性的变化；每次的持续时间不超过 2～3 min。要避免过分用力擦洗。使用稳定核素溶液可增加去污效果。洗涤顺序：先轻污染部位后重污染部位，从身体上面到下面，特别注意皮肤皱褶和腔隙部位的清洗。

2. *全身污染处理*

首先用毛巾、海绵等蘸温水和肥皂由上到下擦洗全身 2～3 次，可同时配制常用或专用去污剂擦洗，然后再淋浴。病情严重者，如情况允许亦可在抢救床、担架或手术台上酌情去污。反复进行浸湿—擦洗—冲洗，并观察去污效果。

去污时注意：手法要轻，避免擦伤皮肤；宜用温水（约 40℃），避免水温过高而增加皮肤对污染物的吸收，冷水又可使皮肤因毛孔收缩而将放射性污物陷入而影响去污；注意反复清洗毛发、外耳道、鼻腔、眼睑周围、指甲缝及会阴部等易残留放射性物质的部位，然后用温水冲洗；必要时剃除头发。

3. 眼污染处理

放射性落下灰常常随风吹入眼睛，或用污染放射性物质的手揉眼睛，造成眼睛的污染。全身清洗后，再用大量无菌生理盐水冲洗双眼；有异物时可用0.5%丁卡因或1%利多卡因滴眼液滴入双眼，待麻醉后用棉花拭擦除异物。用抗生素滴眼液滴双眼，涂抗生素眼膏保护眼球。

4. 鼻腔和口腔的处理

鼻黏膜和口腔黏膜是放射性核素容易进入的部位。鼻腔或口腔污染时，应用生理盐水或2%碳酸氢钠溶液轻轻冲洗。鼻腔污染物用棉签擦拭，剪去鼻毛。必要时向鼻咽部喷洒血管收缩剂或用生理盐水含漱口腔，可降低污染水平和对放射性核素的吸收。

5. 外耳道的处理

全身清洗后，再用棉签伸入耳道，旋转擦净异物，清除耵聍；用3%过氧化氢溶液清洗耳道。

6. 会阴部的处理

在脱去污染放射性物质的衣裤时易造成会阴部的二次污染，此时应先进行全身冲洗，再剃除阴毛，然后再进行淋浴。

7. 污染伤口或创面的处理

在辐射事故所致复合伤中，开放伤口或热力烧伤创面常常沾染放射性物质，若不及时清除沾染的放射性物质，这些放射性物质既可以造成局部损伤外，还可以吸收入血，造成更严重的损伤。因此，必须及时进行去污和清创。

将污染伤口或创面的四周用塑料布将非污染部位覆盖，并用胶布把塑料布边缘粘牢；用生理盐水反复冲洗；根据伤口情况考虑外科清创术。

8. 促进排泄和阻止吸收

确定患者体内有放射性核素污染后，虽然患者不一定处于危重状态，但应像对待急症患者那样，给予急救治疗。因为当放射性核素停留在进入体内的途径时，比较容易排出；吸收入血液后，排出就较困难；如已沉积于组织或器官内，则排出更难。因此，争取在体内污染后 3 h 内开始紧急治疗极其重要。治疗的原则是减少吸收和加速排出。

可通过洗胃、服用温和的催吐剂和泻药来减少胃肠道的吸收；可用药用炭、普鲁士蓝(对铯)、含有制酸药的铝制剂(对锶)和硫酸钡吸附放射性物质，以加速放射性核素的排出。促排放射性核素时，既要减少放射性核素的吸收和沉积，又要防止促排措施可能给机体带来的毒副作用，尤其要防止加重肾脏损害的可能性。

(三) 医学登记和保存

对放射性污染及医学应急处理进行详尽的登记，保存详细的医学处理记录，协助收集有关资料。辐射防护负责人员应提供有关事故类型、源与放射性核素种类及受影响人员与环境剂量等方面的资料。目的是确定人员实际所受剂量，尽量减轻人员所受的损害。登记内容包括：① 污染发生的日期、时间和地点。② 污染的经过及可能原因。③ 现场监测数据，包括生物样品的监测、污染范围和污染程度的监测等，根据监测数据给出剂量。④ 医学处理情况，包括去污、促排治疗及实验室检查结果。⑤ 入院诊断意见，并建立医学应急处理档案。

(四) 治疗

放射性损伤的临床治疗是一个复杂而困难的问题，尤其是事故性病例，应根据急性放射病的症状、体征和常规实验室检查结果

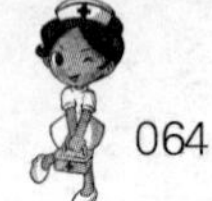

确定救治方案。对危及生命的损害(如休克、外伤和大出血)应首先给予抢救处理。多数病例除皮肤损伤外,还伴有一定剂量的全身照射或者内脏损伤,有的伴有局部严重放射损伤后引起全身反应。因此,在治疗过程中,应当重视全身治疗和局部处理两个环节。

1. 全身综合治疗

全身治疗主要依据病情的轻重、病程的发展采取综合性治疗,除给予高蛋白质饮食、多种维生素外,还应根据病情发展的不同阶段采取相应措施。

对于伴有内脏损伤,早期应用肾上腺皮质激素对心、肺、胃肠道损伤有减轻水肿和渗出作用;早期应用改善微循环和营养心肌细胞的药物;对胃肠道损伤给予保护胃黏膜、解痉止痛和止血的药物;丙种球蛋白及胎盘组织制剂等可以增强机体免疫力、促进坏死组织分离和肉芽组织生长。

2. 皮肤辐射损伤治疗

(1) 红斑和干性脱皮可对症治疗,其原则是保护局部,避免皮肤受刺激和再损伤。可用具有清凉作用的粉剂、油剂外用。用含有氢化可的松的洗剂或喷雾剂,可减轻伴有水肿的严重红斑症状。

(2) 治疗湿性脱皮,可每天用敷料包裹和用抗菌溶液清洗,也可使用抗生素软膏。

(3) 溃疡的治疗,建议将患肢在无菌环境中隔离,或每天用敷料包裹及用抗菌溶液清洗溃疡。可能需要用止痛药,但慎用镇痛作用较强的吗啡类药物。在确定或怀疑有继发感染的情况下,应考虑局部或全身的抗生素治疗。

(4) 坏死的治疗,应适时施行彻底的局部扩大切除手术,以各种组织移植的方法修复创面。手术切除指征包括基底组织的严重破坏，即血管损伤、难以消除的疼痛和不可控制的感染等。

3. 脑型急性放射病

脑型急性放射病的病情极为危重，临床变化快，一般在受照后2～3 d内死亡。故治疗是姑息性的，主要采用对症治疗措施，包括处理休克和缺氧，缓解疼痛和焦虑，给镇静剂控制抽搐，减轻患者痛苦，延长生命。

4. 肠型急性放射病

肠型急性放射病病情危重，进展快，死亡早。对于偏重的肠型急性放射病，肠道损伤难以恢复，只能给予综合对症治疗，减少患者痛苦和延长生命。对于偏轻的肠型急性放射病，其救治原则包括：早期应用可以减轻肠道损伤的药物；纠正脱水和电解质紊乱，纠正酸碱平衡失调；积极进行抗感染等综合对症治疗；尽早实施造血干细胞移植，以便重建造血功能。

5. 骨髓型急性放射病

骨髓型急性放射病的基本损伤是骨髓造血功能障碍，主要死亡原因是造血功能低下导致的感染、出血和代谢紊乱等并发症。其治疗要点是：狠抓早期，主攻造血，防止多器官功能衰竭，度过极期和积极对症治疗。其治疗原则是：早期应用抗辐射药物、改善微循环；合理选用造血因子，促进造血功能恢复；根据各期特点，适度采用抗感染、抗出血、防止和纠正水电解质代谢紊乱等，综合对症支持治疗；对不能恢复自身造血功能的患者，应尽早实施造血干细胞移植。

6. 心理损伤效应的处理

适当的社会心理救助服务可以帮助大多数民众（公众）尽快消除不利的心理影响，同时也可分辨出少数因灾难冲击而有严重心理创伤的个人。对心理应激损伤伤员的治疗应简单，主要的治疗措施如下。

(1) 明确告诉他(她)的情况会很快好转。应激性精神损伤的症状发生的早期很容易受来自外界暗示的影响,给他(她)良性的暗示,让他(她)感到有很好的康复机会,通常有利于心理损伤效应的恢复。

(2) 休息和充足的营养。即使是短时间的生理上的放松和休息,对心理上的康复也有很大的作用。一般不需药物治疗,必要时可以使用小剂量催眠药。

(3) 引导他(她)的情感发泄。恐惧和焦虑常常阻碍了正常的人际交流,加重了症状表现,适当的情感发泄是心理创伤后的正常反应,有利于重新获得正常的角色意识和消除自己是患者的认识,有助于重新回归社会和恢复工作能力。

事实证明,准确及时的信息报道,对公众的社会心理影响有着极其重要的意义。由于重大灾害和严重的恐怖事件有广泛而强烈的社会心理影响,公众迫切需要了解实际情况。及时传达政府和社区的救灾行动消息,对于稳定公众的情绪、减少误解甚为重要。应普及辐射危害和防护的基本知识,使公众对辐射危害有一个科学而全面的认识,减少神秘感,从而减轻人们面对辐射时无端的恐惧心理,使公众对应激心理损伤也有一定的了解,而减少应激心理损伤伤员的发生。同时,人们一般不愿意主动寻求心理帮助,相关的医疗机构和服务人员应主动提供应激心理损伤的心理治疗工作。

(五) 放射性废物的管理

根据放射性废物中核素含量半衰期、浓度,以及废物的体积和其他理化性质的差异,应将不同类型的放射性废物进行分类收集和处理。

放射性废物的管理，应按照国家的有关标准和法规的要求，对放射性废物进行预处理、处理、整备、运输、贮存和处置，以确保放射性废物对工作人员与公众的健康及环境可能造成的危害降低到可以接受的水平；使放射性废物对后代健康的预计影响不大于当前可以接受的水平，不使后代增加不适当的负担。

曹 萍 顾妙娟

第一版：曹 萍

第三节 噪声、磁场

一、噪声、磁场危害概述

噪声是指不需要、不悦耳、使人紧张而且对人体有害的声音。通常以 dB－A 为单位分级，40～80 dB 为中等噪声，80～100 dB 为强噪声。

噪声与空气污染及水污染并列为当今公害三大杀手。噪声不仅会对人的心理造成极大的危害，而且也会引起机体的各种不适。更重要的是，经常处于噪声不绝的环境中，对人体的各器官均会造成严重的影响。如果噪声超过 60 dB 且作用时间较长时，人们往往会出现头晕、头痛、昏晕、失眠、记忆力减退、神经衰弱症等精神症状，也会影响大脑的其他功能。

如果长期接触噪声，会造成听力损伤、影响心脏血管、影响生殖发育、影响睡眠、影响心理。可导致机体发生病理性变化，对人体的听觉系统、神经系统、心血管系统和消化系统都会产生不良影

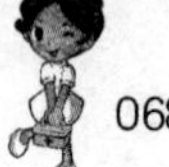

响。主要表现为心跳加速、心律失常、血管痉挛、血压升高等，尤其对听觉系统的特异性损害已被人们所广泛认识和重视。严重的听觉系统影响甚至会形成噪声性耳聋。除了对机体的影响外，也会对医护人员的心理造成压力，主要表现为嘈杂声和噪声让工作人员的情绪变得急躁不安，这些不稳定的情绪也会增加发生医疗事故的危险。

研究显示，在医院的工作环境中，如果出现突发的、意外的仅30 dB噪声就能引起工作人员的"吃惊"反应。这一反应可降低医护人员对从事医疗护理工作的警戒性。如果在手术期间发生此类事件，将降低手术人员实施手术时的注意力。如果出现意外的或者失控的低噪声，还能对复杂外科手术操作产生不利影响。特别是神经外科导航技术及腔镜技术在手术中应用及显微外科手术等要求外科医生保持高度注意力，对手术环境要求就更高了。

噪声对工作的影响还表现为它会使操作者精神涣散、思维不集中。医护人员作为复杂的脑力劳动者，需要在各项工作中高度集中注意力。如正确采集患者的重要信息，在安静的环境中认真仔细地思考和鉴别判断力，而噪声则是一种分散注意力的不良刺激。但是医护人员却没有对此引起足够的重视。

噪声不仅仅影响医护人员的工作状态和工作质量，也直接影响患者的休息，而且一些患者出现的精神方面的问题可能也与这些噪声密切有关。以往的研究还显示，噪声过大会减慢患者的恢复进度，影响患者的康复。

同时，由于噪声，医护人员之间或医护人员与患者之间的交流不能以正常的声音完成，不得不在交谈中使用更大的声音，甚至于提高嗓门。这样不仅会使得正常的交流变得困难或有障碍，而且也可能造成在交流中制造误会或者误解。从另一方面来说，这样大声说话的结果又增加了医院里的噪声强度，使原本的噪声变得更加严重。

医院本应是让患者休息静养的地方。但研究人员发现，从1960年开始，在世界范围内医院白天的平均声音强度从57 dB上升到了今天的72 dB，而晚上的声音强度则从原来的42 dB上升到了60 dB。所有的这些数据都远远超过了世界卫生组织在1995年制定的关于医院噪声的规定标准，世界卫生组织规定，在病房中的声音强度白天平均不高于35 dB，夜间不高于30 dB。

约翰斯·霍普金斯大学的科研人员在《美国声学学会杂志》期刊上报告说，他们重新分析了世界上20多家医院的旧数据，结果发现从1960年以来没有一家医院达到世界卫生组织的要求，即过去14年中一直被评为美国最优秀医院的约翰斯·霍普金斯医院的噪声比世界卫生组织的规定普遍高出了20 dB。有些地方的噪声甚至达到了70 dB。

另外，研究还发现，在不同医院测得的声音强度变化差异不大，由此可见，噪声危害问题在各个医院已经普遍存在。而且其程度也十分相似。

在有关噪声方面的研究中还发现，那些来自扬声器、电子设施、空调设备及医院中医护人员和来访者大声的说话声等产生的噪声，都会对人们的短时记忆产生影响。声学专家发现，医院噪声已经成为医院中的患者和医院工作人员的抱怨对象，但相关方面对这一问题的解决措施却并不是十分得力。据检查，医院的工作场所中，ICU、手术室、急诊室是噪声最强的地方。但是目前并没有很好的措施去预防或者改善。

磁污染已成为公认的继大气污染、水质污染、噪声污染之后的第四大污染。一家大型综合性医院汇集了大量电气结构精密、功

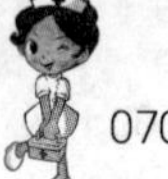

能复杂的医疗设备,这些医疗设备的工作状态正常与否与就诊患者的生命健康密切相关。长期处于这样的状态,可能会造成神经衰弱、烦躁、高血压等疾病。有些国家已经在这方面做了一些比较明确的规定,例如,日本禁止在医院内使用手机,因为人们发现手机电磁波影响医疗器械工作。

从电磁学的角度看,许多医疗设备既是电磁干扰的敏感受体,又是产生电磁干扰的主体。国际癌症研究中心提出,环境中的磁场强度超过 0.4 μT(微特斯拉)时,儿童白血病发病率明显升高。护理人员应对这方面的知识加以了解,并予以足够的认识和理解。

二、噪声、磁场危害的环节

研究人员发现,目前医院中的噪声问题主要来源于 4 个方面。即来源于医疗设备、信息设备的噪声,来源于医护人员的噪声,来源于患者、家属及同室病友的噪声,来源于手术室的噪声。

(一) 来源于医疗设备、信息设备的噪声

在医院各重症监护室这样特殊的环境内,各种机械声的刺激让人难以忍受,如监护仪、呼吸机、微量泵的报警声、气管吸痰声、除颤仪的声音、电话声及各种车辆车轴的滚动声、拖动桌椅的声音、电脑主机和打印机的声音、空调系统和层流净化设备发出的声音等。滴答滴答的报警声给患者以异常紧张的不良刺激,这些声音在短时间内重复出现,可致患者的心理忍受程度达到极限,有的甚至出现精神和行为的异常。患者的感官持续接受单一刺激,渐失时间概念,分不清白天和黑夜,无法准确估计时间,于是内心的恐惧与不安不断加深,最终感到忧虑和无助。

另外,这些刺激又导致感觉剥离和超负荷,由此产生许多心理和生理效应。生理效应可致血压升高,肌紧张加重,肾上腺素释放

增加。心理效应可有孤独感和绝望,情绪易变,幻觉,入睡困难,睡眠形态紊乱,昼夜睡眠节律倒转等。

对医护人员来说同样存在这样的问题,长期处于报警声不断的工作环境,人的大脑自然会处于一个极度疲乏与紧张的状态,工作效率与质量都会受到不同程度的负面影响。

(二) 来源于医护人员的噪声

工作人员大声交谈是噪声的主要来源,这种噪声对患者的干扰最大。因为这种声音是意外的、变化多样的、随时随地可以发生的。尤其是在ICU中,医护比例相对较高,医护人员、辅助诊疗科室人员、其他各类人员进进出出,嘈杂声连绵不断,工作节奏快,治疗复杂,又给患者以忙乱感,有时医护人员在病床旁讨论病情、教学查房、护理查房、进行各项治疗和护理时、交接班等,都会不同程度地制造出一些噪声。还有来自病房的关门声也是医院噪声来源中不可忽视的重要部分。

(三) 来源于患者、家属及同室病友的噪声

因病情和治疗的需要,家属不能随时陪护在病床旁边,只能在规定的有限的时间内对患者进行探视,在探视期间家属又比较集中,招呼声、交谈声、安抚声交杂在一起造成喧哗的环境,有时病房内甚至还夹杂着电视声、收音机声,这些因素混杂起来就制造了较强的噪声。

病房内还会因生活习惯不一而造成相对噪声。如有的患者喜欢早睡早起,有的患者喜欢晚睡晚起。另外,因病情各异,部分患者可能会因为疾病的痛苦或疼痛而呻吟或大声尖叫,这些均可造成噪声,影响周围的其他人群,对同室病友产生负面心理效应,长时间耳闻目睹这样的噪声,患者就如自身感受,导致精神负担加重。

（四）来源于手术室的噪声

手术室最嘈杂的时间是手术准备阶段，如医护人员频繁进出的吵闹声、器械的碰撞声等。手术中的连续噪声主要来自麻醉呼吸机（约 65 dB）、手术吸引器（73 dB）及麻醉排污系统（70 dB）。间断噪声来自电凝（65 dB）、麻醉报警（53～75 dB）及运用手术器械。患者呻吟、打鼾、哭叫及电话铃声也可达 60～70 dB，室内人员对话的噪声约为 60 dB。即使突然而意外的噪声仅高出背景噪声 30 dB，也能引起室内人员的惊愕反应，以致降低手术关键时刻的警觉性和注意力。如是难以预料和无法控制的噪声，即使是低水平的，也能对复杂手术工作效能产生不良影响。但室内强噪声最严重的影响是妨碍可靠的信息沟通。不必要的对话比其他噪声更能干扰工作效能，令人心神恍惚或导致掩蔽效应。

与护理人员有关的电磁场的主要来源于手术室中电动设备的广泛使用，使得护理人员经常暴露于电磁场中。电磁场暴露的健康损害目前没有明确的研究结果，但是护理人员应该尽量减少暴露于电磁场中。

（五）MRI 的相关危害

包括暴露于强磁场、噪声和超导磁场淬火引起的低氧。在 MRI 扫描时只要置身于控制室即可避免。强磁场可能引起铁磁性物质的抛射效应，虽然此时这些铁磁性物质不一定会被吸引至 MRI 扫描仪中，但是一些体内植入物可能因为移位或功能紊乱而发生致命危险，因此工作人员及患者都应该检查有无此种植入物。另外，强磁场可能引起呕吐和眩晕等暂时症状，但是没有累计效应。MRI 扫描仪产生的噪声超出劳动部门规定，会对患者与工作人员造成一定的影响。用于保持磁线圈超导状态的是液态氦，所谓“淬火”是指由于 MRI 系统故障或磁场突然关闭时出现的氦的快速气化，大量的氦气如果不迅速排出检查室，可能导致低氧环境的产生。

(六) 来源于电动设备的噪声

电动设备在各个医疗场所的广泛使用，使得护理人员经常暴露于电磁场中。电磁场暴露的健康损害目前没有明确的研究结果，但是暴露于电磁场的工作人员中，发生脑肿瘤、乳腺癌和白血病的危险性增加。

三、噪声、磁场危害的预防和应对措施

(一) 对噪声问题的教育和提高认识

思想上高度重视，确保行动上自觉控制，将有助于减少噪声。教育及培训护理人员了解和认识噪声对患者和工作人员的危害性。组织培训学习，将控制噪声列入日常工作中。建议护理人员说话声音低于 60 dB；两人说话时距离尽可能保持在 4 m 以内，呼唤他人电话时不要在远处大声呼喊，应尽可能走近呼唤。

(二) 医疗仪器、信息设备噪声

医护人员在使用各种仪器操作时动作轻柔，尽量减少碰撞声和摔打声。尽可能降低监护仪及报警器的音量，对于暂时不用的设备可以选择关机状态。尽量避免靠近患者头部的位置放置各类仪器设施。合理安排各项工作，了解患者的基本信息，掌握工作的节奏和秩序，尽可能地减少报警提示。还可采用一些辅助的低声技术，如在病区内的凳足上加橡皮，电话铃的声音、音量调至最低，对有轴承的设备要按时添加润滑剂，各类推车螺丝要拧紧，以保证推动时发出音量最低。设备保养和设计方面，定期检查和维修发出噪声的设备，放置橡皮缓冲器或橡皮垫来减少振动产生的噪声。呼吸机或监测仪的报警系统要分别设成

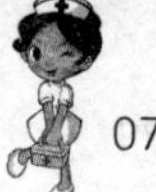

柔和的提醒声和较强的警报声。调节电话、传声器等院内通讯系统的音量,以减少干扰。隔音罩可减少计算机和打印机所发出噪声。医疗过程改进,在ICU中使用塑料器皿、托盘、用软纸包装的医疗器械。要特别注意在拿取便盆或处理污物时要减少噪声,理疗或支气管内吸痰等要尽量在不影响睡眠的时间内进行。ICU工作人员要正确认识到保证患者睡眠的重要性,它影响着危重患者的精力储备。

在购买新设备时,要把噪声的大小作为一个重要的指标。电话、呼叫器要调整到适当的音量,尽量避免使用针式打印机。在病房设计布置时,尽可能要进行消声和隔音处理,如在天花板、墙壁、门窗、地面等处加装吸引材料和进行隔音处理,易产生噪声的设备尽量放在远离病房的地方并做好隔音处理,以减少噪声对内对外的影响。于病房窗台、走廊、护士服务台放置盆栽,不仅可以美化环境还能起到吸收噪声的作用。

(三) 医护人员噪声

1. 做好对医护人员的管理

加强医护人员的教育,帮助其及时调整由压力和不良环境所致在沟通时的语音语调的高尖,让大家明白高频率的语音语调在交流中会制造噪声。要求医护人员做到五轻:说话轻,走路轻,移物轻,开、关门轻,操作轻。在工作环境内设置一些提醒医护人员降低噪声的文字或图片的温馨提示。医生与护士查房、访视时,尽量降低谈话声音,以患者或家属能听到为适宜。

2. 医护人员着装、行为要规范

在工作场所走动不穿响底的鞋子。走路时注意脚步抬起不拖鞋底。合理安排工作,尽量减少电话干扰。切勿在病区走廊或病室内大声谈论。切勿大声喊叫电话或传递信息。病史牌、药品、器械等轻拿轻放,减少响声和刺耳声的发出。轻轻推移病室车、治疗车等各种车辆。必要时在治疗车与静脉盘之间铺上纱布垫,减少器械的碰撞声。形成制度定期检查各类车辆是否配置齐全,是否方便使用,以及在使用中有无异常声音发出,或者有无过响声音发出。一旦发现及时报修处理。

3. 医疗护理操作安排合理

改变操作流程,避免影响患者的休息。各类护理操作尽量紧凑,减少额外的来回走动,以免制造出更多的声音。实施基础护理操作或其他治疗时也尽量减少声音的制造,以安静的环境保证安静地入睡。

4. 关心体贴患者,经常巡视病房

尽量在患者的视野中活动,加强沟通,减少呼叫系统的使用。更不能使用呼叫系统与患者交流或者作为信息交流途径。患者呼叫后及时应答,护士台铃响后在 10 s 内要尽可能消除,并尽快到患者床旁处理。同时要加强巡视,减少患者反复多次使用呼叫铃,或呼叫声持续的状况发生。更不允许且不能在护士台或走廊大声呼叫同事。同时,医护人员的移动电话、呼叫器应尽量调制振动或低音状态,以减少这些设备制造的额外声音。

(四) 患者及家属方面的噪声

(1) 在患者入院时,做好入院宣教。告知患者病房的作息时间,如起床时间、就寝时间等。以免在患者间因生活习惯不一而相互影响。

(2) 尽量根据患者疾病的轻重分类放置患者,以减少危重患者在实施抢救或治疗过程中对其他患者造成干扰。根据需要安排陪护人员,尽量劝阻家属勿在非探视时间进入医院内,必要时可取消陪护,以减少外来噪声。如因病情需要,患者家属可留下电话、

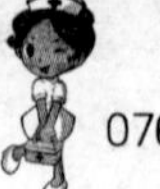

地址或在医院内规定区域集中等候，以减少不必要的陪护。同时，探视时间应做出相应的限制，并限制探视人数，要求减轻交谈声音。

(3) 设置专门的谈话室。

(五) 手术室的噪声

手术室减少噪声是现代医学的必需和必然。在无噪声或低噪声的环境中去完成手术，这对参加手术者都是极大的支持和鼓励，在心理上和情绪上也给予了较大的安慰。因此，减少手术室的噪声污染是医学外科领域的要求。

1. 手术室的布局

在手术室的建筑设计方面应考虑到降噪措施。对手术室内的地面、天花板及墙壁应该采用隔音材料，洗手间和手术间应有隔音装置。手术室必备的设备应合理放置。例如，中心负压吸引泵应该尽量安放在远离手术房间处，因为负压控制泵在工作时会产生强烈的声音，而且持续时间比较长，让人难以忍受。手术电话不应安放在手术房间里，应安放在手术室的走廊处或远离手术间的其他区域。手术室内的电话铃声音量应该适中，以能正常工作为度，不宜过响、过尖。手术室最好安装自动开关门，以减少进出过程中门的撞击声制造的噪声。工作区与办公区隔离，减少人员谈话、活动造成的噪声；工作区与消毒区隔离，减少清洗器械的噪声。

2. 手术室的设备

手术室使用的负压吸引器应只在需要时开启，不用时应尽量关闭。对心电监护仪、麻醉监测仪等各种监护设备的报警信号应调到合适位置，以不制造噪声、不影响或分散手术人员注意力的水平为最佳。对电刀、吸引器、空调机等要加强保养。

3. 手术室人员管理

加强宣传教育,提高医务人员对噪声危害的认识,提高自我防范意识。医护人员进入手术室应禁止将手机、呼叫机等通信设备带入手术区域,避免术间手机铃响制造的噪声影响手术。术中必要的语言交流要在近距离,不应远距离高喊。与手术无关的话题不要在手术室闲聊。

4. 术中音乐疗法

对于烦躁不安、痛苦呻吟的患者,及时采取相应的措施控制其症状使其安静,术前做好患者的心理护理,提高其应激能力。特别紧张的患者可让其在手术过程中听舒缓的轻音乐,使其在精神上放松,积极配合手术顺利开展。轻音乐对医护人员同样能起到积极作用,工作效率不仅不会下降,反而能得到一定程度的提高。

5. 手术室工作流程管理

手术室使用的各类车辆应定期维修和保养。在使用平推车运送患者进出手术房间时,应小心操作,不应随意或用力推动,以免撞击手术房间的门框或其他物品。如果是感应门,应待其开动后再推车,如果不是自动门的应先推开门,固定后再通过手术推车。在移动或搬运与地面直接接触的金属物品时,应尽量抬起或用其他物品辅助。如果只能采用拖移的方法,应在与地面直接接触的金属物品上,垫上或套上橡胶制品套垫,以减少摩擦中制造的噪声。在手术器械与金属器械盘接触时,不应随手抛放器械或用力放扔器械,要注意小心轻放,减少金属与硬物撞击所发出的噪声。

同时,在手术过程中,若手术器械较多时需准备两个器械台,以免器械之间发生碰撞。手术室应使用塑料器皿和托盘。可使用软布等材料包裹外科器械,以减少噪声。手术器械在使用或传递过程中要拿稳、放稳,避免器械坠落地面发出声响。定期预约生物

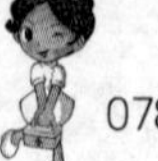

医学工程师对发出刺耳声响或噪声的仪器设备、设施进行定期性检视及维修。

6. 其他

MRI操作相关的患者和工作人员应该带耳塞进行操作。手术室的护理人员应该尽量减少暴露于电磁场中。

(六) 了解噪声性耳聋的临床表现和治疗原则

噪声性耳聋主要症状为进行性听力减退及耳鸣。早期听力的丧失以4 000 Hz最容易发生,患者以无法听到轻柔高频率的声音为主,仅在听力计检查中发现异常,以后听力损害逐渐向高低频发展,直到普遍下降,此时才发现听力障碍。如继续噪声暴露,严重者可发生全聋。耳鸣与耳聋可同时发生,亦可单独发生,常为高音性耳鸣日夜烦扰不宁。全身反应表现为头痛、头昏、失眠、乏力、记忆力减退、反应迟钝、心情抑郁、心悸、血压升高、恶心、食欲减退、消化不良等。听力损伤治疗原则如下。

1. 听力损伤及噪声聋者的处理

应加强个人听力防护,控制噪声源。其他症状者可进行对症治疗。听力损伤者听力下降56 dB以上,应佩戴助听器。

2. 其他处理

对轻度听力损伤者,应加强防护措施,一般不需要调离噪声作业环境,定期对噪声作业人员进行噪声健康评估,定期检测听力,及早做好耳部保护,经常采用的防护工具有耳塞、耳罩、护耳器等;对中度听力损伤者,可考虑安排对听力要求不高的工作;对重度听力损伤及噪声聋者,应调离噪声环境。

赵慧华　黄慧群

第一版:赵慧华

第四节　电 灼 伤

一、概述

随着科技的不断进步与发展,医疗设备呈现趋于数字化、智能化和高精密化的发展趋势,临床上使用电子医疗设备越来越多。使用时一旦没做到正确操作和安全防护,对操作者和患者造成的后果将不堪设想。其中之一即为电损伤。常见危险因素有电子医疗设备的漏电、高频电刀的不规范使用等。因此,每个医护人员需明白与电器设备相关的危险,认识引起电相关损伤的原因,并采取相应的预防和应对措施保障安全。护理人员常用的电器有高频电刀、监护仪、电子气压止血带、显微镜、腔镜系统、电子输液泵、静脉推注泵等。

临床上很多部门如手术室、监护室内往往一个患者同时使用多个电子仪器设备,如果设备出现绝缘老化、电阻降低、漏电量加大或接地不良、电线老化、配电系统不按规定安装,或者工作人员安全用电意识不强等都有发生电击事故的可能。

高频电刀是一种取代手术刀进行组织切割的电外科设备,具有输出功率的自动调节,具有切缘整齐、切割快,电凝止血彻底、止血效果好,节省手术时间及能阻断肿瘤血行转移、创伤程度小、安全可靠等优点。其工作原理是利用 300～500 Hz 高频电流释放的热能和放电对组织进行切割、止血。电流在电刀的刀尖形成高温、热能和放电,使接触的组织快速脱水、分解、蒸发、血液凝固,实现分解组织和凝血作用,达到切割、止血的目的。广泛应用于外科手

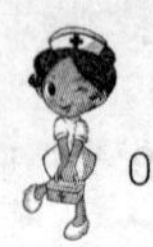

术、皮肤科，可按其功能用于不同组织的切割(安装心脏起搏器的患者谨慎使用高频单极电刀)。但是如果高频电刀在使用过程中操作不当，会对人体产生电灼伤的严重后果，包括术者灼伤、患者灼伤，还会引起医疗纠纷。

二、电相关损伤

医疗环境内引起的电相关损伤常分为两种：一种是直接与电接触后引起的电接触烧伤(又称为电击伤)，是电流通过人体，电在人体内转变为热能所造成的组织损伤，如医用电器的漏电、未正确使用高频电刀使操作者触电而引起的损伤；另一种是未正确使用医疗设备，因局部电阻增大，产生高温而引起的皮肤灼伤，如使用高频电刀时未正确使用阴极板而造成阴极板的灼伤，其性质和热力烧伤相似。

(一) 影响严重程度的因素

造成的人体损伤受电流强度、电压高低、电流性质、人体电阻与电源接触面积的大小、电流通过身体的途径、与电源接触的时间、触电部位的容量(电流密度)等因素影响。

1. 电流性质

一般情况下交流电比直流电危险，低频电流比高频电流危险。

2. 电流强度

电流通过人体转变为热能，而电热能与电流强度成正比，通过人体的电流强度越大，对人体的损伤越严重。

3. 电压高低

一般＜1 000 V的电流称低压电，＞1 000 V的电流称高压电，而日常的医院设备用电均为220 V，引起的电击伤为低压电烧伤，烧伤严重性要比高压电烧伤轻。

4. 人体电阻与接触面积

人体接触电阻越大，通入人体内电流越小，造成全身损害越轻，而局部烧伤则较严重，一般肌肉、神经、血管损伤要比肌腱、脂肪、骨骼严重。

5. 电流通过身体的途径

电流从头部进入，足部放电时，对人体造成的损伤最严重。

6. 与电源接触的时间

接触电流时间越长则引起的损伤最严重。

7. 触电部位的容量(电流密度)

同样量的电流通过肢体的横截面积越小，则电流密度越大，产热也越大，对组织造成的损伤越严重。

(二) 损伤机制

电流接触和通过人体组织所造成的损伤机制可分为热效应、电生理效应和电化学效应。热效应是电流通过人体时，在不同电阻的组织会发生电能转换成热能的效应。电生理效应是在足够强的电场中，带电荷的细胞膜发生除极，进而发生钾离子、钠离子和钙离子等通道的形态学和功能的改变，造成细胞内外离子交流的紊乱，细胞的结构和功能受损。可发生心律失常、传导阻滞、房颤、骨骼肌强直性痉挛等。电化学效应是电流通过人体时，可在电流的出入口发生电解作用，使细胞凝固和破裂，引起局部和全身损伤。

(三) 临床表现

1. 全身表现

当神经系统在触电的一刹受到强烈刺激，轻者可表现为面色苍白、尖叫、恐慌、四肢软弱、全身乏力或短暂的意识丧失，严重者可发生电休克，如抽搐、意识不清、呼吸急促、血压升高等，甚至呼

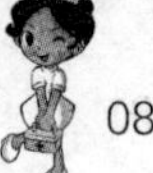

吸暂停。

2. 局部表现

(1) 创面深度的判断：一般采用三度四分法，即Ⅰ度、浅Ⅱ度、深Ⅱ度和Ⅲ度。

1) Ⅰ度：表现为皮肤发红，无水疱，局部有轻度的肿胀和疼痛。

2) 浅Ⅱ度：有水疱形成，水疱破裂后基底呈浅红色，上面有均匀鲜红色斑点，渗出多，疼痛剧烈，感觉过敏，皮温增高，局部水肿明显。

3) 深Ⅱ度：有时可见小水疱，组织坏死较多，移去分离的表皮，可见基底微湿，较苍白，质地较韧，感觉迟钝，局部水肿明显，有时可见粟粒状红色小点，皮内有网状血管栓塞。

4) Ⅲ度：局部颜色呈苍白、棕褐色或焦炭色。表面干燥，发凉，无水疱，硬如皮革，知觉丧失，可见树枝状静脉栓塞。较大的Ⅲ度创面需手术植皮方可愈合。

(2) 电接触伤创面的特点：电流通过人体，产生大量的内部热损伤，除了皮肤坏死外，可引起肌肉大片凝固坏死。电流入口中心呈炭化，形成一个口小底大的凹陷创面。坏死肌肉的色泽呈淡白或暗红色，并水肿软化。肌肉坏死的范围和分界面很不整齐，呈"夹心坏死"。低电压烧伤创面仅限触电部位，深度大部分较浅，为Ⅱ度。一般不损伤内脏，个别有肌腱、血管、神经损伤。

(3) 术者方面的表现：术者的灼伤部位常常以手部为主，感觉强电流通过手心，瞬间麻木的感觉呈点状。临床表现为点状黑斑，偶有皮肤红、肿、小水疱。

(4) 患者方面表现：切口周围皮肤灼伤以术野周围多见，深浅度从Ⅰ～Ⅲ度均可发生。临床表现为红、肿、水疱，甚至局部皮肤坏死。患者接触导电体部位多见于四肢，偶见于身体侧面部分，如胸、腰侧。临床表现为红、肿、水疱。电极板粘贴处灼伤主要分布在电极板处或其周围灼伤在 1 cm×1 cm 以上，深度达Ⅱ～Ⅲ度。需要区分的是，有些患者对一次性电极片黏胶过敏。其临床表现主要为负极板粘贴部位皮肤发红、皮温升高，粘贴电极板肢体散在红斑，无痛、无痒。虽然此类个体在临床上极为少见，但是需要与局部电灼伤加以区别。

（四）预后

1. Ⅰ度创面

3～5 d 愈合，表皮脱落，不留瘢痕，露出红嫩光滑的新生表皮。

2. 浅Ⅱ度创面

可由表皮基底细胞层活真皮乳头层中的上皮组织增殖而愈合，如果无感染发生，一般 10～14 d 愈合，无瘢痕，可有色素的改变。

3. 深Ⅱ度创面

通常 3～4 周愈合，愈合过程中有肉芽组织的形成，愈合后遗留增生性瘢痕。如有严重感染，可转变为全层皮肤坏死，需植皮才能修复。

4. Ⅲ度创面

小面积的Ⅲ度创面需基底形成肉芽组织，焦痂分离脱落，依靠创面边缘表皮细胞增殖迁移和肉芽组织中肌成纤维细胞收缩，使创面缩小而愈合，愈合时间可达数月，遗留增生性瘢痕。较大Ⅲ度创面须进行植皮手术方可愈合。

（五）应急和治疗措施

1. 急救措施

（1）电接触伤者，立即切断电源，用绝缘的物体将电源挑开。

（2）保持伤口清洁，剪开去除受伤者的衣裤等，肢体受伤时可用清洁冷水冲洗，然后用清洁布片或消毒纱布覆盖或包裹，防止伤口被污染。

(3) 如有心跳、呼吸骤停者，立即实施心肺脑复苏。

2. 治疗

(1) 清创：可用生理盐水或0.05%洗必泰溶液清洗，去除脱落的表皮。其目的是去除坏死组织，有利于创面的生长。一般浅Ⅱ度创面，应尽可能保留未分离的表皮，具有减少创面渗出，减轻疼痛，防止上皮细胞干燥坏死的作用。小的水疱无须处理，大的水疱可在水疱低位处剪破引流，保留疱皮。深Ⅱ度创面上残留的表皮尽可能去除。

(2) 创面处理方法

1) Ⅰ度创面：仅表现局部红肿，无须特殊治疗，防止摩擦，2～3 d症状可消失，3～5 d可愈合。

2) 浅Ⅱ度创面：防止和减轻感染，保存残留的上皮组织。使用生理盐水或0.05%洗必泰溶液清创后，用纱布或油纱布混合1%磺胺嘧啶银霜覆盖包扎。一般2 d换药一次，一旦有渗出及时更换敷料。无感染的情况下亦可使用水胶体敷料外敷，使用过程中加强观察，一旦发生感染症状则停用。

3) 深Ⅱ度创面：尽早去除坏死组织，促进肉芽组织生长。使用生理盐水或0.05%洗必泰溶液清创后，用纱布或油纱布混合1%磺胺嘧啶银霜覆盖包扎，根据创面培养的结果，使用一些抗生素软膏。一般2 d换药一次，一旦有渗出及时更换敷料，如有感染，增加换药次数。

4) Ⅲ度创面：尽早去除坏死组织和覆盖创面，使创面永久性闭合。保持局部干燥，小面积创面可通过换药的方法去除坏死组织，面积大时需手术切除坏死组织，并进行自体皮移植术。必要时口服、静滴抗生素，控制感染。

三、医疗环境中引起电相关损伤的危险因素

医院环境中所发生电相关损失的原因主要有医疗电器的故障和有些医疗电子器械在使用中操作不规范或发生意外。

(一) 医疗电器设备的故障

主要危险因素有医用电子仪器设备本身存在质量问题。

仪器设备发生故障、劣化。仪器设计不完善。未安全安装、安全装置失灵或不完备。

(二) 医疗电器设备的操作不规范

医护人员违反操作规程或未参照安全流程实施操作。人为因素而造成电击人体伤亡等事故。有一些医疗器械在操作中会发生电击伤，未予以专门培训，未引起足够重视。如高频电刀等。高频电刀发生电相关性损伤的原因分析如下。

极板引起电相关损伤的原因：① 电刀负极板放置位置不合适，如置于骨性隆起、瘢痕、脂肪组织等高阻抗部位；② 反复使用的一次性极板或干性导电胶的负极板，黏性差、负极板部分脱落或移位导致接触面积不够、电流分散不足、与皮肤接触部位输出功率太大等；③ 负极板不清洁，粘有毛发、皮屑、油脂等，造成接触面积减少；④ 患者皮肤上毛发过多；⑤ 随着手术时间的延长，金属极板与皮肤间的盐水湿纱布变干，负极板与皮肤间电阻增加。高频电流电流密度由于负极板粘贴有效面积的减少而升高、产生密集热从而引起灼伤(图 3－1)。

非极板引起电相关性损伤的原因：电刀手柄开关失控或术者无意触碰致电刀工作。此类意外主要是电刀手柄开关失控或脚踏开关失灵，在未实施启用时，电刀一直处于工作状态。此时，如果

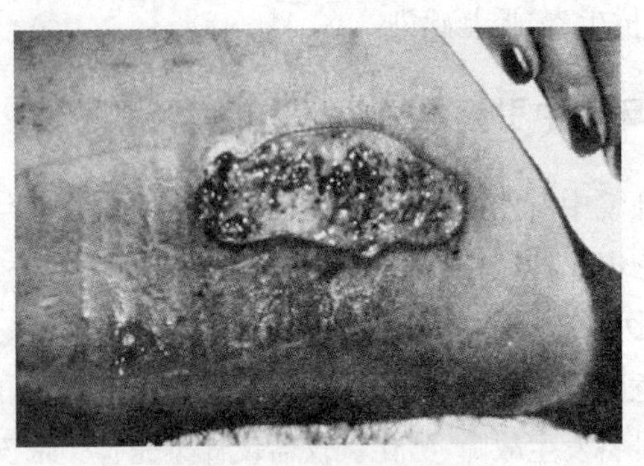

图3-1 负极板处灼伤

电刀笔接触人体组织，会造成局部灼伤。另一种是术者或洗手护士无意触碰手柄开关致电刀启动，接触人体组织致灼伤。

手术期间，患者与导电物体相接触，则在患者与物体之间的接触点上就会产生高频电流并引起热坏死，如手术床、头架、托盘、输液架。另外，浸湿的布类也是导电物体。还有当手术者手套有孔时，穿孔部位也可能被灼伤。患者骨骼突起部位易使柔软手术台衬垫下凹而靠近金属手术台，如衬垫过薄，则患者与金属台之间形成高频电流流动，这些突起部位的面积较小，高频电流密度较大而产生灼伤。患者佩戴的手表、金属手链、项链、耳环或有植入金属物如金属假体等，这些金属物质就犹如一个"发射天线"，高频电磁场可在这些金属中形成高频涡流电流和向外发射高频能量，从而使局部温度升高，甚至灼伤。

随着微创外科的迅速发展，内镜下电刀使用极为普遍，单极电灼常采用全浮式单极电刀尖（或电灼头），通过内镜的治疗通道直接到达病灶部位或手术部位，电灼头（电刀头）在内镜段有绝缘保护。由于内镜其特殊功能要求，如弯曲角度大、转向、抽吸、冲洗等治疗通道大多为耐高温的PVC管。因此，如使用不当也会灼伤病

人消化道或内腔组织

电刀使用中遇易燃液体或气体：高频电刀在开启并使用时会形成电弧，电弧若遇到易燃物时可引起燃烧甚至爆炸，所以有必要尽量避免在有挥发性、易燃易爆气体的环境中使用。如麻醉师在进行气管插管前，需要避免长时间通过加压面罩给氧，因为胃内一旦蓄积有大量氧气，则在做胃肠道手术时，一旦发生燃烧，即可引起爆炸。手术部位采用乙醇进行消毒后着火概率较碘酊高，且功率大于 50 W 时较功率小于 40 W 时着火的危险性更高。若消毒液用量过大至浸湿铺巾等，或手术野消毒液未挥发干净存在过多残余，此时启动电刀时电弧遇到消毒液挥发，即可引起燃烧，引起患者皮肤灼伤，更为严重时还可能引发火灾，并且由于乙醇燃烧时产生的火焰呈淡蓝色，在无影灯下火焰的光热形态容易被掩盖，不易看到，如不能及时发现，后果不堪设想。

四、预防措施

预防医院环境内的电相关损伤，首先，要安全规范地安装各类电子医疗设备，确保各类电子医疗设备接地准确。其次，加强护士的培训，安全正确使用。第三，定期检查医院医疗设备的接地情况，以确保工作人员和患者的安全。

高频电刀使用时，为有效防止灼伤，可注意以下几方面。

1. 放置患者前

患者的皮肤保持干燥，并使用不导电、干净整洁的床单，头发全部塞入手术帽内。

2. 预防高频辐射

患者携带或肢体接触金属物体，可产生严重的高频辐射现象灼伤患者及医务人员。所以对体内带有金属物或易导电的物质，如心脏起搏器患者不能使用电刀。对实施手术的患者应去除佩戴的手表、金属手链、项链、耳环等金属饰品。这些首饰犹如一个"发射天线",均可在接触部位产生漏电流而灼伤,同样,患者的手术台面应无金属物体,即患者应处于全悬浮状态。医务人员须穿厚实绝缘的鞋子,戴绝缘手套操作电刀,避免发生旁路电灼伤。

3. 内镜下电刀使用时注意

当电刀器械处于内镜管内,严禁激活高频电刀,否则输出电流或射频导致治疗通道熔化,引发电子内镜进液而损坏微型图像传感器。② 使用时,内镜和电刀均常采用带接地的电流线,否则高频电刀输出时可能冲击损坏电子镜摄像系统,造成微型图像传感器短路发热灼伤患者消化道或内腔组织。在治疗或手术前对高频电刀的电灼头进行漏电测试,并对内镜进行接地线测试。

4. 术中暂时不用主电极时

要将主电极固定于安全位置,避免主电极通过布单对患者身体某部位放电致局部灼伤。术中电刀不用时要安置妥当,一般应放在电刀保护套内,避免手术医生不注意误按开关,而电刀头正好一处在某一角度造成对患者的局部电灼伤。

5. 高频电刀通电后

在与易燃物品接触时,容易起火,因此在碰到易燃物品时要格外注意,如在手术中用的麻醉剂、在皮肤消毒时用的酒精等,同时消毒液不能过多过湿,尽量避免使用酒精;如确需使用酒精时,在消毒后应稍停留 2~3 min 后,待其挥发后方可启动电刀。

6. 负极板粘贴时注意事项

硬极板比软极板安全性差,使用中应注意观察。输出功率高达 100~700 W 时,会发生烫伤或干扰其他电子设备。

7. 负极板面积

要求大于 100 cm^2。一般儿童极板的有效导电面积是65 cm^2，成人极板的有效导电面积是 129 cm^2，一旦负极板接触皮肤面积减少，电阻增大至不安全水平时，机器即自动报警并停止输出。负极板接触皮肤面积为 50 cm^2 时，负极板温度约 36℃；接触皮肤面积下降到 25 cm^2 时，温度上升到 38℃；接触皮肤面积下降到 13 cm^2 时，温度上升到 40℃；极板温度超过皮温 6℃，可发生灼伤。

8. 负极板安放部位的选择

① 不合适的部位：骨性隆起、瘢痕、皮肤皱褶、脂肪组织或脂肪较厚、表皮、承受重量部位、液体可能积聚的部位；金属移植物或起搏器附近。② 合适的部位：易于观察的部位、平坦肌肉区、血管丰富区、剔除毛发的皮肤、清洁干燥的皮肤；负极板距离 ECG 电极 15 cm 以上；尽量接近手术切口部位(但不小于 15 cm)减小电流环路，但应首先考虑选择理想的粘贴部位；尽量避免电流环路中通过金属移植物、起搏器、心电图电极、心脏；电极板的长边与高频电流来向垂直(或选用无边缘效应的负极板)。③ 婴幼儿负极板部位：选择大腿、背部、腹部等平坦肌肉区；体重在 2.7～13.6 kg 的小儿，应该选择婴幼儿负极板；体重在 0.45～2.7 kg 的小儿，应该选择婴幼儿负极板。

9. 一次性负极板使用注意事项

① 应保持平整，禁止切割和折叠，防止局部电流过高或漏电。② 一次性使用，禁止重复使用：因为使用之后，负极板表面的导电胶黏附了皮屑、毛发后，其理化性能发生变化、导电不良、安全性能降低，患者发生灼伤的可能性增加。同时使用后的负极板可能携带有细菌、HIV、HBV 等微生物或皮肤病患者的皮屑，同一块电极板在不同患者之间反复使用可能发生交叉感染。

10. 选择高质量的双极高频电刀

因为双极高频电刀通常是采用镊子或剥离钩，高频电流就在两极之间作用，电极尺寸和组织结构特性不同就要求设备做自动调节，通常双极的极尖放电，而其余部分全部绝缘，如果绝缘层脱落或绝缘性下降，易造成患者的电极伤，同时也会造成医务人员灼伤，双极电刀的漏电回路由机器自动接地，放电回路不经过患者，所以相对安全，但其适用范围就较少。双极高频电刀不用负极板。

11. 防止操作者的不良习惯引起患者或自身的灼伤

电刀头部有血痂等污物时，护理人员要立即消除，以保持传导功能良好。不要随便加大功率，以免对患者造成灼伤。在凝血过程中，有些医生喜欢一只手拿止血钳，另一只手拿电刀头，碰击钳子。这样的操作会达到电凝的过程，但也容易造成刀头与止血钳打火烧伤患者和医护人员，火花会熔化医用手套而灼伤医生。

凡在更换使用新高频电刀的型号及使用不同厂家的产品时，必须及时组织全科护理人员学习并按说明书上的使用要点详细地告诉手术医生，使上台的手术医生做到心中有数，在操作前先做模拟操作，以便观察电刀的性能。

使用生理盐水等液体冲洗腹腔或伤口时，应注意防止弄湿患者身上的敷料和铺巾，构成可导电的因素。使用设备后及时保养设备，在各个组件连接好了之后，必须检查是否插牢，不能先开电源开关，必须把板线和电源线接好之后才能开。手术后，必须把仪器(主要是电凝的功率)的指示数恢复为零，把电源开关关闭后，才能拔电源线，最后把各个组件整理好，把设备清洁干净。

【案例分享】

案例一：操作不当

手术名称：腹腔镜下胃部分切除术。

手术时间：3 h。

不良事件：手术中巡回护士示指电击伤。

案例回顾：手术正常进行，医生使用电钩进行游离组织时发现无输出，巡回护士采取重新拔插“电极转接头”(图3－2)后，重新连接“单极电凝线”。当巡回护士捏“单极电凝线”金属部分插头时，医生踩脚踏激活单极凝血模式，巡回护士示指直接被电击伤(图3－3)。

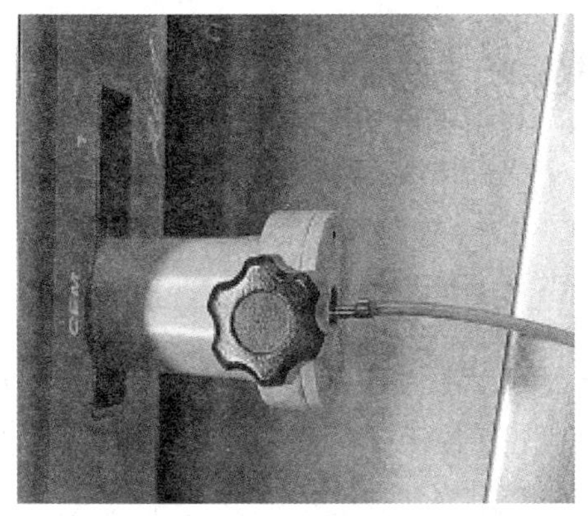

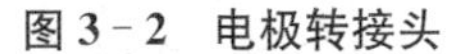

图3－2　电极转接头

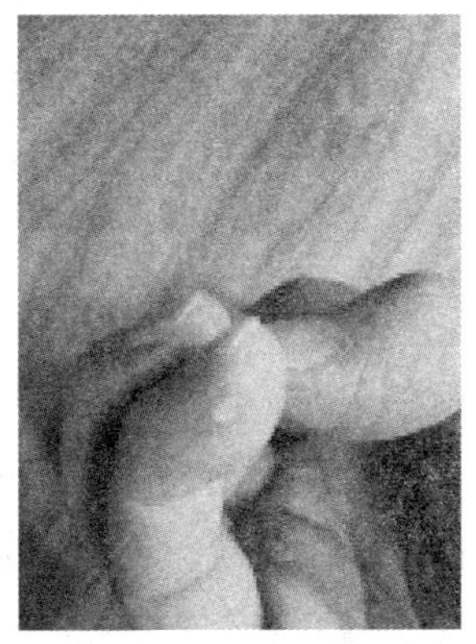

图3－3　示指电击伤

案例二：腹腔镜手术器械损坏，非手术脏器损伤

手术名称：腹腔镜胆囊切除术。

手术时间：1 h。

不良事件：非手术脏器损伤。

案例回顾：手术正常进行，手术结束行腹腔探查时发现右半结肠有点状疑似电灼伤。经外科科主任判断确定为“手术使用电钩绝缘层损坏”造成电灼伤(图 3－4)。

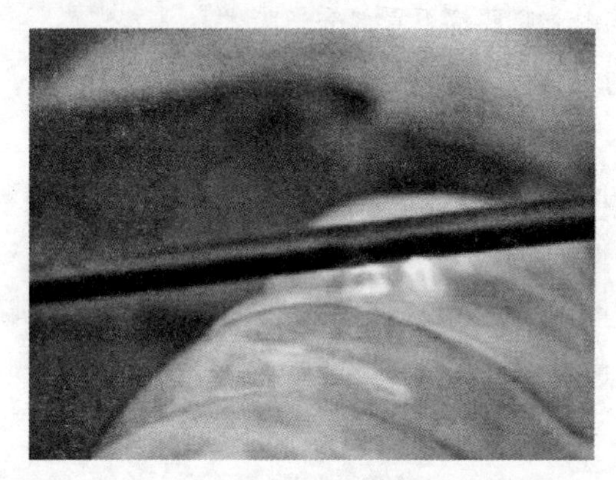

图 3－4 “手术使用电钩绝缘层损坏”造成电灼伤

案例三：术后揭除负极板时，皮肤损伤

手术名称：胫骨骨折内固定术。

手术时间：3 h。

患者年龄：68 岁。

皮肤状况：欠佳。

案例回顾：手术正常进行，负极板错误置于背部。术后揭除负极板时，未双手配合，轻按皮肤缓慢揭除。而是采用单手快速揭除负极板，发现患者少部分皮肤损伤、破裂，负极板上残留部分损伤皮肤。

医疗环境中电子设备安全问题复杂多样，电相关性损失现象时有发生。只要我们医护人员、技术人员提高安全意识，增强责任心，就可以很好地克服它的不足，发挥其优势。

张　寅　王　维　龚茹洁

第一版：赵慧华

参考文献

[1] 邸红军，施月仙，臧红新，等.医务人员针刺伤预防策略的最佳证据总结[J].中华护理杂志，2017，52(1)：93-97.

[2] 贺海燕，李映兰，李丽，等.医务人员针刺伤的危害、预防与管理[J].中国感染控制杂志，2017，16(6)：582-584.

[3] 黄惠玲，高晓东，刘诗勤，等.全球医护人员针刺伤的疾病经济负担文献研究[J].中国感染控制杂志，2017，16(7)：610-614.

[4] 马娟妹，杨明峰，马燮峰，等.医院针刺伤的分布特点及防护对策[J].护理与康复，2017，16(6)：630-631.

[5] 畅立宏，赵仙山，尚郭丽，等.医务人员职业暴露调查分析[J].中华医院感染学杂志，2017，27(17)：4074-4076.

[6] 张志刚，魏秋霞，刘启玲，等.医务人员职业暴露监测与危险因素分析[J].实用预防医学，2017，24(9)：1105-1107.

[7] 张亚英，姜亦虹，钱静，等.医务人员职业暴露现状调查及对策[J].中国感染控制杂志，2017，16(7)：658-661.

[8] 李岩，李彦，陈同利，等.医务人员锐器伤发生情况调查与防护对策[J].实用医药杂志，2017，34(8)：731-733.

[9] 封秀琴，方萍萍，张波，等.我国三级甲等医院急诊医务人员锐器伤发生现状与对策分析[J].中华医院感染学杂志，2017，27(14)：3335-3337.

[10] 张梦华，刘盛楠，沈燕.医务人员血源性职业暴露现状分析及防控[J].中华医院感染学杂志，2017，27(18)：4294-4297.

[11] 李建维，马红丽，邵英，等.109 例 HIV 职业暴露者的情况分析[J].中国艾滋病性病，2015，4：287-289.

[12] 闵锐.医源性电离辐射损伤及其生物医学防护[J].辐射防护通讯，2013，33(3)：8-15.

[13] 李国欣.医院噪声来源与控制方法[J].中国医院建筑与装备，2015，(4)：88-90.

[14] 宋军芬，谯凤英.噪音性听力损失分析及防范措施探究[J].继续医学教育，2016，30(2)：100-102.

[15] 韩兵.有关噪声职业病的危害与其防范措施研究[J].中国卫生产业，2014，11(32)：50-51.

[16] 张国华，刘维，郭应祖.关于噪声引起的职业病的危害分析及预防探讨[J].临床医药文献电子杂志，2017，4(16)：3166.

[17] 郭宏洁.ICU 环境噪音对工作人员的不利影响及对策[J].继续医学教

育，2014，28(10)：109－111.
[18] 张艳艳，孙振霞.手术室护士对噪音危害的防护措施[J].中国实用医药，2013，8(23)：227－228.
[19] 谢田珍.手术室噪音污染及预防研究现状[J].临床心身疾病杂志，2014，(s1)：144.
[20] 念金霞，叶培英，陈喜萍，等.佩戴金属手镯患者预防高频电刀灼伤的措施及护理[J].福建医药杂志，2015，37(6)：160－161.
[21] 姚素贞.高频电刀的使用及规范[J].临床合理用药杂志，2012，05(14)：107－108.
[22] 陈婉琼，丘仕珍，黄少英，等.高频电刀在使用中的不安全因素分析及预防[J].实用中西医结合临床，2017，17(3)：143－145.
[23] 范晓勇，杨春兰.高频电刀非手术区皮肤灼伤的原因分析及防范对策[J].河南外科学杂志，2017，23(5)：113－114.
[24] Dodde R E, Gee J S, Geiger J D, et al. Monopolar electrosurgical thermal management for minimizing tissue damage [J]. IEEE Transactions on Biomedical Engineering, 2012, 59(1): 167－173.
[25] 杨立影.高频电刀在外科手术中的应用[J].中国医药指南，2015(26)：289.

第四章
化学性危害与防护

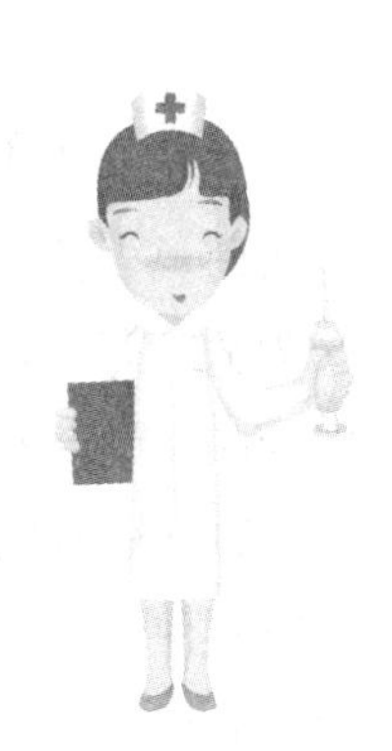

第一节　药物——细胞毒性药物、抗菌药物

一、有危害药物的种类

细胞毒性药物(抗肿瘤药物)的主要不良反应有骨髓抑制反应、胃肠道反应、神经毒性反应、肾毒性反应、心脏毒性反应、肺毒性反应、致癌性、致突变性、生殖毒性、肝毒性反应及药物过敏反应,对正常人体产生伤害。由于此类药物在本身特性、人体危害性、职业防护等方面有别于其他药物,因此,对于细胞毒性药物的配置操作须作严格的规定。静脉用药调配中心(PIVAS)的规范操作,可以减轻细胞毒性药物对人体的危害。直接与细胞毒性药物接触的静脉用药调配中心的医护人员应当做好职业防护,减轻药物危害。

(一) 细胞毒性药物

随着肿瘤发病率的逐年上升,越来越多的细胞毒性药物应用于临床治疗。细胞毒性药物多为抗肿瘤药物或化学放射治疗药物,具有干扰机体 DNA、蛋白质和 RNA 的生物合成,影响染色体

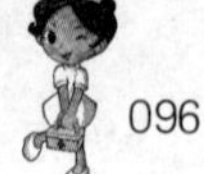

结构与功能等作用。美国医疗机构药师协会(ASHP)在其临床实践指南——关于处理细胞毒药物的报告中,将细胞毒药物重新定义为危险药品,并认为危险药品是指能产生职业暴露危险或危害的药品,除肿瘤化疗药品外还包括一些杀细胞剂,即指具有遗传性、致癌性、致畸或生育损害作用,在低剂量下就可产生严重的器官或其他方面毒性的药品。危险药品如果处理不当,其悬浮颗粒或液滴通过呼吸、皮肤接触甚至随食物进入人体,对操作者可能造成较大危害。

细胞毒性药物职业暴露的风险包括:① 急性毒性反应,多发生于增殖迅速的骨髓、消化道与毛囊等组织中;② 慢性毒性作用,如可使体细胞染色体异常及损伤生殖细胞;③ 可能诱发癌症,抗肿瘤药物的职业危害程度与药物的类别、暴露时间和接触剂量有关。

美国国立职业安全与健康研究所提出警示的易造成严重职业危害的57种细胞毒药物中,34种为抗肿瘤药物,比例近60%。这些抗肿瘤药物可通过吸入或皮肤接触等方式造成生殖系统、泌尿系统、肝肾系统的毒害,还有致畸或损害生育功能。有调查显示对于长期接触细胞毒药物的护士或其他医学工作者可出现白细胞减少、脱发、月经异常等毒性反应,且毒性反应与接触时间的长短成正相关关系。

黄育文等通过检测 PIVAS 作业环境中氟尿嘧啶的污染情况,发现工作时生物安全柜附近空气中能检测出较高浓度的氟尿嘧啶,工作半小时后氟尿嘧啶在洁净区的浓度高于工作结束后 1 h 和 2 h 及其他区域的浓度,工作结束后 4 h 内,传递窗和包装区的空气中仍旧可以检测到氟尿嘧啶。

澳大利亚卫生部门通过特殊显影实验已经证实:化疗药物配

制等过程中，由于粉针剂瓶内的压力，在拔针的瞬间可出现肉眼看不见的药物气雾逸出，形成含有毒性微粒的气雾。若护士等操作人员不注意自身防护，毒性微粒可通过皮肤或呼吸道进入人体。对于长期小剂量接触的人员，由于药物的蓄积，对其机体的正常细胞，尤其是对增殖旺盛的上皮细胞、骨髓细胞、消化道上皮细胞、生殖细胞的损害尤为严重，甚至可能是患癌症、流产和畸胎。

静脉药物配制医护人员每天长时间在密闭的环境中进行抗肿瘤药物配制，频繁的暴露在细胞毒性药物中。最大的潜在危险是对细胞毒性药物的职业暴露。

李静调查了其本院62名护士对化疗药物暴露的认知情况，调查结果显示，90.3％调查对象能明确说出化疗药物的危害性，80.6％能明确指出化疗药物的危害途径，但只有一半比例的护士能够采取相应的自我防护措施。这说明在调查的群体中，大部分护士对于化疗药物的危害性认识不足，缺乏自我保护意识，也没有积极采取相应的防护措施。

如何在满足临床需求的同时，寻求对策，最大限度地降低危险药物暴露危害是一个迫切需要解决的问题。

（二）抗菌药物

抗菌药物被临床广泛使用，在PIVAS配制工作中也占很大的比例。工作人员在配制抗菌药物输液时，同样会出现气溶胶或者气雾，如果防护不当会导致一些危害的产生。包括以下几点。

1. 过敏反应

如医护人员对青霉素高度敏感，在配制过程中，小剂量的药液形成气溶胶或液滴通过皮肤或呼吸道进入人体，发生过敏反应，轻者表现为荨麻疹、发热、关节肿痛等，严重时刻出现过敏性休克，甚至危及生命。

2. 毒性反应

由抗菌药物过度使用所产生的毒副作用的严重程度已经超出我们的想象，在我国 5 000 万残疾人中，1/3 为听力残疾，其致聋原因中，60%～80%属氨基糖苷类抗菌药物的使用不当。

3. 耐药菌株的产生

由于长期小剂量地接触某种抗菌药物，抗菌药物浓度低于有效抑菌或杀菌浓度，使细菌耐药性不断增强，会导致体内条件致病菌易产生耐药性。而且容易使很多细菌由单一耐药发展到多重耐药。

4. 菌群失调

正常人体内寄生着大量菌群，是人们正常生命活动中的有益菌群。如人们的口腔内、肠道内、生殖道内、皮肤上等处，都含有一定量的有益菌群，他们参与人体的正常代谢。在人体中，只要这些有益菌群存在，其他对人体有害的菌群就不易入侵。如果长期与低剂量的抗菌药物残留接触，就会抑制或杀灭敏感菌，耐药菌或条件性致病菌借此机会大量繁殖，微生物平衡遭到破坏。如长期接触四环素类药物易引起的二重感染。

5. 浪费大量医药资源

抗菌药物的过度使用，不仅使不良反应增多，细菌产生耐药性，降低了抗菌药物的疗效，而且还浪费了大量的医药资源。许多抗菌药物价格昂贵，如果患者根本就没有适应证的情况下使用，就会给患者带来不必要的经济负担，身体伤害，并给国家的医药卫生资源造成极大的浪费。

二、药物危害的易发环节

1. 发生途径

细胞毒性药物的暴露途径：① 经呼吸道吸入，药品调配过程中，在溶解抽取药液时，需要排除针筒中多余的气体或者药品本身具有挥发性，容易形成微粒或微滴弥漫在空气中，通过呼吸道进入人体。常见的具有挥发性的药品包括顺铂、环磷酰胺、卡莫司汀、依托泊苷等。② 经皮肤吸收，危害性药品可经皮肤直接吸收进入人体。例如，在配制药品时，出现细胞毒性药物溢出的情况，皮肤或者防护服直接接触，如果不及时处理药品污染的台面，危害性药品将通过皮肤直接吸收，并有可能通过接触者散播到周围的环境中污染环境。护士在处理患者的排泄物或呕吐物时，如不慎接触到皮肤，皆有可能经皮肤进入人体。③ 经口摄入，危害性药品可通过手口途径进入人体，如工作环境中有食物存在，医护人员接触细胞毒性药物或处理完患者的呕吐物或排泄物后没有及时地清洗双手，这些毒性药物可通过接触食物进口摄入。④ 意外扎针，如果针头已接触细胞毒性药物，针头中的药液可通过组织或血液进入人体。

2. 药物配制

在配制细胞毒性药物过程中，可出现肉眼看不见的逸出，如药瓶溶解前未减压排气都可形成含有毒性微粒的气溶液或气雾直接通过皮肤、呼吸道、消化道、眼睛进入护士体内危害人体及污染环境；如未正确使用生物安全柜，未严格遵守操作规程，部分护士在配制药物时怕麻烦，只顾省时省事，只戴口罩、帽子，不戴任何防护器具，而直接进行操作，增加药物直接与皮肤接触的机会。

3. 药物喷溅、渗漏

在配制细胞毒性药物过程中，因推注药液后使瓶中压力增大，引起药液外溢，造成污染；或在抽取药液时体积超过注射器容量的3/4，易造成针栓脱离，导致药液的渗漏；掰安瓿瓶装药液时，未将滞留在安瓿顶部或者颈部的药液轻拍流下，导致安瓿折断时药物在空气中传播和雾化。

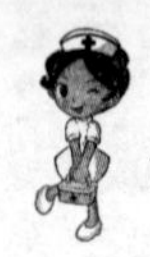

4. 废弃物处理

细胞毒性药物配制后的废弃物如操作不当易造成环境污染，损伤人们的身体健康。配制化疗药物使用过及污染的物品，如帽子、手套、口罩、防护服、治疗巾、无菌纱布、一次性注射器、输液器、输液管、药瓶等未装入密封的聚氯乙烯塑料袋或未收集在密闭的专用容器内回收统一处理，可造成人员损伤及环境污染。

三、药物危害案例分析

(一) 细胞毒性药物

大量的研究证实，医护人员在药物配置操作中可遭到不同程度的危害。Siebert 与 Simon 在 1973 年首次发现患者尿液中的环磷酰胺具有致畸胎性。1984 年，Hirst 等人通过研究发现 2 位肿瘤科护理人员的尿液样本在 57 d 调配过程中有 7 个样本检出环磷酰胺。同年，Nilula 提出一份研究报告指出肿瘤科护理人员体内的染色体突变程度高于其他医院工作人员。Oestreicher 在 1900 年研究发现，未佩戴适当防护措施操作调配化学治疗药物的工作人员通常具有较高比例的染色体异常。Valanis 等人在 1999 年的研究报告也指出，肿瘤科医护人员在未受保护下处理化学治疗药物，会提升医护人员流产概率和癌症相关疾病发生概率。

另有研究发现，3 名分别在肿瘤病房工作了 6 年、8 年、16 年的护士均出现永久性肝损害，其损害程度也与接触药品的强度和时间有关。美国的 Neal 等在配药室附近空气中检测出了氟尿嘧啶。加拿大的 Hirst 等在未采取防护措施的 2 名护士尿中检出了环磷酰胺。Gililland 等发现，怀孕前 3 个月内多次接触抗肿瘤药物的护士生出的婴儿易发生畸形或流产。对 10 例接触苯丁酸氮芥患者的染色体损害情况研究显示，危险是累积的，并与给药剂量相关。另外,也有实验证明,一些危险药品还可抑制睾丸功能和精子的产生。

为预防可能因为暴露与化学治疗药物中而造成的不良反应,可能接触到这些药物的人员应采取适当的保护措施和教育培训,以保障工作安全。对此情况,国际上已有相关危害药品目录。部分国家根据这些目录建立处理这些危险药品的标准,包括防护装备和操作规章,是相关工作人员能够安全、准确地执行药物配置操作。现存的国际上的危险药品清单,例如,欧盟与国际卫生组织提出的国际癌症研究机构(International Agency for Research on Cancer, IARC)和澳大利亚政府提出的国家职业健康安全委员会(National Occupational Health and Safety Commission, NOHSC)。而我国过去对此重视不够,接触危险药品的医护人员存在严重的职业暴露危险。因此,根据现存资料并综合实际情况建立一套应提供防护危险药品目录对于保护医疗工作人员起到至关重要的作用。

(二) 抗菌药物

随着抗菌药物品种不断增加和广泛应用,抗菌药物的疗效越来越低,细菌适应抗菌药物的能力也越来越强。原因主要为抗菌药物的滥用。另外,医护人员长期低剂量接触抗菌药物,如不进行有效的防护,易造成细菌耐药性的生成。并通过不同途径在不同人群中相互传播,导致细菌耐药性的扩散。

四、现有防护措施与研究进展

(一) 增强职业防护培训

1. 提高医护人员的责任心与自我保护意识

直接接触危险药品操作、配制流程的医护人员需加强业务知

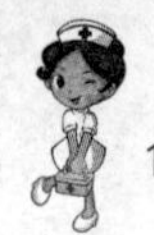

识学习，掌握药物疗效、危害性和标准处理流程，学习相关防护知识，养成良好工作习惯，树立自我防护意识。充分认识到这类药物的潜在危害，提高自我防护意识和能力，减少职业安全危害的发生。

2. 建立完善的岗前培训，定期考核与经验交流活动

有研究表明，危险药物造成的暴露和污染的程度不仅仅与药品的使用量有关，还与医护人员所受到的相关训练有关。在未接受充分训练的情况下，部分医护人员容易缺乏自信及产生焦虑，因而在配置过程中由于心理负担增加危险药物的暴露危险。与此相对，经过充分训练的工作人员在长时间工作后，容易产生轻视或忽视标准操作流程的自大心理，根据自身经验随意简化步骤或防护措施，这种行为同样会增加医护人员自身的暴露危险性。

3. 建立危害性药物清单及分级制度

国际上现存的明确列举抗癌危险药品目录的组织有国际癌症研究机构和美国国家职业安全卫生研究所（National Institute for Occupational Safety and Health，NIOSH）。建立本国的抗癌危险药品目录并定期更新可以为一线医疗工作人员作为参考，建立充足且合理的安全防护系统。

（二）加强防护设备建设

1. 静脉用药调配中心

静脉用药调配中心的天花板、墙壁、地面建材设计需平滑、耐磨、防滑、无缝隙、易保养维护及清洗且不会被腐蚀，并符合相关消防法规。调剂室空间规划时需预留透明橱窗（或其他快速对外界求援的方式）的设计，方便室外人员确认调配室内情况，以维护操作人员安全。调配室内环境应为负压，保持舒适的温湿度（保持静脉用药调配室温度 18～26℃，相对湿度 40%～65%，至少应达到

70%以下)。药物调配室内空气需经过高效空气过滤网过滤,且有独立的送风系统,并配有独立的空调循环系统防止挥发性气雾污染。

2. 正确使用生物安全柜

抗肿瘤药物的配备应在专门的配药室、生物安全柜内进行,没有条件的医院,抗癌药物配药室应设在人流较少处,室内要安装排风设备,保证空气流通。生物安全柜应在每天工作前 30 min 开机运转(根据不同机型说明书为准)。如遇紧急情况关机重新启动后,应当等待机器运行 30 min(根据不同机型说明书为准),直到气流稳定并达到要求洁净程度后才可开始清洁。正式开始工作前用无菌水初步清洗操作台面,再以灭菌剂(70%~75%酒精)擦拭操作台。静置待灭菌剂挥发后才可开始使用。工作期间操作人员需尽量保持台面空间整洁有序,一旦发生泼洒、喷溅等意外事故则需立即对生物安全柜进行清洁处理。待到每日工作结束后,操作员应用无菌水重复清洗操作台数次,再以灭菌剂擦拭操作台。

(1) 合理,规范配备手套,纱布等防护装备:接触抗癌药的配药人员操作前要穿防护衣,戴一次性口罩,防止药物由呼吸道吸入;戴一次性帽子及乳胶手套,减少皮肤接触,有条件的戴目镜。棉质白大衣或一次性隔离衣隔离效果均不好,可被药物即刻穿透。应尽量选用不含棉绒的低穿透性的纤维材质隔离衣,前面封闭、无开口、长袖,袖口用弹性皮筋或带子束紧。许多危险药品经皮肤吸收或对皮肤有刺激性,因而戴手套是重要的安全防护措施之一。但任何材质的手套均具有一定的透过性,其透过性与接触药物的时间、手套的厚度密切相关,需经试验后决定选用何种材质的手套。处理特殊危险药品时可考虑戴双层手套,戴手套前及脱手套之后应认真洗手。

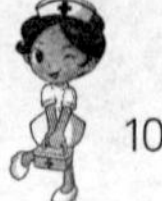

（2）建立合理的药物配制规程并严格执行：打开粉剂安瓿时，应用无菌纱布包裹；溶解药物时，溶媒应沿安瓿壁缓慢注入瓶底，待药粉浸透后再搅动。使用针腔较大的针头抽取药液，所抽药液不宜超过注射器容量的3/4，防止药液外溢。如果药液不慎溅入眼内或皮肤上，应立即用生理盐水反复冲洗。撒在桌面或地面的药液，应及时用纱布吸附并用清水冲洗。操作时应确保空针及输液管接头处衔接紧密，以免药液外漏。用注射器抽吸药液后，应先回抽使针头内的药液完全流入针管内，再排空气，排气时在针尖处垫上灭菌纱布。操作台铺上涂有塑料背膜的吸收衬垫以吸附偶然溢出液。药液配好后，用湿布擦洗输液瓶（袋）外壁。剩余危险药品或未经稀释的加药装置应放回可密闭的袋或药瓶中封严后，按污染废弃物处理，不得开口放置或丢到下水道中。药液输入时使用生理盐水引路注射，确保输液通畅后再输入化疗药物，输完后必须用大量生理盐水（125～250 ml）冲管。接触化疗药物的用具、污物应放入专用袋内集中封闭处理，化疗废弃物应放在带盖的容器中，并注明标记。

（三）规范临床操作与事故处理流程

医护人员应具备高度责任心，规范药物配置操作，尽量避免出现泼洒、喷溅等意外事故。院方应先建立意外事故发生时的标准处理流程，尽量减少对医护人员的伤害与环境污染。医护人员在出现意外事故时应当保持冷静，优先确保个人安全。当药品泼溅到皮肤或眼睛时，立刻脱去污染的防护物，以流动的肥皂水和大量清水彻底清洗被药品喷溅到的皮肤。如溅入眼睛则需以大量清水或生理盐水冲洗眼睛至少15 min，并立即就医。处理得当后，应及时总结经验，建立相关档案。对于工作中的失误进行检讨，从中吸取经验，避免将来再次出现相似错误。

（四）建立医护人员健康档案

医院应建立医护人员健康档案，及时监测并确保暴露于危险药品环境中的医护人员的健康情形。医护人员相关健康档案应包含以下内容：工作环境所接触的危害性物质及备药过程中采取的防护作业记录；泼洒、针扎、割伤等意外事件的记录；个人基本健康记录。

张建中 林婷婷

第一版：张玲娟 曹 洁 孙 燕

第二节 消毒灭菌剂

消毒与灭菌是控制医院感染、保证医疗护理质量的重要环节，在感染控制中起着不可低估的重要作用。消毒剂的正确使用，可以起到杀灭或抑制细菌、病毒、真菌等微生物生长繁殖的作用，阻止和遏制其生长所需的中间宿主，从而避免交叉感染。反之，也可对人体的组织细胞产生毒性，破坏人体内环境的均衡平衡，危害人类健康。

一、消毒剂种类

消毒剂是指能杀灭传播媒介上的微生物并达到消毒或灭菌要求的制剂，它不同于抗菌药物，它在预防疾病中的主要作用是将病原微生物消灭于人体之外，切断微生物的传播途径，达到控制感染的目的。人们常称它们为“化学消毒剂”。

（一）按照其作用的水平分类

可分为灭菌剂、高效消毒剂、中效消毒剂、低效消毒剂。

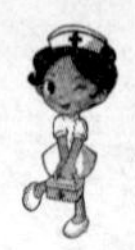

1. 灭菌剂

灭菌剂指能杀灭一切微生物(包括细菌芽孢),并达到灭菌要求的制剂,包括甲醛、戊二醛、环氧乙烷、过氧乙酸、过氧化氢等。

2. 高效消毒剂

高效消毒剂指可杀灭一切细菌繁殖体(包括分枝杆菌)、病毒、真菌及其孢子等,对细菌芽孢也有一定杀灭作用的制剂。包括含氯制剂、二氧化氯、戊二醛、邻苯二甲醛、过氧乙酸、过氧化氢、臭氧等。

3. 中效消毒剂

中效消毒剂指可杀灭分枝杆菌、真菌、病毒及细菌繁殖体等微生物的消毒制剂。包括含碘类消毒剂(碘伏、氯己定碘等)、醇类消毒剂、酚类等消毒剂。

4. 低效消毒剂

低效消毒剂指可杀灭细菌繁殖体和亲脂病毒的消毒制剂。包括苯扎溴铵等季铵盐类消毒剂,氯己定(洗必泰)等双胍类消毒剂,汞、银、铜等金属离子类消毒剂及中草药消毒剂。

不同水平消毒剂最终能达到何种水平的消毒效果,还需依赖使用浓度和有效的作用时间等。如2%戊二醛作用10 h可使器械达到灭菌水平,作用20 min仅达到高水平消毒。

(二) 按其化学性质分类

最常用的化学消毒剂按其化学性质不同可分为九大类。

1. 含氯消毒剂

含氯消毒剂是指溶于水产生具有杀灭微生物活性的次氯酸的消毒剂,其有效成分常以有效氯表示。次氯酸分子量小,易扩散到细菌表面,并穿透细胞膜进入菌体内,使菌体蛋白质氧化导致细菌死亡。含氯消毒剂可杀灭各种微生物,包括细菌繁殖体、病毒、真菌、结核分枝杆菌和细菌芽胞。这类消毒剂包括:无机氯化合物,如次氯酸钠(10%～12%)、含氯石灰(25%)、漂粉精(次氯酸钙为主,80%～85%)、氯化磷酸三钠(3%～5%);有机氯化合物,如二氯异氰尿酸钠(60%～64%)、三氯异氰尿酸(87%～90%)、氯铵(24%)等。无机氯性质不稳定,易受光、热和潮湿的影响,丧失其有效成分,有机氯则相对稳定,但是溶于水之后均不稳定。它们的杀灭微生物的能力明显受使用浓度、作用时间的影响,一般说来,有效氯浓度越高、作用时间越长、消毒效果越好;pH 越低,消毒效果越好;温度越高杀灭微生物的作用越强;但是当有机物(如血液、唾液和排泄物)存在时消毒效果可明显下降,此时应加大消毒剂使用浓度或延长作用时间。使用液应现配现用,使用时限≤24 h。含氯消毒剂主要用于物品、物体表面、分泌物、排泄物等消毒。

2. 过氧化物类消毒剂

由于它们具有强氧化能力,各种微生物对其十分敏感,可将所有微生物杀灭。这类消毒剂包括过氧化氢(30%～90%不等)、过氧乙酸(18%～20%)、二氧化氯和臭氧等。过氧化物类由于化学性质不稳定须现用现配,使用时限≤24 h。过氧乙酸适用于耐腐蚀物品、环境、室内空气等的消毒,以及用于灭菌内镜的专用机械消毒设备。过氧化氢适用于外科伤口、皮肤黏膜冲洗消毒,室内空气的消毒。二氧化氯是一种新型的过氧化物类高效消毒剂,具有广谱、高效、低毒等特点,适用于物品、环境、物体表面及空气的消毒。臭氧为强氧化剂,适用于无人状态下病房、口腔科等场所的空气消毒和物体表面的消毒和医院水的消毒。

3. 醛类消毒剂

包括甲醛、戊二醛、邻苯二甲醛。此类消毒剂的作用原理为:一种活泼的烷化剂作用于微生物蛋白质中的氨基、羧基、羟基和巯基,从而破坏蛋白质分子,使微生物死亡。由于它们对人体皮肤、

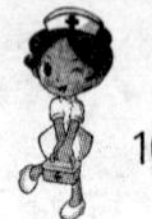

黏膜有刺激和固化作用，并可使人致敏，因此不可用于空气、食具等消毒。一般仅用于医院中医疗器械的消毒或灭菌，且经消毒或灭菌的物品必须用纯化水或无菌水将残留的消毒液冲洗干净后方可使用。甲醛主要用于低温甲醛蒸汽灭菌。戊二醛根据作用时间长短可以用于消毒和灭菌，主要适用于不耐热诊疗器械、器具与物品的浸泡消毒与灭菌。邻苯二甲醛适用于不耐热诊疗器械、器具与物品的浸泡消毒。

4. 醇类消毒剂

最常用的是乙醇和异丙醇，它可凝固蛋白质，导致微生物死亡，属于中效水平消毒剂。它可杀灭细菌繁殖体，破坏多数亲脂性病毒，如单纯疱疹病毒、乙型肝炎病毒、人类免疫缺陷病毒等。主要适用于手、皮肤、物体表面及诊疗器械的消毒。醇类杀灭微生物的作用亦可受有机物影响，而且由于其易于挥发，应采用浸泡消毒，或反复擦拭以保证其作用时间。醇类常作为某些消毒剂的溶剂，而且有增效作用。常用浓度为75％，据国外报道，80％乙醇对病毒具有良好的灭活作用。近年来，国内外有许多复合醇消毒剂，这些产品多用于手部皮肤消毒。值得注意的是，醇类消毒剂对艰难梭菌、诺如病毒、柯萨奇病毒及肠道病毒等效果较弱。护理这些患者时，不能用含醇手消毒剂进行手消毒。

5. 含碘消毒剂

包括碘酊、碘伏（聚维酮碘）及复方碘伏（如含氯己定、乙醇或异丙醇的复方碘伏消毒剂），它们通过卤化微生物蛋白质使其死亡。可杀灭细菌繁殖体、真菌和部分病毒。临床上可应用于皮肤、黏膜的消毒，也可以用在烫伤处理、治疗各类阴道炎、处理皮肤霉菌感染、术前皮肤消毒、注射部位消毒等。碘酊适用于注射及手术部位皮肤的消毒；碘伏适用于手、皮肤、黏膜及伤口的消毒;复方碘伏主要适用于医务人员的手、皮肤消毒,有些可用于黏膜消毒。

6. 酚类消毒剂

包括苯酚、甲酚、卤代苯酚及酚的衍生物,常用的煤酚皂,又名来苏尔,其主要成分为甲基苯酚。卤化苯酚可增强苯酚的杀菌作用,例如,三氯强基二苯醚可作为防腐剂。酚类消毒剂曾是医院的主要消毒剂之一,但由于酚类消毒剂本身的缺点和它带来的环境污染问题,近年来在临床的使用越来越少。

7. 杂环类消毒剂

主要为环氧乙烷(ethylene oxide, EO),又名氧化乙烯,属于灭菌剂,可杀灭所有微生物。是一种消毒灭菌效果较好的低温化学消毒剂,常温下穿透作用良好。由于它穿透力强,适用于不耐热、不耐湿的诊疗器械、器具和物品的灭菌,如电子仪器、纸质制品、化纤制品、塑料制品、陶瓷及金属制品等诊疗用品。不适用于食品、液体、油脂类、粉剂类等灭菌。

8. 季铵盐类消毒剂

季铵盐类消毒剂是一类阳离子型表面活性剂,分单链季铵盐和双链季铵盐,本身性质稳定,属低效消毒剂,杀菌浓度低、毒性与刺激性低,溶液无色、不污染物品、无腐蚀和漂白作用,气味较小、水溶性好、表面活性强、使用方便、性质稳定、耐光、耐热、耐贮存,有较强的抑制微生物生长的作用。适用于环境、物体表面、皮肤与黏膜的消毒。

9. 双胍类消毒剂

胍类消毒剂因其结构中含有胍基而得名。胍类消毒剂属于低效消毒剂,但因有其自身特点而备受国内外关注,是国外比较推崇的化学消毒剂之一。主要有醋酸氯已定、盐酸氯已定及葡萄糖酸

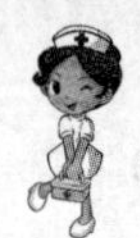

氯己定等，毒理学结果属无毒级，对环境无破坏，对物品无损坏；抑制细菌生长的浓度低，杀菌广谱：可杀灭肠道致病菌、化脓性致病菌和人体皮肤表面多数细菌、对病毒也有较好的灭活作用。适用于手、皮肤、黏膜等的消毒。现在关于氯己定口腔护理预防 VAP，氯己定沐浴减少手术部位感染，已有越来越多的循证支持。

二、化学消毒剂危害

化学消毒剂的危害与接触消毒剂的种类，接触频率，接触时长，暴露方式及侵入途径等有关。若消毒剂使用不当，可引起医务人员皮肤黏膜的损伤，如接触性皮炎、呼吸系统损伤，如咽炎、眼炎、视力下降、神经系统损伤，如四肢末梢麻木感、头痛、心悸、失眠、胸闷、气短、致癌、致畸、致突变等，还可造成自然环境损害，污染空气和水。进一步还会使细菌产生对消毒剂的抵抗性。下面谈谈护士在临床工作中暴露于几种常见消毒剂的危害。

1. 含氯消毒剂危害

有刺激性气味和腐蚀性。如果使用剂量和方法不当，会导致对人体的伤害。尤其是高浓度含氯消毒剂，易导致氯气挥发，从而损伤人的皮肤黏膜、呼吸道，造成黏膜局部充血、水肿等。主要刺激部位以眼部、呼吸道、咽部等为主，也包括神经系统，以刺激性反应最为明显，流泪、头痛、咳嗽和流鼻涕等，还有部分人员出现恶心和咽部异物感，在不通风环境下或对于过敏体质者，还会造成严重的呼吸道平滑肌痉挛或休克。此外，大量使用还可污染环境。

2. 过氧化物类消毒剂危害

过氧乙酸因其氧化能力强，高浓度时可刺激、损害皮肤黏膜、腐蚀物品，也有灼伤危险，空气消毒后，会出现轻微的眼部和呼吸道的刺激症状，浓度高会损害皮肤黏膜，严重者出现化学性支气管炎、肺炎甚至肺水肿。另外，当使用中的臭氧浓度高于 0.2 mg/m^3，也可对人产生伤害，引起呼吸系统强烈刺激，造成咽痛、咳嗽、引发支气管炎，甚至肺气肿；还会导致神经中毒，造成头晕、头痛、视力下降和记忆力衰退等。

3. 醛类消毒剂危害

对人类有毒性，对皮肤、黏膜有刺激性。甲醛是明确的致癌物；戊二醛对眼睛和呼吸道有明显刺激作用，对医护人员的危害主要表现为直接接触戊二醛溶液或吸入含戊二醛的空气，引起皮炎、结膜炎、咽喉炎、化学性支气管炎等，严重者会引起急性中毒，出现头痛、头晕、胸闷、心悸甚或昏迷等。邻苯二甲醛直接接触会引起眼睛、皮肤、消化道、呼吸道黏膜损伤。

4. 环氧乙烷灭菌剂的危害

易燃易爆、有毒、刺激性强，具有高致癌物及高致敏性等特性，对人或对物品都会造成一定的伤害。对眼及呼吸道容易造成腐蚀性损伤，轻者容易出现恶心、呕吐、腹泻、中枢抑制、头疼、肺水肿和呼吸困难等，严重者则会出现肾脏器官损坏或溶血现象。

5. 其他消毒剂

如醇类消毒剂、含碘类消毒剂、氯己定用于护士手消毒时会产生皮肤过敏和皮炎，会造成皮肤粗糙、干燥、瘙痒、皮疹红斑、水肿等症状。一旦发生过敏反应，要立即停用，及时处理。

三、化学消毒剂危害的防护及应急措施

为减少护士接触消毒剂所带来的损伤，保障护士职业安全。应从以下几点做起。

（1）医院应组织和制定严密的职业防护制度，提供安全的防护用品、设备和环境。

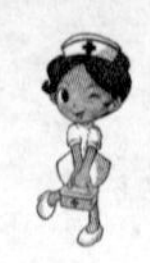

(2) 加强护理人员的职业防护和消毒剂正确使用的培训。

(3) 合理选择消毒剂,并采取正确的消毒方法,避免消毒剂的滥用。

(4) 护理人员接触消毒剂时应戴个人防护用品,如乳胶手套、口罩和防护眼镜,尽量避免消毒液对眼睛、皮肤和黏膜等的直接刺激,且对于长时间接触消毒剂的护理人员来说,手套和口罩要定时更换。

(5) 护理人员在配置消毒剂时,应详细阅读说明书,严格按照说明书进行配置,应在通风良好或安装有排气通风的场所内进行,谨慎操作,以免制剂外溢。

(6) 在操作过程中,不慎将消毒剂溅洒至皮肤或眼睛里,应立即用清水彻底冲洗,必要时就医。

(7) 空气消毒时,过氧乙酸、臭氧等空气消毒时,室内不应有人。

(8) 低温甲醛灭菌的工作场所,应定期检测空气中的浓度,运行时的周围环境甲醛浓度应$<0.5\ mg/m^3$。

(9) 环氧乙烷灭菌器安装应符合要求,包括通风良好,远离火源,应安装专门的排气管道。每年对于环境中环氧乙烷浓度进行监测记录,安装解毒器及浓度报警装置,消毒员应经专业知识和紧急事故处理的培训。过度接触环氧乙烷后,迅速将其移离中毒现场,立即吸入新鲜空气;皮肤接触后,用水冲洗接触处至少 15 min,同时脱去脏衣服;眼睛接触液态环氧乙烷或高浓度环氧乙烷气体至少冲洗 10 min,并均应尽快就诊。

【案例分享】

某医院供应室护士在对物品进行环氧乙烷消毒工作中,突然出现头晕、头痛、肢体乏力、麻木、恶心、呕吐、视物模糊等不适,被紧急送往急诊室，经诊断并排除其他疾患后，确定为环氧乙烷急性中毒。

环氧乙烷气体是一种高度活泼的烷化剂、刺激剂和神经毒剂，主要经呼吸道和皮肤吸，属吸入性中等毒类有机化合物。中毒病例以呼吸系统及神经系统损害症状为主，而神经系统损害主要表现为头晕、头痛，肢体乏力，乃至意识模糊、谵妄、昏迷等。部分患者会出现严重呼吸困难、发绀、肺水肿、意识模糊甚或昏迷，尚可检心肌损害、肝功能异常等。该护理人员以神经系统抑制症状表现为主，无明显呼吸道刺激症状，这可能与环氧乙烷浓度及刺激性强弱相关。

对该事件进行追踪调查，实地查看后发现该医院环氧乙烷灭菌器安装符合要求——独立房间、独立排风、配置解毒器。但该护理人员在操作过程中没有做好防护措施，忽视了环氧乙烷的毒性作用，从而导致急性中毒发生，主要存在以下几点问题。

1. 管理方面

科室制度流程缺失，职业安全培训不到位。科室消毒人员职业安全风险意识不强等。

2. 硬件方面

因为成本问题未安装环氧乙烷浓度报警装置，实际工作环境中的浓度未能检测预警。根据《医疗机构消毒技术规范》WS/T367－2012规定每年对于工作环境中环氧乙烷浓度进行监测记录，在每天8 h工作中，环氧乙烷浓度TWA(时间加权平均浓度)应不超过1.82 mg/m^3(1 ppm)。房间通风不良。

3. 人员方面

该护理人员到供应室上班2个月余，对环氧乙烷相关知识不了解，在操作过程中未做好防护措施，进一步发现护士在安装环氧乙烷气体罐时操作粗暴,发生罐体轻微泄露。

通过此次事件的调查,针对以上问题加强以下几方面改进。

(1) 健全科室管理制度,加强科室新进人员管理。

(2) 加强护理人员职业安全培训,减少职业暴露。

(3) 医院应加大对高风险部门的投入,安装环氧乙烷浓度报警装置,改善房间通风情况。

(4) 应进一步加强培训让操作人员了解环氧乙烷灭菌剂的特点,正确操作。

(5) 护理人员掌握发生环氧乙烷泄露紧急事故处理流程。

王广芬

第一版:张玲娟　曹　洁　孙　燕

第三节　医用气体

医院气体系统是医院重要的生命支持系统。建立一套完善的、安全可靠的医用气体系统是现代医院建设不可缺少的重要组成部分。

一、医用气体类别和正确使用

医用气体是指医疗救治使用的气体,主要应用于治疗、麻醉、驱动医疗设备和医学实验等领域。目前,多数医院均有氧气、压缩空气、负压吸引、笑气、氩气、混合气及二氧化碳等医用气体中心供应系统,以及手术麻醉废气的吸收和排放系统。主要应用于手术室、ICU、普通病房、高压氧舱等。

（一）氧气

氧气的分子式为 O_2。它是一种强烈的氧化剂和助燃剂。高浓度氧气遇到油脂会发生强烈的氧化反应，产生高温，甚至发生燃烧、爆炸，所以在《建筑设计防火规范》中被列为乙类火灾危险物质。

然而，氧气也是维持生命的最基本物质，医疗上用来给缺氧患者补充氧气。直接吸入高纯氧对人体有害，长期使用的氧气浓度一般不超过30%～40%。普通患者通过湿化瓶吸氧；危重患者通过呼吸机吸氧。

氧气还用于高压氧舱治疗潜水病、煤气中毒及用于药物雾化等。

在任何手术区域，可靠的氧源都是最关键的要求。大多数医院将氧气分别贮存在两组以复合管道连接的压缩气筒内由中央供气管道供给。为了防止医院供气系统发生的故障，手术室内必须具备可供紧急使用的气源。氧气气源主要有3种形式：气态氧、液态氧、制氧机。

（二）压缩空气

由于氧化亚氮和高浓度氧的潜在危害作用逐渐受重视，空气在麻醉的使用越来越普遍，同时它也作为气钻、气锯的主要动力源等，以及与别的气体混合供治疗用，所以必须无油、清洁、无味。压缩空气气源由中心站集中供给，压缩空气站主要由下列主要设备组成：无油空气压缩机、干燥器、过滤器、消毒灭菌装置、贮气罐、电控单元及冷却设备等。

（三）笑气

一氧化二氮分子式为 N_2O。它是一种无色、好闻、有甜味的气体，人少量吸入后，面部肌肉会发生痉挛，出现笑的表情，故俗称

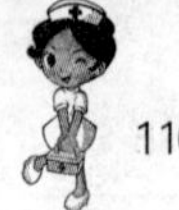

笑气。

笑气也叫氧化亚氮，主要用于手术麻醉。① 物理性质：笑气为无色，有微甜味气体，固态时为无色立方结晶状。熔点为－9 018℃，沸点为－8 815℃，气体密度为 119 777 kg/m^3，能够溶于乙醇、醚和浓硫酸和水。它的物理性质与 CO_2 极为相似。气液共存的笑气，当环境温度为 0℃时，具有 30 个大气压力，22℃时具有 50 个大气压力。② 化学性质：能助燃，高温时是强氧化剂。加热高于 500℃时开始分解为氮和氧。它与 H_2、NH_3、CO 或某些可燃物的混合物加热时可发生爆炸。不能与水、酸和碱反应，也不能被氧气氧化。③ 用途：单独或与氧气混合作为妇产科、外科的麻醉剂，也用作防腐剂、制冷剂、助燃剂、烟雾喷射剂等用途。

在手术过程中如需要对患者进行麻醉，可通过麻醉机调节好氧气与笑气的比例供给患者吸入体内，通过体内功能器官的作用输送到全身而麻醉神经，以达到无痛的目的。当患者手术结束后减去笑气，进行吸氧，用氧气来置换残留在体内的笑气成分，患者很快就能苏醒过来，而在体内不会留下任何残留物，不留后遗症。所以笑气做手术麻醉是很安全的，是一种很理想的麻醉品。

(四) 氮气

氮气的分子式为 N_2。它是一种无色、无味、无毒、不燃烧的气体。常温下不活泼，不与一般金属发生化学反应。医疗上用来驱动医疗设备和工具。

氮气在手术室里主要做如高速气钻、气锯的动力源。氮气是一种没有生命危险、不带来交叉感染因素的安全气体，但一个密闭手术室内大量用氮气，散发在空间，会降低空间含氧量，对室内工作人员带来危害。

液氮常用于外科、口腔科、妇科、眼科的冷冻疗法，治疗血管瘤、皮肤癌、痤疮、痔疮、直肠癌、各种息肉、白内障、青光眼及人工授精等。

(五) 混合气

1. N_2+CO_2 或 CO_2+H_2

主要用于医院无氧细菌培养,起到营养所要求培养细菌的目的,方便检测细菌的种类,达到鉴别细菌的要求,从而有利于临床诊断及治疗。

2. 5%～10% CO_2/air

用于脑循环系统,目的是促进与加快脑循环的血液循环的推进,维持脑循环的稳定。

3. 医用三元混合气体

主要用于细胞培养及胚胎培养,是医院生殖中心等常用的气体。

(六) 氩气

氩气分子式为 Ar。它是一种无色、无味、无毒的惰性气体。它不可燃、不助燃,也不与其他物质发生化学反应,因此,可用于保护金属不被氧化。医疗上常用于高频氩气刀等手术器械。氩气也用于氩气保护焊、日光灯、集成电路制造等方面。

(七) 二氧化碳

二氧化碳分子式为 CO_2,俗称碳酸气。它是一种无色、有酸味、毒性小的气体。空气中二氧化碳含量的安全界限为 0.5%,超过 3%时会对身体有影响,超过 7%时将出现昏迷,超过 20%会造成死亡。医疗上二氧化碳用于腹腔和结肠充气,以便进行腹腔镜检查和纤维结肠镜检查。此外,它还用于实验室培养细菌(厌氧菌)。高压二氧化碳还可用于冷冻疗法,用来治疗白内障、血管病等。用于腹腔镜手术建立气腹达到外科手术野的显露和腹部内容物的操作的气体。在使用二氧化碳气腹机前,应注意各接头及高压泵的管是否牢固,连接是否正确,气腹机是否正常,若有不安全因素应修理调试后方可使用。

废气回收排放装置是洁净手术室内一个很重要的设施,用以保障手术室内空气品质良好。若没有这一装置,患者呼出的带有麻醉混合气体的残留气体将会危害医务人员。废气回收接口设置在吊塔或备用终端上。废气排放动力源一般有两种方式:一种是利用低压大流量的负压泵做动力源,一般情况下以一套系统负责3～5个手术室为宜,但利用负压泵方式会受到手术室投入使用量变化、泵的启动停止等的变化不是很稳定;另一种是射流法,利用射流原理产生负压动力将废气排放出去,根据患者情况调节好后就不会变化,因为各个手术室是独立的不受其他手术室和系统的干扰,这是一种比较稳定、理想、方便的废气回收排放方式。

二、医用气体的危害

医用气体的危害主要包括3个方面:① 气体储存、运送或使用过程中,操作不当导致的爆炸事故;② 手术室麻醉废气排放系统不完善,对护理人员导致身心健康方面的危害;③ 医用气体的泄露,不但造成气体的浪费,更会对环境造成污染。

麻醉废气一般是指患者在麻醉过程中呼出的混合废气。其主要成分为氧化二氮、二氧化碳、空气、安氟醚、七氟醚、异氟醚等醚类气体。手术室护士由于其工作环境的特殊性,每日工作环境里存在着残余的麻醉废气,长期接触可导致麻醉废气在机体组织内逐渐蓄积而达到危害机体组织健康的浓度。麻醉废气的短时吸入可引起护理人员头痛、注意力不集中、应变能力差、心情烦躁等;长时间吸入麻醉废气,在护理人员体内蓄积后,可以产生心理行为改变、慢性遗传学影响及对生育功能的影响等。美国国家职业安全与卫生研究所建议手术室环境中氧化亚氮不能超过 25 mg/L，卤代麻醉药不能超过2 mg/L。应当由麻醉废气排放系统（anaesthetic gas scavenging system，AGSS）收集处理或稀释后排出楼外。

【案例分享】

医用气体系统是医院内诊疗活动过程中不可或缺的，一旦出现问题，会造成严重后果。

国外，医用气体系统造成的事故包括管道交叉连接造成人员死亡、管道气体错误回流造成人员死亡、氧气爆炸造成人员死亡、气体供应中断使患者受影响、气体泄漏等。以美国为例，1972～1999 年，美国医用气体死亡事故共发生 39 起，造成 74 人死亡。这些事故按原因分类为管道交叉、气体泄露、NIC 气体接头相互交叉、DISS 气体接头相互交叉、管道中有杂质气体、氧气供应中断等。

国内，医用气体造成的事故主要原因包括灌装时违规操作，导致氧气瓶爆炸；设备带氧气泄漏时，电源插头打火引燃设备带电缆、管道；氧气减压阀故障致呼吸机报警；分子筛制氧机氧浓度低导致氧气治疗失效；压缩空气湿度过大或冷凝水析出，造成医疗器械因积水严重而腐蚀损坏；气源连接错误，导致医疗事故等。

某新闻报道，2013 年 12 月某医院库房内一氧气瓶突发爆炸，一值班人员当场死亡，多人紧急疏散。事发现场，发生爆炸的氧气瓶倒在地上，一摊血迹尚未干涸。台湾机电工程署和医管局于 2002 年 3 月向所有公立医院发出其合编的《医疗气体操作手册》，以吸取压缩氧气瓶爆炸事件的教训。其中包括安全措施和例行检查维修两大方面。

(一) 安全措施

(1) 使用者应于患者进入病房后关闭氧气瓶的阀门。

(2) 除非在安全情况下,并确有必要,否则不应于电梯内操作氧气调节器。

(3) 在不使用氧气瓶时,应关闭其阀门,以免调节器停留在开启的氧气瓶上过久。

(4) 不应让调节器或氧气瓶接触油脂。

(5) 使用调节器后,须确保所有部件清洁。

(6) 气瓶应存放在阴凉、干燥、通风良好地方。做到四防:防油、防火、防热、防震。

(二) 例行检查与维修

(1) 使用者应定期检查调节器及输送阀的操作情况,确保没有气体泄漏,亦没有尘埃或其他物体污染。如发现有不正常情况,应召唤维修人员或供应商(制造商)进行详细检查。

(2) 破损的输送阀必须更换,不得用胶纸包裹,因为胶纸的物料含有油脂。

(3) 医院应确保调节器定期由合适的技术人员检查。

(4) 不得于使用地点拆开调节器。如需维修调节器,应送回供应商(制造商)或维修人员检查。

三、防护医用气体危害措施

(一) 建立医用气体中心供应系统

2012年8月1日,中国第一部国家标准GB 50751-2012《医用气体工程技术规范》开始实施,该标准的实施为医院在医用气体系统建设和设备采购中有法可依。《医用气体工程技术规范》以患者的生命安全为本,提出医用气体系统是医院里的生命支持系统。

医用气体中心供应系统有以下优点。

1. 能够提供安全可靠的优质气体

病房和手术室的供氧和真空吸引是必不可少的。氧气对于多种疾病都有辅助疗效，是生命支持的必需品。因此，供应优质的医用氧气就显得非常重要。中心供氧系统输出的氧气压力稳定，并经过多道过滤后，再提供给患者呼吸。真空吸引对外科手术室患者特别重要，如脑外科切开气管的昏迷患者需要间断性、频繁地抽吸渗出液体和痰液。某些腹部手术患者也需要抽吸渗出液体。中心真空吸引系统能够不间断地提供稳定的负压。中心供氧系统具有两套气源，两套气源之间可以自动切换(或手动切换)，保证了氧气不间断的供应。中心真空吸引系统同样具有两台真空泵，真空泵由电控柜管理，自行启动和关闭，始终使系统保持在规定的负压范围内。两台真空泵能够自动切换(或手动切换)。

2. 中心供气系统避免了人为的污染

没有中心供气系统的医院，当需要输氧或实施真空吸引时，必须将氧气钢瓶和电动吸引机直接搬入手术室或者病房。钢瓶和吸引机又不能进行真正意义上的消毒和灭菌，极有可能导致患者感染。感染问题是医院极为关注的课题之一，医院感染也是医院一直力图解决的问题之一。采用中心供气系统后，阻断了感染环节。

3. 提高效率

采用中心供气系统后，不但免除了人员搬运物品的劳动，又争取了时间。对于危重的抢救患者，给医护人员腾出操作空间，而且避免了吸引机的噪声，大大有利于医护人员集中精力进行操作。

(二) 设立麻醉废气回收排放装置

2013 年由中华人民共和国卫生和计划生育委员会主编《医院洁净手术部建筑技术规范》GB 50333 - 2013 中，就非常明确地提

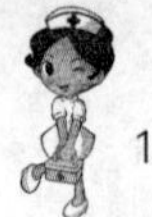

出了“洁净手术部可使用的医用气体及相关装置可有氧气、压缩空气、负压(真空)吸引,氧化亚氮、氮气、二氧化碳和氩气以及废气回收排放等,其中应配置的氧气、压缩空气和负压吸引装置,氩气可随设备需要配置”。一般来说,医院管理部门可采取以下措施,来控制麻醉废气的回收与排放。

1. 降低麻醉废气污染

(1) 选用密闭性能良好的麻醉机并进行定期检测,防止气源管道的漏气。

(2) 静吸复合麻醉,选用密闭度适宜的麻醉面罩,往蒸发罐加药过程中防止麻醉药洒落等。

(3) 提高手术室工作人员对麻醉废气污染的重视,并加强责任性管理。

(4) 手术过程中,吸引管道应跟着电刀走,避免局部产生过多的烟雾。

(5) 腹腔镜手术前,严格检查气腹机与二氧化碳容器及衔接处,防止二氧化碳泄露。

(6) 合理安排医护人员轮岗,减少人员滞留污染环境的时间。

(7) 合理安排妊娠期和哺乳期护理人员的工作,减少其接触麻醉废气的机会。

2. 加强麻醉废气排污设备

(1) 建立完好的排放系统,增加麻醉废气排污设备。

(2) 改善手术室的通风条件,将麻醉机的废气连接管道通至室外,或装置麻醉废气吸收器,将泄露的麻醉废气排放至室外。

四、医用气体危害应急措施

医用气体引起的突发事件,往往是由于压缩气源运送或使用过程中处理不当而引发的爆炸事件。各医院应建立医用气体爆炸应急防护措施或预案，医疗机构首先应定期对供气系统进行检查，发现故障或隐患及时报修。当医用气体使用不正确发生爆炸等危险时，在保障医护人员和患者安全的同时，保障其他患者的正常用气。一旦发生危险，当班护理人员应及时报告护士长及设施管理部门或值班人员，并紧急转移可能受到危害的人员，对已受危害者立即救治。启动第二套供气系统保证手术室、监护室等重要科室正常用气。病房护士长协助检修人员完成医用气体危险的排查与检修工作，并将检查结果备案。

王　维　沈洁芳

第一版：张玲娟　曹　洁　孙　燕

参考文献

[1] 袁月，张秀，杨滢，等.援非抗击埃博拉现场消毒使用含氯消毒剂对工作人员的不良反应[J].中国消毒学杂志，2015，32(4)：320－322.

[2] 刘军，王佳奇，班海群，等.消毒过程对人体刺激性及危害研究进展[J].中国消毒学杂志，2017，34(1)：68－71.

[3] 赵凯丽，李武平.微生物产生消毒剂抗性研究进展[J].中国感染控制杂志，2016，15(8)：633－636.

[4] 胡国庆.消毒剂临床应用进展[J].中国护理管理，2012，12(7)：15－18.

[5] 李欣影，李春燕，杨毅.IMUNELLV80 消毒剂与戊二醛对内镜消毒效果及人体危害性研究[J].医学理论与实践，2014，27(2)：258－259.

[6] International Agency for Research on Cancer. IARC. Agents classified by the IARC monographs. International Agency of Research on Cancer Web site[OL]. http://monographs.iarc.fr/ENG/Classification/index.php. Accessed on June 19, 2013.

[7] Centers for Disease Control and Prevention. The National Institute for Occupational Safety and Health. CDC NIOSH. NIOSH List of

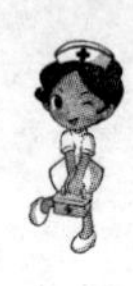

Antineoplastic and Other Hazardous Drugs in Healthcare Settings 2012. CDC NIOSH Web site[OL]. http：//www.cdc.gov/niosh/docs/2012-150/pdfs/2012-150.pdf. Accessed on June 19，2013.

[8] National Sanitation Foundation. NSF International. NSF/ANSI 49-2008 Biosafety cabinetry：design，construction，performance，and field certification. NSF International Website[OL]. http：//standards.nsf.org/apps/group_public/download.php/3604/NSF_49-08e-rep-watermarked.pdf. Accessed on May 15，2013.

[9] 肖平.医院医用气体系统及其安全应用[J].中国医学装备，2012，9(8)：38-41.

[10] 崔吉平，赵玛丽，种银保，等.医用气体中心供应系统及应急安全质量控制[J].中国医学装备，2012，9(6)：37-39.

[11] 马玉涛.医用气体系统的安全设计[J].中国医院建筑与装备，2012(6)：97-98.

[12] 常明昆.谈医用气体系统风险管理[J].中国医院建筑与装备，2015(7)：82-84.

[13] 杨震，杨树欣，高磊，等.医院医用气体中心供应系统使用及安全管理的研究[J].中国医学装备，2013，10(12)：37-39.

[14] 苏杰，李锐，丛玉红，等.手术室医用气体的安全使用[J].中外健康文摘，2013，10(19)：155-157.

[15] 辛西宏.医用气体工程建设中应注意的几个问题[J].中国医院建筑与装备，2013(12)：85-87.

[16] 王洋.医用特殊气体管理[J].医学美学美容旬刊，2014(10)：610.

[17] 谭西平，张宏伟，陈海勇，等.医用氧气供应源选择要素的研究[J].中国医学装备，2017，14(3)：118-121.

第五章
生物性危害与防护

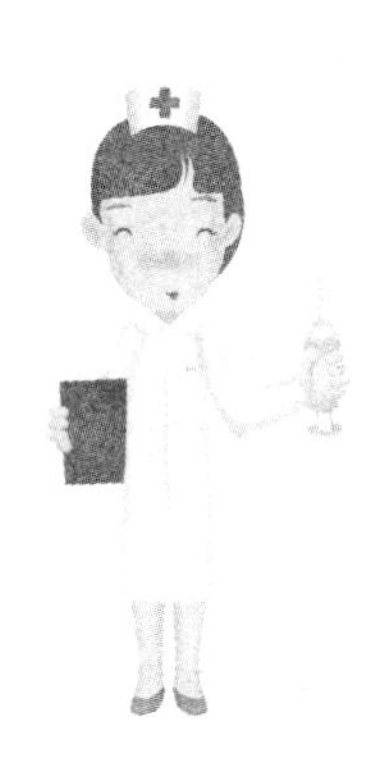

第一节　常见职业性生物性危害因素

护士是医务人员职业暴露最危险人群，护理工作中，接触锐器机会多，容易发生各种类型的锐器伤。此外，与患者直接接触，处理患者各种体液、血液也是造成护士发生职业暴露率高于其他职业人员的原因之一。医院是一个特殊的公共场所，医院中各类微生物密集，它们可以通过痰液、大小便等来感染护士，特别是通过血液传播的艾滋病、乙肝、丙肝病毒，更是护士生物性职业危害的主要因素。

常见的职业性生物性危害因素包括细菌、病毒、真菌或寄生虫等引起的感染，接触者是否发病及病情的轻重程度视接触致病微生物或其毒素的种类、暴露剂量、暴露方式、接触者的免疫力等不同而异。常见的职业性病毒性危害有：人类免疫缺陷病毒（HIV）、乙型肝炎病毒（HBV）、丙型肝炎病毒（HCV）、梅毒、柯萨奇病毒及流感和支原体病毒、变异冠状病毒等。常见的职业性细菌危害有：金黄色葡萄球菌、钩端螺旋体、斑疹伤寒立克

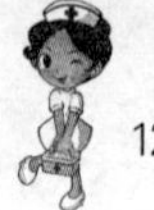

次体等。常见的职业性真菌性危害有：皮肤癣真菌、着色真菌和孢子丝真菌等。常见的职业性寄生虫危害有：血吸虫、蚊、蝇、蚤、虱等有害昆虫。医务人员可以通过与传染患者的直接接触或是接触污染的物体、患者的分泌物、组织、血液、体液等而导致感染。

一、病毒

病毒是最微小、结构最简单的微生物。完整的成熟病毒颗粒称为病毒体(virion)，是细胞外的结构形式，具有典型的形态结构，并有感染性。病毒体大小的测量单位为纳米(nanometer，1 nm＝ 10^{-3} μm)。各种病毒体大小差别很大，最大约为300 nm，如痘苗病毒；最小约为 30 nm，如脊髓灰质炎病毒、鼻病毒等。由于体积小，因此必须借助于电子显微镜将其放大几万至几十万倍后方可观察。多数病毒呈球形或近似球形，少数为子弹状、砖块状。

病毒在医学微生物中占有十分重要的地位。在微生物引起的疾病中，由病毒引起的约占总数的 75%。常见的病毒性疾病有肝炎、流行性感冒、病毒性脑炎、艾滋病及严重急性呼吸综合征(severe acute respiratory syndrome，SARS)和人感染高致病性禽流感等。这些病毒性疾病传染性强，在人口迅速广泛流动的今天，能迅速造成大范围流行，而且很少有特效药物可以对其进行有效的治疗。除可引起急性感染外，有些病毒还引起持续性感染或使感染者成为慢性病毒携带者，有些感染者可以没有症状，但可持续带毒而成为重要的传染源，在人群中不断地传播病毒危害人类的健康。正因为如此，病毒在职业性相关的微生物中占有重要地位。

（一）职业危害相关的病毒种类

病毒的种类多种多样。理论上绝大多数的病毒均有可能通过各自特有的传播途径和感染方式在职业环境下感染暴露者。按照传播途径和感染方式的不同，可大体将与职业危害有关的病毒分为表5-1所示的几类。

表5-1　常见的可能造成职业危害的病毒及其传播途径和感染方式

传播途径	感染方式	病毒种类
呼吸道	空气、飞沫、尘埃或皮屑	流感病毒、禽流感病毒、鼻病毒、麻疹病毒、腺病毒、冠状病毒（SARS的病原体）、肠道病毒、水痘病毒等
消化道	污染水或食品	甲肝病毒、戊肝病毒、其他肠道病毒、部分腺病毒等
破损皮肤、黏膜	昆虫等媒介节肢动物的叮咬、手术或护理意外、人为威胁	人类免疫缺陷病毒、脑炎病毒、出血热病毒等
注射、针刺	手术或护理意外、人为威胁或伤害	人类免疫缺陷病毒、乙肝病毒、丙肝病毒

（二）病毒的致病作用

病毒感染人体后，可仅局限于入侵部位并在此处增殖而导致疾病，引起的是局部感染。例如，鼻病毒仅在上呼吸道黏膜细胞内增殖，引起普通感冒。多数病毒经一定途径感染机体后，可进入血液循环或淋巴系统，并借此入侵靶器官中的易感细胞，在该细胞中增殖、损伤细胞并引起疾病。这种感染过程因涉及全身或数种组织与器官，从而引起全身感染。此外，病毒感染机体后常可导致机体免疫能力的下降或缺陷，严重者将导致人体的

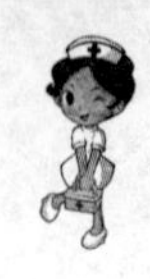

死亡。例如，HIV 可选择性地入侵人体的巨噬细胞和 $CD4^+$ T 淋巴细胞（也称 T 辅助细胞），经过多种机制可使 T 辅助细胞数量大量减少，功能下降，导致机体免疫能力的显著降低，从而合并条件致病菌的感染而发展至艾滋病，机体最终因免疫系统的彻底崩溃而死亡。

二、细菌

细菌是属原核生物界的一种单细胞微生物，有广义和狭义两种范畴，广义上泛指各类原核细胞型微生物，包括细菌、放线菌、支原体、衣原体、立克次体和螺旋体。狭义上则专指其中数量最大、种类最多、具有典型代表性的细菌。它们形体微小，结构简单，具有细胞壁和原始核质，无核仁和核膜，除核糖体外无其他细胞器。

细菌需通过显微镜才能进行直接观察，一般大小以微米（micrometer，$1\ \mu m = 10^{-3}\ mm$）为单位。不同种类的细菌大小不一，即使同一种细菌，也会因菌龄和环境因素的影响而有所差异。根据外形可将细菌分为三种，分别为球菌、杆菌和螺旋菌。细菌的形态受温度、pH、培养基成分和培养时间等因素的影响很大。一般来说，细菌在适宜的条件下生长 8～18 h 时形态相对较为典型，而在不利的生长或培养环境下或菌龄老时则常出现不规则的形态。因此，观察细菌的大小和形态，最好选择其适宜生长条件下的对数期为宜。

（一）职业危害相关的细菌种类

目前根据国际上最具权威性的伯杰（Bergey）细菌分类系统可将细菌分为四大类、35 个群，包括所有的医学细菌。常见的与职业因素有关的细菌根据其传播途径和感染方式的不同，分类如下

(表 5-2)。

表 5-2　常见的可能造成职业危害的细菌及其传播途径和感染方式

传播途径	感染方式	细菌种类(相关疾病)
呼吸道	空气、飞沫、尘埃或皮屑	炭疽杆菌(肺炭疽)、脑膜炎奈瑟菌(流行性脑脊髓膜炎)、溶血性链球菌(猩红热)
消化道	污染水或食品	炭疽杆菌(肠炭疽)
破损皮肤、黏膜或直接接触	手术或护理意外、昆虫等节肢动物的叮咬、直接接触野生动物排泄物、土壤	金黄色葡萄球菌(急性感染或败血症)、破伤风杆菌(破伤风)、钩端螺旋体(钩端螺旋体病)、莫氏立克次体(地方性斑疹伤寒)等

(二) 细菌的致病作用

细菌侵入宿主机体后,进行生长繁殖、释放毒性物质等而引起不同程度的病理过程,同时,宿主免疫系统产生一系列的免疫应答与之对抗。其结果根据致病菌和宿主两方面力量的强弱而定,可以是未能形成感染;或形成感染但逐渐消退,患者康复;或感染扩散,患者死亡。

细菌能引起感染的能力称为致病性或病原性。细菌的致病性是对特定宿主而言,有的只对人类有致病性,有的只对某些动物有,有的则对人类和动物都有。不同的致病菌对宿主可引起不同的病理过程。致病菌的致病性强弱程度称为毒力,即致病性强度,是量的概念。各种致病菌的毒力常不一致,并随不同宿主而异,即使同种细菌也常因菌型、菌株的不同而表现出不同的毒力。致病菌的致病机制,除与其毒力强弱有关外,还与其侵入宿主机体的菌量及侵入的部位均有密切的关系。

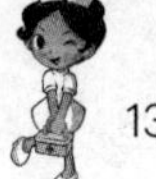

三、真菌

真菌(fungus)是一种真核细胞型微生物,有典型的细胞核和完善的细胞器,但不含叶绿素,也无根、茎、叶的分化。真菌广泛分布于自然界,种类繁多,有多达10余万种。大多数真菌对人无害,有些真菌对人体健康非常有益。人类还利用某些真菌来进行发酵以制造食品,有些真菌还被广泛应用于现代生物技术研究和高新生物技术产业中。能感染人体并引起人体疾病的真菌约300余种,包括致病真菌、条件致病真菌、产毒及致癌的真菌。与职业环境和职业危害有关的真菌主要是一些致病和产毒真菌,种类较少。近年来,由于滥用抗菌药物引起菌群失调、应用激素和某些药物导致免疫力低下及艾滋病在全球包括中国的广泛流行,真菌引起感染的疾病明显上升。

真菌可分为单细胞和多细胞两类。单细胞真菌呈圆形或卵圆形,称酵母菌。其中对人致病的主要有新生隐球菌和白假丝酵母菌,这类真菌以出芽方式繁殖,芽生孢子成熟后脱落成独立个体。多细胞真菌大多长出菌丝和孢子,交织成团,称丝状菌,又称霉菌。各种丝状菌或霉菌长出的菌丝和孢子形态不同,是鉴别真菌的重要标志。不同于细菌的芽孢,真菌的孢子对外环境的抵抗力不强,加热至60～70℃,短时间内即会死亡。

(一)职业危害相关的真菌种类

主要致病性真菌按其侵犯机体的部位和导致个体产生的临床表现,可分为浅部感染真菌、深部感染真菌和条件致病菌。而与职业危害关系最为密切的是浅部感染真菌。此外,深部感染真菌中的新生隐球菌在某些职业人群特别是鸽子饲养员中也可见到。

1. 浅部感染真菌

表面感染真菌主要寄居于人体皮肤和毛干的最表层，因不接触组织细胞，很少引起机体的细胞反应。

2. 深部感染真菌

深部感染真菌是指能侵袭深部组织和内脏及全身的真菌，以新生隐球菌病较为常见。

(二) 真菌的致病作用

在某些职业人群中，人体因吸入或食入某些真菌菌丝或孢子时可引起各种类型的超敏反应性疾病，如荨麻疹、变应性皮炎与哮喘等。

真菌感染的发生与机体的天然免疫状态有关，最主要的是皮肤黏膜屏障。一旦皮肤破损或受创伤，真菌即可入侵。

四、寄生虫

(一) 职业危害相关的寄生虫种类

人体寄生虫包括寄生的原虫、蠕虫和昆虫。原虫为单细胞真核动物，广泛分布于地球表面的各类生态环境中，由于体积小，往往可随风飘扬，遇到适宜的条件就发育滋长，大量繁殖。蠕虫包括吸虫、绦虫和线虫。血吸虫是最重要的与职业因素相关的人体寄生虫，在我国有广泛的流行。昆虫属于节肢动物，据估计，传染病中有 2/3 是由昆虫作媒介。

(二) 寄生虫的致病作用

血吸虫最主要的致病因子是血吸虫的虫卵。血吸虫虫卵沉积在肝脏及肠壁导致血吸虫卵肉芽肿，长期慢性病变导致肝纤维化和门静脉阻塞等，危及生命。

昆虫可通过直接与间接两种方式对被寄生人造成危害。直接

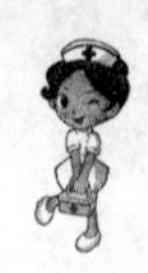

危害包括骚扰、吸血及引起变态反应等。间接危害则主要指其传播其他致病微生物，如致病性细菌和病毒等。在生物性传播时，昆虫作为致病微生物特定的、不可缺少的生活史环节而发挥作用。只有经过在这些昆虫体内的发育或繁殖阶段，致病微生物才能成熟并具备感染人体的能力，例如，疟原虫必须经过蚊体内的发育才能成熟并能感染人体。

【案例分享】 护士针刺伤职业暴露

（一）事件经过

2017年6月，某医院病房医生在给患者行颈静脉置管术后，护士回治疗室处理用物时，右手示指不慎被遗留在治疗车夹缝中的穿刺针刺伤见血，看似浅表。

（二）紧急处理

立即脱去手套，从近心端向远心端将血挤出，用皂液和流动清水彻底冲洗伤口，用碘伏和酒精消毒伤口，立即通知护士长、防保科和护理部，查看患者化验报告，梅毒螺旋体抗体、HIV抗体阴性，当时患者输血全套化验结果未出，进行追踪。当事人因在2016年接种过乙肝病毒疫苗，因而未再进行相关病毒血清检查。

（三）原因分析

(1) 护士违反操作规程，治疗车上未备锐器盒，操作结束后未妥善处理锐器。

(2) 护士安全意识欠缺，在配合医生进行医疗操作时未仔细核对所使用的锐器。

（四）防范措施

(1) 加强护理工作制度学习，使护理人员从根本上认识日常防护的重要性。

(2) 加强规范操作，提高护士自我防护意识。

(3) 每辆治疗车上配置锐器盒,用过的针头要求立即扔进锐器盒中,不能延缓放置。

钱桂香 杨如美

第一版:钱桂香

第二节 生物性危害传播途径

一、空气、飞沫传播

呼吸道疾病主要传播途径是飞沫传播和空气传播,污染源主要是呼吸道疾病患者通过呼吸、说话、咳嗽、打喷嚏等呼吸活动产生。医院是呼吸道疾病传播的主要场所,患者间交叉感染、医护人员被感染的概率更大。常见的经空气、飞沫传播的呼吸道传染病主要有肺结核、流行性感冒、麻疹、流脑、风疹、水痘、流行性腮腺炎、支原体肺炎及严重急性呼吸综合征(SARS)和人感染高致病性禽流感等。其流行病学最显著的特点是突然暴发、迅速蔓延、波及面广、危害性大及人群普遍易感等。

(一) 空气、飞沫传播主要病原体

1. 病毒

空气、飞沫传播疾病主要的病毒有流感病毒、禽流感病毒、鼻病毒、呼吸道合胞病毒、麻疹病毒、冠状病毒(SARS的病原体)、副流感病毒及新型肠道病毒等。

(1) 人感染高致病性禽流感:人感染高致病性禽流感是由H5N1型禽流感病毒感染导致的,是一种人、禽、畜共患的急性呼

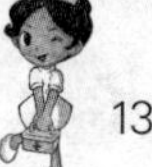

吸道传染病。自2003年以来,高致病性禽流感H5N1禽流感疫情已由"多点散发"转变为"地方持续流行,并持续扩散至全球"。据世界卫生组织(WHO)网站公布数据,截至2012年1月5日,2003～2011年全球有15个国家共报道了576例人禽流感病例,死亡339例,病死率为58.85%,其间中国共报道了41例,死亡27例,病死率为65.85%。越南出现患者传染给护士的病例,因此,医务人员在为患者提供医疗护理服务的同时,必须做好自身防护。

(2) 流行性感冒：流行性感冒(influenza,简称流感)是由流感病毒引起的急性呼吸道传染病。根据病毒核蛋白、基质蛋白抗原性不同将流感分为甲、乙、丙三种类型,其中甲型流感病毒又可分为多种亚型。由于自身抗原变异,流感病毒曾引起数次世界范围大流行。流感每次大流行均严重威胁人类的健康,给社会稳定和经济发展带来灾难性打击。中国是流感高发国家,每年有1亿多人遭受流感的困扰,因流感到医院就医者超过50万人,自2000年开始,我国卫生与计划生育委员会与WHO合作开展流感监测项目,建立了覆盖全国31个省、以流感样病例报告和病毒分离为主的流感监测网络,目的是及时掌握我国流感疫情动态,及时预警预测,以便采取有效措施,减少疾病导致的死亡。医务人员作为流感患者的密切接触者,属于高风险人群,尤其是呼吸科、门急诊、发热门诊等科室的医务人员,经常受到各种流感病毒的侵袭,如果自身防御功能低下,则易被流感病毒感染,医务人员一旦发生流感职业暴露,不仅有可能成为重要的传染源将病毒传染给服务对象,造成医院内的传播,而且将给家庭和社会带来不良的影响。

防治流感的方法主要有疫苗研制和抗病毒治疗。由于流感病毒变异性强,对某些流感病毒有效的疫苗对其他型别的流感病毒无效,影响疫苗的预防控制效果,因而流感的控制还需要依靠有效的抗病毒药物。目前临床上批准用于预防和治疗的经典抗流感药物主要有 M2 离子通道抑制剂和神经氨酸酶抑制剂两大类。神经氨酸酶抑制剂代表性药物有奥司他韦(达菲),能选择性地抑制流感病毒的神经氨酸酶,阻止流感病毒的扩散,缓解流感症状。但长期使用抗病毒药物易产生耐药性,增加不良反应的发生率,导致疗效降低。

2. 细菌

空气、飞沫传播疾病主要的细菌有百日咳杆菌、白喉杆菌、脑膜炎双球菌、乙型溶血性链球菌、结核杆菌等。

结核病:肺结核病是由结核分枝杆菌感染肺部引起的慢性传染病,是各种结核中最常见者,占 90%。一般是由于吸入肺结核患者咳嗽、喷嚏、大声说话时喷出的含结核分枝杆菌的飞沫而感染。结核分枝杆菌主要通过空气传播,是医务人员职业防护中需要关注的重要病原体之一。来自发达国家和发展中国家的研究显示,医务人员的结核分枝杆菌感染和结核病发病率均明显高于普通人群。我国是结核病高负担国家,国内研究显示,我国医务人员结核分枝杆菌潜伏感染率在 50%～70%,医务人员的结核病患病率也比一般人群高,达 6.7/1 000 人年,在对我国某结核病医院新职工结核病发病情况调查显示,在 6 年间新参加工作的 30 岁以下医务人员 225 名中,发生活动性肺结核者 12 例,青年医生 2 例,青年护士 10 例,对医务人员感染结核的危险因素分析显示,其结核感染和患病风险主要与在工作场所暴露和感染预防控制措施不足等有关。

(二) 空气、飞沫传播易感环节

1. 距离

(1) 飞沫传播:飞沫传播是一种近距离 1 m 以内的传播。传

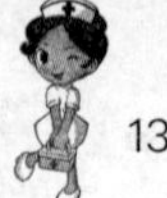

染源产生带有微生物的飞沫核(≥5 μm)在空气移行短距离后移植到宿主的上呼吸道而导致传播。此种传播方式仅累及传染源周围的密切接触者,如SARS、百日咳、病毒性腮腺炎等。SARS以近距离飞沫传播为主,是否被感染主要取决于接触者与宿主的接触机会和密切程度。除空气飞沫传播外,SARS也存在着接触宿主呼吸道分泌物传播的途径,可通过被污染的手、玩具等经口鼻而传播,SARS患者的粪便、尿液、血液都含有病毒。

(2) 空气传播:空气传播是长期停留在空气中的含有病原微生物的飞沫颗粒(大多<5 μm)或含有传染因子的尘埃引起的病原微生物在空气中播散,可以被同病房的患者及医务人员吸入或播散到更远的距离,如结核、水痘、麻疹等。

2. 环境

医院是各种病毒、细菌的集中地,呼吸道传染病可通过空气、飞沫或接触呼吸道分泌物等途径传播。通风环境和通气能力差,器械物品未做好消毒灭菌、患者用物未正确处理等,均是空气、飞沫传播的易感环节之一。

3. 防护意识

如果医务人员缺乏对呼吸道传播疾病的认识,无自身防护意识或未按要求进行自身防护,如在为患者进行各项治疗护理操作时,未戴口罩,接触患者的分泌物后未按要求洗手等,均是导致医务人员职业性空气、飞沫传播的感染环节。

4. 患者个体行为

患者个体行为也是空气、飞沫传播的易感环节。如肺结核患者在咳嗽、打喷嚏、大声谈笑时未用双层纸巾遮住口鼻,其喷射出带菌的飞沫可传染给健康人,是飞沫感染最常见的方式。另外,呼吸道传染患者随地吐痰,痰液干燥后痰菌随灰尘形成带菌尘埃,日常医疗护理活动或人员流动时常可将尘埃掀起，医务人员可通过吸入而引起感染。

(三) 空气、飞沫传播疾病的隔离与预防

1. 医务人员防护

医务人员应加强空气、飞沫传播疾病知识学习，提高防范意识。应严格按照区域流程，在不同的区域，穿戴不同的防护用品，离开时按要求摘脱，并正确处理使用后物品，进入确诊或可疑传染病患者房间，与患者近距离（1 m 以内）接触，应戴帽子、医用防护口罩，进行可能产生喷溅的诊疗操作时，应戴护目镜或防护面罩，穿防护服，当接触患者及其血液、体液、分泌物、排泄物等物质时应戴手套，在转运患者的过程中，应注意自身防护，加强预防接种。

2. 接触经空气传播的疾病

在标准预防的基础上，还应采用空气传播的隔离和预防。① 严格按照区域流程，在不同的区域，穿戴不同的防护用品。② 进入确诊或可疑传染病患者的房间，进行可能产生喷溅的诊疗操作时，应戴护目镜或防护面罩，当接触患者及其血液、体液、分泌物、排泄物等应戴手套。③ 应严格空气消毒。

3. 接触经飞沫传播的疾病

在标准预防的基础上，与患者近距离接触，应戴帽子、医用防护口罩或 N95 口罩，进行可能产生喷溅的诊疗操作时，戴护目镜或防护面罩，穿隔离衣或防护服，戴手套，加强通风或进行空气消毒。

(四) 空气、飞沫传播疾病暴露后的应对

(1) 立即做好医务人员医学观察，了解医务人员身体健康状况，填写医学观察登记表，上报医院感染科与当地疾病预防控制机构，根据情况预防用药。

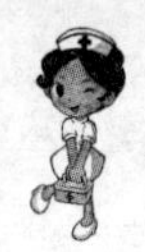

(2) 按要求做好医务人员呼吸道消毒隔离工作。

(3) 注射疫苗预防。

(4) 流感职业暴露后应对

1) 应急处理：及时向护士长或医院感染科汇报，一般需隔离7 d，体温恢复正常后解除隔离。如发生甲型流感，可服用金刚烷胺或金刚乙胺或服用中草药进行预防，保护接触者。室内可用乳酸 2～4 ml/100 m^3 加热蒸发，使乳酸细雾散于空气中杀死病毒。

2) 流感流行时处理措施：① 立即报告当地卫生行政部门。② 医院增设门诊专科，增加抗流感药物供应，对医务人员采取预防保护措施。③ 备足金刚烷胺或抗病毒的中草药及一些抗菌药物和对症治疗药。④ 所分离的流感病毒应速送国家流感中心进行鉴定和分析。

二、直接接触传播

直接接触传播指在没有外界因子参与下直接与传染源接触的一种传播途径，常见于皮肤性疾病，如疥疮的暴发流行主要发生于护士与洗衣房女工等。

(一) 直接接触传播的主要病原体

直接接触传播的主要病原体有流行性角结膜炎病毒、单纯疱疹病毒、巨细胞病毒、风疹病毒、金黄色葡萄球菌、A 组链球菌等，病原体中大部分是微生物，小部分为寄生虫。

1. 病毒

直接接触传播主要病毒有单纯疱疹病毒、流行性角膜炎病毒、巨细胞病毒、风疹病毒等。

(1) 水痘、带状疱疹：水痘、带状疱疹是由同一病毒即水痘、带状疱疹病毒所引起的两种不同表现的疾病。原发感染为水痘，潜伏在感觉神经节的水痘带状疱疹病毒再激活引起带状疱疹。水痘传染性很强，主要通过直接接触水痘疱疹液（水痘痂皮无传染性）和空气飞沫传播，亦可通过污染的用具传播。由于水痘主要传播途径为空气飞沫和直接接触，且多见于从未感染过水痘带状疱疹病毒者，因此，未感染过水痘带状疱疹病毒的年轻护士感染水痘的危险性明显增加。

（2）风疹：风疹是由风疹病毒通过呼吸道和直接接触传播引起的急性病毒性传染病。在我国已列入法定报告的传染病。风疹最大的危害是母亲在妊娠早期特别是头3个月感染风疹，可造成流产、死产和新生儿先天性风疹综合征。因此，职业性感染风疹对妊娠期医务人员具有严重的危害。由于在风疹患者口、鼻、咽部分泌物及血液、尿液等样本中均可分离出病毒，因此，医务人员在接触患者排泄物或分泌物时，应做好自身防护。

（3）甲型病毒性肝炎：甲型病毒性肝炎简称甲型肝炎，是由甲型肝炎病毒（HAV）引起的一种肠道传染病。主要传播途径是粪口途径，其他有血液传播、垂直传播等。甲型肝炎患者的粪便、尿液、呕吐物中含有HAV，医务人员在日常治疗护理工作中难免要接触患者的血液、体液或其他分泌物，因此，应加强自身防护，防止病从口入，注意个人卫生是预防甲型病毒性肝炎的最佳方法。

2. 细菌

直接接触传播的主要细菌有肺炎双球菌、金黄色葡萄球菌、A组链球菌等。

传染性结膜炎：传染性结膜炎俗称“红眼病”，是一种急性传染性眼炎。根据不同的致病原因，传染性结膜炎可分为细菌性结膜炎和病毒性结膜炎两种。患者的泪水有很强的传染性，通过污染的手指、布类、毛巾、太阳镜等，导致人与人之间传播。在日常工

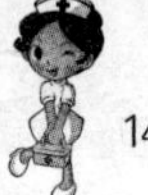

作中，医务人员可通过直接接触患者用过的毛巾、洗脸用具、水龙头、门把手、公用的物品等引起接触传播发生感染。

(二) 直接接触传播易感环节

1. 皮肤黏膜

医务人员在为患者进行医疗护理活动时，经常近距离接触带有各种病原微生物的血液、体液、分泌物、排泄物等，当皮肤黏膜不完整、破损时，极易受到经直接接触传播的感染性疾病侵袭。

2. 环境

有调查发现医务人员感染传染性软疣的危险性相当于非医务人员的2.1倍，而皮肤科医务人员感染的危险性是其他医务人员的4倍。某医院烧伤病房内，医护人员手携带铜绿假单胞菌(绿脓杆菌)者为25.90%，大肠埃希菌(大肠杆菌)者为22.20%，金黄色葡萄球菌者为14.80%。各种常用物品上铜绿假单胞菌的检出率：床上物品为24.40%，医疗用品为10.54%，洗手槽水龙头为8.80%，床边水瓶塞为26.00%，室内地板为25.20%，拖把及抹布为69.20%。另外，医院中的某些环境或液体也是重要的传染源，如空调器、气体过滤瓶、注射器械等，常适宜病原体的生长繁殖，称为“环境储源”，为接触传播的易感环节。

3. 防护意识

医务人员自身防护意识，在直接接触传播疾病的预防控制中具有重要作用。如医务人员在诊疗、护理患者前后，尤其是在给患者换尿片、处理患者粪便，或直接接触患者分泌物、血液、口腔黏膜、疱疹患者疱液等高危操作后未认真洗手或消毒，均可导致直接接触感染。

4. 基础设施

医院基础设施能否满足医疗护理工作的需要，对预防接触感染,降低其危险性具有很大作用。如洗手消毒设施是否符合卫生学要求,能否保证数量和设置的合理性等。

(三) 直接接触传播疾病的隔离与预防

1. 患者隔离

对经接触传播的疾病,如肠道感染、多重耐药菌感染、皮肤感染的患者,在标准预防的基础上,还应采用接触传播的隔离与预防。对患者的隔离包括:限制患者的活动范围,减少转运,如需要转运时,应采取有效措施,减少对其他患者、医务人员和环境表面的污染。

2. 做好个人防护

由于水痘患者的疱疹液、血液及口腔分泌物中含有病毒,因此,医务人员在直接接触患者的疱疹液、血液及口腔分泌物时应戴好手套。对于常见的多重耐药菌感染患者,近距离操作如吸痰、插管等应戴护目镜。在接触隔离患者的血液、体液、分泌物、排泄物等物质时,应戴手套,离开隔离病室前,接触污染物品后应摘除手套,洗手和手消毒,手上有伤口时应戴双层手套,进入隔离病室,从事可能污染工作服的操作时,应穿隔离衣,离开病室前,脱下隔离衣,按要求悬挂,每天更换清洗与消毒,如使用一次性隔离衣,用后按医疗废物管理要求进行处置,接触甲类传染病应按要求穿脱防护服,离开病室前,脱去防护服,防护服按医疗废物管理要求进行处置。

3. 加强消毒隔离工作

注意患者衣物和用具的清洁消毒,在环境的管理上,应注意仪器、物品使用后的消毒,诊疗、护理过程中所使用过的非一次性的仪器、物品等,每次使用后用 500 mg/L 的含氯消毒剂擦拭后清水擦干。医务人员污染的工作服可用 500 mg/L 含氯消毒剂浸泡

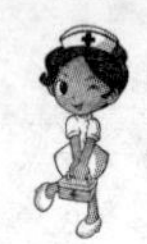

30 min后清洗。

4. 预防接种

风疹主要预防措施为免疫接种，因此，对风疹抗体(IgG)阴性者可进行主动免疫接种。对与甲型肝炎患者密切接触的医务人员，可用人血丙种球蛋白或人胎盘丙种球蛋白进行预防注射，用量为0.02～0.05 ml/kg体重，以注射为好，在接触后2周以内使用，不宜迟于2周。因我国成人血中大都含有抗HAV IgG，故用正常成人血提取的免疫球蛋白对预防HAV感染有一定效果。

(四) 直接接触传播疾病暴露后的应对

1. 皮肤黏膜处理

接触暴露后，护士应保持镇静，立即迅速、敏捷地按常规脱去被污染的手套、帽子、口罩、工作衣等。污染的衣物立即放入专用袋中，送指定地点清洗消毒(用2 000 mg/L含氯消毒剂浸泡半小时)。皮肤污染部位用肥皂液和流动水清洗，并用0.5%聚维酮碘(碘伏)消毒液揉搓或浸泡双手1～3 min或用0.2%过氧乙酸等，被暴露的黏膜，必须迅速反复用生理盐水冲洗，若液体溅入眼睛，连续冲洗至少10 min，冲洗后应避免揉擦。

2. 报告制度

报告科室护士长及医院感染科，了解患者的病史，是否存在传染性疾病的高危因素，并进行相关的医疗处理。

3. 记录

发生的时间、地点、过程及采取措施和患者目前的状况等。

4. 免疫接种

对医务人员进行流感、腮腺炎、麻疹、风疹等免疫接种，可提高医务人员呼吸道的特异性免疫力，是预防接触传染经济、有效的重要措施。在发生疾病暴发流行或发生意外感染事故时，应及时实施人工被动免疫，如注射抗毒血清、丙种球蛋白、胎盘球蛋白等。使用疫苗应尽量在医务人员进入高危区工作之前进行。可能与风疹患者或孕妇直接接触者，应采用预防风疹感染措施，凡与血液有接触的人员都应注射乙型肝炎疫苗，在可能发生流感流行前1年的秋季，应为全院职工接种流感疫苗，免疫学和血清检查证明为麻疹易感者，应接种麻疹疫苗。密切接触甲肝患者的医务人员可使用免疫球蛋白被动免疫，应急保护阻止发病。

三、血液、体液传播

经血液传播的疾病是一类经过血液、体液途径传播的传染性疾病，包括乙型肝炎病毒（HBV）、丙型肝炎病毒（HCV）、艾滋病、梅毒等疾病。这些疾病的病原体主要存在于感染者的外周血液中，可通过输入污染的血液及血液制品，使用污染的医疗器械等途径而感染他人。有报道认定，针刺伤时，只需0.004 ml带有HBV的血液，足以使受损者感染HBV；被HCV污染的锐器刺伤而感染的概率为1.8%，HIV的发生概率为0.1%～0.3%。据美国疾病控制中心统计，全国每年发生锐器伤60万～80万例，护士约占80%。在职业生涯中，护士几乎人人有锐器伤的经历。随着经血液、体液传播疾病的大量增加，医务人员职业暴露的危险性不断增大。护理工作中凡可能接触患者血液、体液的操作，包括注射、采血、输血、标本的采集、传递器械及废弃物处理等均可造成护士经体液、血液传播的感染性疾病。

（一）血液、体液传播疾病的主要病原体

目前，已知通过接触患者血液、体液传播的病原体有20多种，其中危害最大的是乙型肝炎病毒（HBV）、丙型肝炎病毒（HCV）和人类免疫缺陷病毒（HIV）。感染性疾病主要有病毒性肝炎乙型

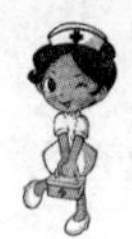

(乙肝)、病毒性肝炎丙型(丙肝)、艾滋病(AIDS)、梅毒等。

1. 艾滋病(AIDS)

艾滋病是由人类免疫缺陷病毒(HIV)引起的疾病,自1984年首例医务人员由于职业暴露而感染HIV被报道后,截至2000年9月,全世界已报道职业获得性HIV感染者97例。其中主要是外科、口腔科、妇产科等医务人员。

艾滋病职业暴露是指工作人员如实验室技术人员、医生、护士、警察、监狱管理人员等,在从事艾滋病防治工作或其他过程中被HIV感染者或艾滋病患者的血液、体液污染了破损的皮肤或非肠道黏膜,或被含有HIV病毒的血液、体液污染了的针头及其他锐器刺破皮肤,而具有被HIV感染可能性的情况。

医护人员的暴露主要途径包括:① 外科或妇产科医生在给HIV感染者或AIDS患者做手术时,被手术刀割伤,或被缝合针刺伤。② 口腔医生在给HIV感染者或AIDS患者拔牙或镶牙时,被患者的牙齿刮伤或医疗器具损伤。③ 护理人员在给HIV感染者或AIDS患者抽血、注射时,被针刺伤;或其伤口接触到HIV感染者或AIDS患者的血液、含血体液等。④ 血液透析人员的伤口接触到HIV感染者或AIDS患者的血液、含血体液等。

医务人员因密切接触艾滋病病毒感染者而处于高度的职业暴露危险中,这种情况在发展中国家更为严峻。南非人类科学研究委员会曾于2002年进行了艾滋病对医疗系统影响的研究,结果发现医务人员感染艾滋病的比例为15.7%,比全国25岁及25岁以上人口中的艾滋病感染率还高0.2个百分点,其中护理人员的比例尤其高。在非洲乌干达进行的研究显示,自1984年以来该国已有30%的医生死于与艾滋病相关的疾病。在这些艾滋病严重蔓延的非洲国家,艾滋病职业危害不仅加剧了医务人员的短缺,而且,医务人员中艾滋病的高感染率也无形中增加了普通患者被感染的危险。我国已经进入艾滋病高发病时期,大量增加的发病和死亡病例必然形成大批患者到医院就医,造成医务人员职业暴露机会大大增加。虽然目前在我国医务人员中尚未发现因职业暴露而感染艾滋病的病例,但是随着接触艾滋患者的医务人员增多,不排除将来经由职业暴露感染艾滋病的可能,因此了解 HIV 职业暴露的危害与防护十分重要。国家卫生与计划生育委员会关于印发《医务人员艾滋病病毒职业暴露防护工作指导原则(试行)》的通知:卫医发〔2004〕108 号,对有效预防和控制医务人员职业暴露危害具有重要的意义和指导作用。

2. 乙型肝炎

乙型肝炎是由乙型肝炎病毒(HBV)引起的传染病,流行病学调查表明,从事与传染性肝炎有关的职业人群中肝炎发病率远远高于一般人,其中以检验和传染病房的医务人员为甚,其他还有医院的辅助部门和接触患者的血液和排泄物的人员。传染疾病的危险性不仅在于已确诊急性病毒性肝炎的患者,而且也在于无典型症状未被确诊为肝炎的患者及乙型肝炎病毒携带者。据 WHO 报告,医院工作人员中乙肝感染率比一般居民高 3~6 倍。

(二) 传播途径

职业性感染血源性传播疾病最基本的途径是患者的血液、体液进入医务人员的血流,包括被血液污染的锐器刺伤(统称为针刺伤)、破损的皮肤或黏膜接触了患者的血液和体液等,其中主要的是被污染的锐器刺伤。对于医务人员来说,通过针刺伤或其他经皮方式暴露于乙型肝炎病毒(HBV)、丙型肝炎病毒(HCV)和人类免疫缺陷病毒(HIV)的感染率分别为 6%~30%、3%~10%、0.2%~0.5%。

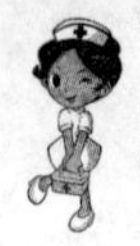

1. 经皮暴露

由于护理人员每天要完成大量的注射、抽血、输液等治疗工作,因此,针刺伤是护理人员最常见的血源性职业危害。国内外多项研究显示,针刺伤是造成护士皮肤损伤的最主要职业因素,不仅引起皮肤、黏膜损伤,还为血源性疾病的传播打开门户。

2. 黏膜暴露

尽管有研究证实黏膜暴露感染危险比经皮暴露要低,但在医疗条件差的地区发生黏膜暴露的概率却更高,持续黏膜暴露累计起来危险性也会随之增大。偶尔接触血液、体液者血源性病原体职业暴露的发生率是不接触者的 1.6 倍,经常接触血液、体液者是不接触者的 2.4 倍。

(三) 血液、体液传播易感环节

1. 高危工作场所

手术室是容易传播血源性传播疾病的高危场所,手术室护士在配合手术、清洗器械等操作时被手术刀、剪、克氏针刺伤,使病毒直接进入血液而被感染情况频繁发生,产科分娩室助产士在观察产程、接产过程中极易接触产妇的血液、羊水、阴道分泌物,在对产妇进行会阴缝合、抽脐带血、注射缩宫素(催产素)等操作时极易发生针刺伤,因此,也是职业暴露的高危人群。据国际互联网报道,国外有家医院曾抽验了在急诊室就诊的 2 523 名患者的血样,其中 18%的患者 HCV 血清反应阳性,5%的患者 HBV 血清反应阳性,6%的患者 HIV 血清反应阳性。而实际上,这些患者在就诊时并不知道自己感染了病毒。因此,急诊室护士所面临的潜在职业危险也是巨大的。

2. 高危时段

有调查显示,上午 9～10 时是医务人员诊疗与护理操作最集中的时间段，也是职业暴露的高峰期。职业暴露时，正在进行的操作，以抽血居首位，其次是拔针及手术缝合等。手指是肝炎病毒职业暴露最危险的部位，尤其是右手示指。

3. 高危群体

护理人员，包括护生是发生职业暴露的最危险群体，以针刺伤为主，发生此类情况主要与护理人员的工作性质及工作环境密切关系，周旋在病房之中，用针具最多，与患者血液、体液及分泌物接触机会最多。

4. 高危年龄段

职业暴露者的年龄以21～30岁居多，以护生和工龄5年之内的低年资护士为主。护生由于刚开始临床实践，缺乏职业防护知识与防护意识，技术操作不熟练，心理紧张、恐惧等原因容易发生针刺伤；而工作年限短、经验不足、担负的护理任务繁杂、在超负荷的工作中疏忽职业防护是低年资护士发生血源性职业暴露的最主要原因。

5. 高危操作环节

各种注射、穿刺是针刺伤发生的最危险环节，其次是手术缝合和集中处置用过的锐器物和针头。护理操作过程中违反操作规程及不良的操作习惯也是医护人员发生针刺伤的主要原因。将拔下的头皮针回插入输液袋出口塞，将卸下的输液装置收集起来集中分离针头，增加了针刺伤的发生频率，此外，手术过程中戴单层手套、手对手直接传递手术器械也常常是发生锐器伤的高危险操作环节。

6. 缺乏必要的防护用品和设施

例如，洗手设施比较落后，手动式水龙头依然存在，皂液、擦手纸不能满足临床需求，不能确保防护用品的供应，如防护面罩、护

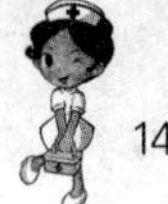

目镜、防渗漏隔离衣等缺乏，防护措施不到位也给医务人员工作带来了危险隐患。有研究表明，标准预防执行不到位，48%的人归因于知识的缺乏和用物的不方便，60%的人归因于自身。

7. 缺乏必要的免疫预防

一些医院虽然制定了医务人员免疫预防措施，但落实不到位，如对密切接触者注射相应的预防疫苗等，不少医院在实际工作中却未认真执行。还有些医院由于经济原因或由于领导不重视，没有相应的保障制度。

(四) 血液、体液传播疾病的预防措施

1. 特殊工作场所的防护

在一些高危科室，如手术室、产房、急诊室、重症监护病房、供应室等，更要重视职业防护问题。在急诊室经常接触外伤患者，有时来不及做任何检查就得处理出血的伤口，此时护士应加强个人防护，操作时应戴手套，对不合作的患者，应请求他人协助，以减少感染的危险。手术室则应制定规范使用锐器的工作流程，包括手术中锐器的使用、传递、清洗、处置，锐器容器的配置，以及如何防范减少锐器所携带血液进入人体的方案，包括伤后处置的流程和促使护士按照标准预防要求执行锐器操作。

2. 艾滋病职业暴露的防护

(1) 加强培训：使医护人员从根本上认识日常防护的重要性，对各种防护的措施、医疗废物的处理及暴露后的处理流程都熟记于心，对答如流。

(2) 认真洗手：遵循六步洗手法和医务人员手卫生规范，在接触每个患者前后都要彻底洗手，包括脱手套后。

(3) 个人安全防护：① 医护人员要正确使用手套，大小合适，当手部皮肤有破损情况应先用创可贴保护好再带双层乳胶手套进行操作。② 不要用戴手套的手触摸暴露的皮肤、口唇、眼睛、耳朵和头发等。③ 凡是有可能接触患者血液、感染性体液时,应戴口罩、手套,穿隔离衣,必要时还要戴一次性眼罩,避免污染的体液溅到眼睛里。

(4) 安全处理锐器:① 禁止回套针帽。必须回套时,应使用单手技术,可以把针帽放在无菌的治疗巾上,再用针尖去找针帽进行回套。② 每个处置车上都应配置锐器盒,用过的针头要立即扔进锐器盒中,不能延缓放置。③ 锐器盒不宜过满,放置量不宜超过锐器盒的 2/3。否则容易发生血液迸溅。④ 采血针最好使用对医护人员有保护作用的蝶形采血针,护士完全接触不到针。⑤ 在给患者拔输液针时,针柄一定要按在输液瓶上以防回身时刺伤他人。⑥ 护士在给患者处置时,尽可能由一名护士进行处置,处置时一定要先评估一下周围环境,减少人员的流动,防止在护士处理针头时由于其他人员的流动而发生针刺伤。

(5) 血渍、血标本的处理:① 如地面、墙壁上有感染者或患者血渍或分泌物,应先用浸有含氯制剂的湿毛巾覆盖消毒,同时要在旁边放警示标志,消毒时间为 60 min,然后戴双层手套进行彻底擦拭。② 在取送血标本时应戴手套,废弃的血标本不能直接扔进锐器盒中,必须交到化验室进行统一处理。

(6) 医疗废物的处理:严格按照要求处理感染者或患者的医疗废物,要用双层垃圾袋,同时袋外要有明显的标志。

3. 乙型肝炎病毒职业防护

我国是乙型肝炎病毒感染的高发区,医务人员是乙型肝炎病毒感染的高危人群。对医务人员进行乙型肝炎疫苗预防注射是避免和预防乙型肝炎职业暴露的重要措施。建议医务人员上岗前应接受乙型肝炎疫苗的全程接种,注射 3 针乙型肝炎疫苗,每针

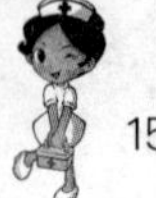

20 μg，接种程序为0、1、6个月。在注射3针乙型肝炎疫苗后的1～2个月检查乙型肝炎表面抗体有无产生，如未产生抗体，应再继续接种。这是预防HBV感染最有效的预防措施，有效率为96%～99%，如果已知体液来源于HBsAg阳性的患者，应在24 h之内给予乙型肝炎免疫球蛋白(HBIG)注射。

(五) 血液、体液传播疾病暴露后处理

发生职业暴露之后采取正确处理措施，有助于防止职业暴露的进一步损害。

1. 皮肤黏膜处理

立即轻轻由近心端向远心端挤压，尽可能挤出损伤处的血液，用流动水清洗伤口10 min以上，再用0.5%安尔碘消毒(如果为皮肤黏膜暴露，则用流动清水或灭菌生理盐水反复冲洗)。

2. 报告

填写《职业暴露登记表》上报预防保健科，包括发生的时间、地点、过程及采取措施和患者目前的状况等。

3. 实施预防措施

预防保健科对被暴露者进行血清抗HBs水平调查，如果血清抗HBs<10 mIU/ml，属于易感者，即采取预防性用药(1∶200 000乙型肝炎免疫球蛋白200 IU肌内注射，1个月后重复注射1次)。

4. 建立医务人员职业暴露报告系统

医院感染控制部门建立职业暴露报告系统，以便医务人员在黏膜接触高传染性患者的血液、体液、排泄物后能向有关部门及时报告，并得到及时的咨询和处理，同时收集这些数据，定期进行分析发生职业暴露的原因，从而寻求有效的预防措施，以减少医务人员的职业感染的危险性。

5. 艾滋病职业暴露后的处理

（1）皮肤黏膜处理：发生黏膜暴露后，立即用清水、生理盐水或无菌液反复冲洗，如果是眼睛黏膜暴露禁止使用眼药水进行冲洗，发生针刺伤或刀割伤暴露后，应当在伤口旁由近心端向远心端轻轻挤压，尽可能挤出损伤处的血液，再用大量的生理盐水或流动水进行长时间冲洗，使用聚维酮碘、酒精等皮肤消毒剂进行消毒，禁止进行伤口的局部挤压和吮吸。

（2）报告：一旦发生艾滋病职业暴露后要立即报告，以便专家能及时进行评估，给予预防性用药。服药的时限是越快越好，一般在 1 h 之内服药的预防性效果最好。报告的内容包括事故的发生时间、地点、经过、暴露方式、损伤的具体部位、损伤的程度、接触物的种类、处理方法和处理经过。

（3）随访和咨询：在发生 HIV 职业暴露后，虽然医务人员能及时得到预防性用药，但服药后存在着明显的不良反应，有的医务人员心理压力过大，胃肠反应严重，经常有恶心、呕吐、无食欲等表现；有的还有抑郁、紧张、恐惧等情绪。针对职业暴露后医务人员发生的负性情绪，医院感染管理科应当及时与市级疾病预防控制中心进行汇报，并协助联系相关专家和心理治疗师，及时向职业暴露者提供信息和心理咨询，进行心理疏导，帮助职业暴露者树立生活、工作信心，同时尊重并保护职业暴露者的隐私。并在暴露后的第 4 周、第 8 周、第 12 周及第 6 个月时对 HIV 抗体进行检测。

6. 乙型肝炎病毒职业暴露后的处理

（1）皮肤黏膜处理：同前。

（2）上报：上报医院感染管理科，填写职业暴露报告卡。感染管理科核实签名，向医院指定专家就诊、咨询、随访，对暴露者和暴露源做乙型肝炎病毒相关血清学检查。

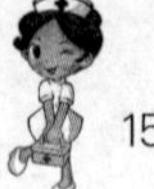

(3) 防治与复查：如果暴露源为乙型肝炎病毒携带者，乙型肝炎抗体<10 mIU/ml、乙型肝炎抗体阴性或不清楚，则应立即注射乙型肝炎免疫球蛋白200～400 IU，并注射乙型肝炎疫苗20 μg，1个月及6个月后分别注射第二针和第三针。并在3、6、12个月内接受乙型肝炎病毒复查；如果乙型肝炎抗体≥10 mIU/ml，可不用进行特殊处理，但要在3、6个月内接受复查。

尽管医务人员在医疗护理工作中发生血源性病原体职业暴露是不可完全避免的，但是美国CDC评估表明，62%～88%的血源性病原体职业暴露是可以预防的，因此，各级医疗管理部门、医疗器械生产部门和医务人员应当共同努力，预防和降低医务人员职业暴露的危险性。

【案例分享】 艾滋病职业暴露防护

(一) 事情经过

2015年9月23日早上，某医院急诊护士在化补液时，左手示指不慎被针药的塑料盖子划伤，当时伤口浅表，长度0.5 cm左右，无出血，随后进行常规消毒处理。当日该护士夜班，24日凌晨0:30分左右，一患者打铃呼叫，护士即刻到床旁发现患者留置针和三通中有回血，检查发现推泵的延长管被患者压于身下并脱落。立即予以更换，当右手拿起更换后的污染三通准备离开病房时，三通内的血液不巧滴在原本被划伤的左手示指上，血量在3滴左右。立即用清水冲洗，并用碘伏棉签消毒伤口。24日下午3:30左右当知晓该患者被查出HIV阳性时。该护士才想起凌晨之事，立即口头报告护士长，护士长上报医院防保科，防保科让该护士抽血送至医院化验室，并建议其前往上海金山公共卫生中心就诊。24日20:00左右，在公共卫生中心进行了相关病毒血清学检查，包括各类病原体DNA测定，人免疫缺陷病毒核算定量，人免疫缺陷病毒抗体测定，不加热血清反应素试验，梅毒螺旋体特异抗体测定等，并进行预防性用药，最后未发生 HIV 病毒感染。

（二）原因分析

（1）护士缺乏职业防护相关知识和自我防护意识，当皮肤发生轻微破损时，未引起重视，且未戴手套操作。

（2）护士在操作时未意识到会接触到患者血液，无全面防护意识。

（三）预防措施

（1）提高职业防护意识，在接触患者血液、体液时要戴手套，手上有伤口时更必须戴好手套，手套破损立即更换。

（2）管理者加强护士职业防护培训，使医护人员从根本上认识日常防护的重要性，对各种防护的措施、医疗废物的处理及暴露后的处理流程都熟记于心，对答如流。

钱桂香

第三节　生物性危害的预防与控制

一、实施标准预防

标准预防是针对医院所有患者和医务人员采取的一组预防感染措施。包括手卫生，根据预期可能的暴露选用手套、隔离衣、口罩、护目镜或防护面屏，以及安全注射。也包括穿戴合适的防护用品处理患者环境中污染的物品与医疗器械。标准预防基于患者的血液、体液、分泌物（不包括汗液）、非完整皮肤和黏膜均可能含有

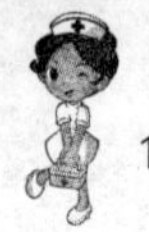

感染性因子的原则。

标准预防的三个基本概念如下。

(1) 对象：将所有患者血液、体液、分泌物、排泄物均视为有传染性的物质。

(2) 防护：强调双向防护，既要预防疾病从患者传至医务人员，又要防止疾病从医务人员传给患者。

(3) 措施：根据传播途径建立接触、空气、飞沫隔离措施。其重点是手卫生和手卫生的时机。

医务人员在工作中应严格执行医院感染管理和消毒隔离的各项规章制度，执行标准预防措施和手卫生学标准，遵守本岗位操作规范，在接触病原物质时，应当采取以下防护措施。

(一) 手卫生

手卫生为医务人员洗手、卫生手消毒和外科手消毒的总称。

1. 手卫生的意义

手卫生是全球公认的预防控制医院感染最简单、有效、方便和经济的措施。有研究表明，严格手卫生措施可降低30%的医院感染。手卫生可明显降低医疗机构中耐甲氧西林金黄色葡萄球菌(MRSA)、肺炎克雷伯菌的传播，最终降低医院感染的发生。

2. 手卫生的原则

当手部有血液或其他体液等肉眼可见的污染时，应用肥皂(皂液)和流动水洗手。手部没有肉眼可见污染时，宜使用速干手消毒剂消毒双手代替洗手。

3. 手卫生时机

最广泛认可的测量手卫生时机的框架是WHO的手卫生5个时刻，这5个时刻如下。

(1) 时刻1：接触患者前，以防止医疗保健相关的微生物在患者身上定植。

(2) 时刻2：清洁或无菌操作前，以防止因患者内源性的微生物或医务人员的手上或环境中的微生物导致的医院感染。

(3) 时刻3：接触患者体液后，以减少医务人员的感染或定植，以及减少微生物从同一患者定植部位向清洁部位传播的风险。

(4) 时刻4：接触患者后，尽量减少微生物向医疗环境中传播的风险及减少医务人员手部污染以保护医务人员。

(5) 时刻5：接触患者周围环境后，因为手接触患者物品可造成手部的污染。

4. 手卫生设施

应设置流动水洗手设施。手术室、产房、导管室、层流洁净病房、骨髓移植病房、器官移植病房、重症监护病房、新生儿室、母婴室、血液透析病房、烧伤病房、感染疾病科、口腔科、消毒供应中心等重点部门应配备非手触式水龙头。有条件的医疗机构在诊疗区域均宜配备非手触式水龙头。应配备干手物品或设施，避免二次污染。卫生手消毒剂宜使用一次性包装。

5. 医务人员洗手方法

在流动水下，使双手充分淋湿。取适量肥皂(皂液)，均匀涂抹至整个手掌、手背、手指和指缝。认真揉搓双手至少15 s，应注意清洗双手所有皮肤，包括指背、指尖和指缝，具体揉搓步骤为：① 掌心相对，五指并拢，相互揉搓(打上皂液)。② 手心对手背，沿指缝相互揉搓，交换进行。③ 掌心相对，双手交叉沿指缝相互揉搓。④ 一手握另一手拇指旋转揉搓，交换进行。⑤ 一手握拳在另一手掌心旋转揉搓，交换进行。⑥ 将5个手指尖并拢在另一手掌心旋转揉搓，交换进行。

6. 洗手注意事项

① 指缝内易藏污垢，所以要将指甲剪短。② 施行护理工作

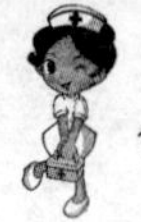

时，不要戴饰品，因为饰品易藏细菌，不易清除。③ 洗手时要彻底将手冲净，洗完手后要用一次性干手纸巾、干手设施干手。④ 洗手时，双手必须要完全沾满洗手液。

7. 手消毒

手的消毒可以用速干手消毒剂、75%乙醇或者 0.3%～0.5%聚维酮碘(碘伏)等消毒液揉搓 1～3 min 消毒。

(二) 正确使用个人防护用品

个人防护用品或装备(PPE)：又称个人职业病防护用品、劳动防护用品。指工作人员在劳动过程中为防御物理、化学、生物等有害因素伤害而穿戴、配备、涂抹和使用的各种物品或设备的总称。

医务人员常用的个人防护用品有口罩、工作帽、工作服、工作裤、工作鞋、隔离衣、医用手套及防护服、鞋套、防护眼罩和全面型呼吸防护屏等。

1. 手套

(1) 戴手套指征：应根据不同手术的需要，选择合适种类和规格的手套。接触患者的血液、体液、分泌物、排泄物、呕吐物及污染物品时，应戴清洁手套；进行手术等无菌操作，接触患者破损皮肤、黏膜时，应戴无菌手套；手部皮肤发生破损，在进行有可能接触患者血液、体液的诊疗和护理操作时必须戴双层手套；护理不同患者时，必须更换手套。

(2) 戴手套注意事项：① 戴手套不能完全避免双手被污染，因此手套绝对不能替代手部清洁。② 戴手套前及摘除手套后，必须要洗手(因为手部可能因手套在使用过程中穿破或在除下时被污染)。③ 当发现手套被污染，破损或有穿破时，必须立即更换，勿再使用。④ 应正确戴脱无菌手套。⑤ 一次性手套应一次性使用。

2. 口罩的使用

应根据不同的操作要求选用不同种类的口罩。一般诊疗活动,可佩戴医用普通口罩;手术室工作或护理免疫功能低下患者、进行体腔穿刺等操作时应戴外科口罩;接触经空气传播或近距离接触经飞沫传播的呼吸道传染病患者时,应戴医用防护口罩。

3. 护目镜、防护面罩的使用

(1) 佩戴指征:在进行诊疗、护理操作,可能发生患者血液、体液、分泌物等喷溅时;近距离接触经飞沫传播的传染病患者时;为呼吸道传染病患者进行气管切开、气管插管等近距离操作,可能发生患者血液、体液、分泌物喷溅时。

(2) 注意事项:佩戴前应检查有无破损,佩戴装置有无松懈。每次使用后应清洁消毒。

4. 隔离衣与防护服的使用

(1) 应根据诊疗工作的需要,选用隔离衣或防护服。防护服应符合 GB 19082 的规定。隔离衣应后开口,能遮盖住全部衣服和外露的皮肤。

(2) 隔离衣使用指征:接触经接触传播的传染病患者,如传染病患者、多重耐药菌患者等时;对患者实行保护性隔离时,如大面积烧伤患者、骨髓移植患者等患者的诊疗、护理时;可能受到患者血液、体液、分泌物、排泄物喷溅时。

(3) 防护服使用指征:临床医务人员在接触甲类或按甲类传染病管理的传染病患者时;接触经空气或飞沫传播的传染病患者,可能受到患者血液、体液、分泌物、排泄物喷溅时。

(三) 正确处理污染物品

按规定浓度正确计量配制消毒剂,防止造成医务人员化学伤

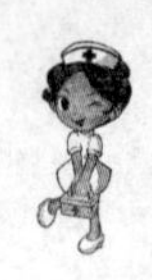

害和污染环境。保证医院有适当的日常清洁标准和卫生处理程序，在彻底清洁的基础上，适当地消毒。如床单位、设备和环境的表面（床栏杆、轮椅、洗脸池、门把手）消毒等，并保证该程序的落实。用过的可重复使用的设备如被血液、体液、分泌物、排泄物污染时，应及时用含氯消毒液等将其清洁消毒，防止微生物在患者和环境中传播。

（四）正确处理锐器

（1）在丢弃针头前不要弄弯、折断、手工操作或拔除针头。

（2）避免双手回套针头帽，如果必须回套，应使用单手技术。

（3）禁止徒手携带裸露针头等锐器物。

（4）禁止直接传递针头及锐器，应用容器盛放后传递。

（5）禁止消毒液浸泡针头，使用后的锐器应当直接放入耐刺、防渗漏的利器盒，或者利用针头处理设备进行安全处置，也可以使用具有安全性能的注射器、输液器等医用锐器，以防刺伤。

（6）盛装锐器的盒子不能过满，不应超过容量的3/4。

（7）禁止直接接触医疗垃圾，处理使用过的锐器物时，应戴防护手套。

（8）为不合作患者做治疗时，须有他人帮助，锐器盒应放置于触手可及的位置。

（五）强化职业安全意识

职业危害重在防护，而防护的关键则在安全意识培养，加强职业安全教育已被公认为是减少职业性感染的有效措施之一。教育与培训在医务人员职业暴露预防中承担着重要的角色。

1. 设置职业安全教育课程

护理院校应开设护士职业防护课程，以培养护士的安全防护意识和方法。医院在职教育应将职业安全教育纳入护理教学计划。

2. 加强临床护士的职业防护培训

教育与培训是保证医务人员理解和实践相关法规、政策的工作程序的前提条件。学习改变观念,观念改变行为,只有通过持续不断的学习,让医务人员认识职业暴露的危害,他们才会在工作中重视职业暴露的预防;知晓职业暴露的预防方法,才会在工作中实施控制措施;掌握职业暴露后的处置措施,才会在工作中发生职业暴露时做出正确的处理。

(六) 实施基于传播途径的隔离与预防措施

在标准预防的基础上,医院应根据疾病的传播途径(接触传播、飞沫传播、空气传播和其他途径传播)。一种疾病可能有多种传播途径时,应在标准预防的基础上,采取相应传播途径的隔离与预防。

1. 预防空气途径传播

经空气传播疾病指由悬浮于空气中,能在空气中远距离(>1 m),并长时间保持感染性的飞沫核传播的一类疾病,包括专性经空气传播疾病(如开放性肺结核)和优先经空气传播疾病(如麻疹和水痘)。这种微粒能在空气中悬浮较长时间,并可随气流漂浮到较远处,所以可造成多人感染,甚至导致医院感染暴发流行。疑似或确诊经空气传播疾病患者宜安置在负压病区(房)中。疑似患者应单人间安置,确诊的同种病原体感染的患者可安置于同一病室,床间距不小于 1.2 m。医务人员进入确诊或疑似空气传播疾病患者房间时,应佩戴医用防护口罩或呼吸器。医护人员做好自身防护及注意个人卫生是预防经空气传播疾病的关键。经常开窗通风,保持室内空气流通,适当的隔离是预防空气途径传播的主要措施。

2. 预防飞沫途径传播

对环境抵抗力较弱的流感病毒、百日咳杆菌、脑膜炎双球菌常经患者口鼻排出的飞沫途径传播，此种传播方式仅累及传染源周围密切接触者。飞沫在空气中悬浮的时间不长，喷射的距离不超过1 m。医务人员需依据标准预防措施实施飞沫隔离预防，在近距离(1 m之内)接触患者时应戴口罩，患者也应戴上一次性外科口罩屏蔽，必要时穿隔离衣，保持室内空气流通，是预防飞沫途径传播的主要措施。

3. 预防接触途径传播

医务人员在接触患者时，必须戴手套及穿隔离衣，在接触被大量病原体污染的患者后要更换手套，患者用过的物品，必须进行妥善的消毒和处理。手卫生、正确摘戴手套、穿戴隔离衣是预防接触途径传播的重要措施。

二、实施分级预防

(一) 医务人员的分级防护要求

见表5-3。

表5-3 医务人员的分级防护要求

防护级别	使用情况	防护用品									
		外科口罩	医用防护口罩	防护面屏或护目镜	手卫生	乳胶手套	工作服	隔离衣	防护服	工作帽	鞋套
一般防护	普通门(急)诊，普通病房医务人员	+	−	−	+	±	+	−	−	−	−

(续表)

防护级别	使用情况	防护用品									
		外科口罩	医用防护口罩	防护面屏或护目镜	手卫生	乳胶手套	工作服	隔离衣	防护服	工作帽	鞋套
一级防护	发热门诊与感染疾病科医务人员	+	−	−	+	+	+	+	−	+	−
二级防护	进入疑似或确诊经空气传播疾病患者安置地或为患者提供一般诊疗操作	−	+	±	+	+	+	±*	±*	+	+
三级防护	为疑似或确诊患者进行产生气溶胶操作时	−	+	+	+	+	+	−	+	+	+

注:“+”应穿戴的防护用品,“−”不需穿戴的防护用品,“±”根据工作需要穿戴的防护用品,“±*”为二级防护级别中,根据医疗机构的实际条件,选择穿隔离衣或防护服。

(二) 医务人员防护用品穿脱程序

1. 穿戴防护用品应遵循的程序

(1) 清洁区进入潜在污染区:洗手;戴帽子;戴口罩;穿工作衣裤;换工作鞋后;进入潜在污染区。手部皮肤破损的戴乳胶手套。

(2) 潜在污染区进入污染区:穿隔离衣或防护服;戴护目镜或防护面罩;戴手套;穿鞋套;进入污染区。

(3) 操作前:为患者进行吸痰、气管切开、气管插管等操作,可能被患者的分泌物及体内物质喷溅的诊疗护理工作前,应戴防护

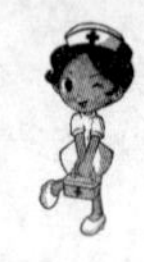

面罩或全面型呼吸防护器。

2. 脱防护用品应遵循的程序

(1) 医务人员离开污染区进入潜在污染区前：摘手套、消毒双手；摘护目镜或防护面罩；脱隔离衣或防护服；脱鞋套；洗手和(或)手消毒；进入潜在污染区，洗手或手消毒。

用后物品分别放置于专用污物容器内。

(2) 从潜在污染区进入清洁区前：洗手和(或)手消毒；脱工作服；摘口罩；摘帽子；洗手和(或)手消毒后，进入清洁区。

(3) 离开清洁区：沐浴、更衣；离开清洁区。

3. 穿脱防护用品的注意事项

(1) 医用的效能持续应用 6～8 h，遇污染或超时，应及时更换。

(2) 离开隔离区前应对佩戴的眼镜进行消毒。

(3) 医务人员接触多个同类传染病患者时，防护服可连续应用。

(4) 接触疑似患者，防护服应每个患者之间进行更换。

(5) 防护服被患者血液、体液、污物污染时，应及时更换。

(6) 戴口罩或全面型呼吸防护器应进行面部密合性试验。

三、暴露后的应对

(一) 呼吸道传播疾病暴露后的应对

(1) 立即做好医务人员医学观察，了解医务人员身体健康状况，填写医学观察登记表，上报医院感染管理部门与当地疾病预防控制机构，根据情况预防性用药。

(2) 按要求做好医务人员呼吸道消毒隔离工作。

(3) 进行免疫接种，对医务人员进行相应的免疫接种，可提高医务人员呼吸道的特异性免疫力，是预防接触传染经济、有效的重要措施。在发生疾病暴发流行或发生意外感染事故时，应及时实施人工被动免疫，如注射抗毒血清、丙种球蛋白、胎盘球蛋白等。使用疫苗应尽量在医务人员进入高危区工作之前进行。可能与风疹患者或孕妇直接接触者，应采用预防风疹感染措施，凡与血液有接触的人员都应注射乙型肝炎疫苗，在可能发生流感流行前一年的秋季，应为全院职工接种流感疫苗，免疫学和血清检查证明为麻疹易感者，应接种麻疹疫苗。密切接触甲肝患者的医务人员可使用免疫球蛋白被动免疫，应急保护阻止发病。

(4) 流感职业暴露应急处理

1) 医务人员发生流感职业暴露后应及时向护士长或医院感染管理部门报告。

2) 一般需隔离 7 d，体温恢复正常后解除隔离。

3) 甲型流感起病 48 h 内可服用盐酸金刚烷或金刚乙胺治疗 3～5 d。

4) 如发生甲型流感，可服用金刚烷胺或金刚乙胺或服用中草药预防，保护接触者。

5) 流感流行时处理措施：① 立即报告当地卫生行政部门。② 医院应配备足够的防护用品及抗病毒药物，对医务人员采取预防保护措施。③ 对密切接触者及可能暴露的人员进行适当的隔离和流行病学调查。④ 所分离的流感病毒应速送国家流感中心进行鉴定和分析。

(二) 血液、体液传播疾病暴露后的应对

1. 局部处理

(1) 用肥皂液和流动水彻底清洗被污染的皮肤，用清水、生理盐水或无菌液反复冲洗被污染的黏膜(口腔、鼻腔、眼睛)。

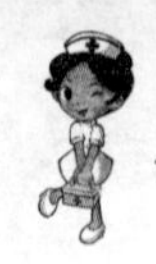

(2) 应当在伤口旁端由近心端向远心端轻轻挤压，尽可能挤出损伤处的血液，禁止按压伤口，然后用肥皂液和流动的清水冲洗污染的创面。

(3) 伤口冲洗后，用75%乙醇或0.5%聚维酮碘(碘伏)等进行局部消毒。

(4) 伤口较深者，包扎伤口，必要时请外科医生处理。

2. 报告制度

发生职业暴露后，暴露者应立即报告，并能获得进一步的应急处理。医院应建立相应应急机制，让暴露者在下班时间也能得到及时的报告和处理。一般处理流程为，受伤者应立即向科室负责人报告，并由科室负责人填写报告单向医院感染管理部门或预防保健科报告。

3. 记录

发生的时间、地点、过程、暴露方式、暴露的具体部位、损伤程度、暴露源种类、应急处理的方法和患者目前的状况等。

4. 实施预防措施

72 h 内做 HBV、HCV、HIV 等基础水平检查。

5. 建立医务人员职业暴露报告系统

医院感染控制部门建立职业暴露报告系统，以便医务人员在黏膜接触高传染性患者的血液、体液、排泄物后能向有关部门及时报告，并得到及时的咨询和处理，同时收集这些数据，定期进行分析发生职业暴露的原因，从而寻求有效的预防措施，以减少医务人员的职业感染的风险。

6. 发生艾滋病病毒职业暴露后的处理

(1) 局部处理：同前。

(2) HIV 职业暴露分为三级：① 一级暴露：暴露类型为暴露

源沾染了有损伤的皮肤或者黏膜，暴露量小且暴露时间较短。② 二级暴露：暴露类型为暴露源沾染了有损伤的皮肤或者黏膜，暴露量大且暴露时间较长；或者暴露类型为暴露源刺伤或者割伤皮肤，但损伤程度较轻，为表皮擦伤或者针刺伤。③ 三级暴露：暴露类型为暴露源刺伤或者割伤皮肤，但损伤程度较重，为深部伤口或者割伤物有明显可见的血液。

（3）暴露后的预防措施：预防性用药方案分为基本用药程序和强化用药程序。① 发生一级暴露且暴露源的病毒载量水平为轻度时，可以不使用预防性用药。② 发生一级暴露且暴露源的病毒载量为重度时，或者发生二级暴露且暴露源的病毒载量水平为轻度时，或暴露源的病毒载量水平不明时，使用基本用药程序，为两种逆转录酶制剂，使用常规治疗剂量，连续使用 28 d。③ 发生二级暴露且暴露源的病毒载量水平为重度时，或者发生三级暴露且暴露源的病毒载量水平为轻度或者重度时，使用强化用药程序。强化用药程序是在基本用药程序的基础上，同时增加一种蛋白酶抑制剂，使用常规治疗剂量，连续使用 28 d。④ 预防性用药应当在发生 HIV 职业暴露后尽早开始，最好在 4 h 内实施，最迟不得超过 24 h，即使超过 24 h，也应当实施预防性用药。

（4）随访和咨询：接触后应于 6 个月内开展 HIV 追踪检测，包括在暴露后的第 4 周、第 8 周、第 12 周及第 6 个月时对 HIV 抗体进行检测，对服用药物的毒性进行监测和处理，观察并记录 HIV 感染的早期症状等。如果疾病伴随反复出现的急性症状，则开展 HIV 抗体检测。接触者应采取预防措施防止随访期间的再次传染。在接触后 72 h 内评估接触者的接触后预防水平，并进行至少 2 周的药品毒性监测。

（5）登记和报告：一旦发生 HIV 职业暴露，受伤者应立即报

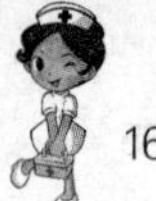

告医院感染管理部门,医院感染管理科按照程序上报区疾病控制中心,然后逐层上报市疾病控制中心。同时对医务人员 HIV 职业暴露情况进行登记,登记的内容包括发生的时间、地点及经过,暴露方式,暴露的具体部位及损伤程度,暴露源种类和含有 HIV 的情况,处理方法及处理经过,是否实施预防性用药,首次用药时间,药物毒副作用及用药的依从性情况,并定期检测及随访: ① 基本用药程序: 两种逆转录酶制剂,使用常规治疗剂量,AZT(每次 200 mg,每天 3 次,或每次 300 mg,每天 2 次)+拉米夫定(每次 150 mg,每天 2 次)连续使用 28 d。② 强化用药程序: 基本用药程序加一种蛋白酶抑制剂,茚地那韦(800 mg,每天 3 次,饭前 1 h 及饭后 2 h 用)均使用常规治疗剂量,连续使用 28 d。

(6) 暴露源的病毒载量水平分为轻度、重度和暴露源不明 3 种类型。① 轻度: 经检验,暴露源为艾滋病病毒阳性,但滴度低、艾滋病病毒感染者无临床症状、CD4 计数正常者。② 重度: 经检验,暴露源为艾滋病病毒阳性,但滴度高、艾滋病病毒感染者有临床症状、CD4 计数低者,为重度类型。③ 暴露源不明型: 不能确定暴露源是否为艾滋病病毒阳性者。

发生 HIV 职业暴露后,经皮肤损伤的伤口较深、未戴手套,造成损伤的器械是中空的、针孔较大、器械上存在可见血或器械以前接触过 HIV 感染者的血管等,均会增加感染的危险性。经对医务人员的前瞻性研究发现,一次对 HIV 感染的血液经皮暴露后感染的平均危险性为 0.3%,经黏膜暴露的感染危险性为 0.09%,完整皮肤的暴露或暴露于血液以外其他体液的感染危险性目前尚未得到量化,估计比血液暴露的危险性低。暴露源患者的病情严重程度更是直接影响感染的危险性,由于晚期 HIV 感染者的病毒载量较高或体内存在耐药病毒,造成感染的危险性增加。危险性与接种物的量、损伤的深度及暴露源患者的病毒载量呈正比。

7. 病毒性肝炎职业暴露后的处理

(1) 局部处理：同前。

(2) 上报：上报医院感染管理部门，填写职业暴露报告卡。科室负责人核实签名，由医院指定的专家就诊、咨询、随访，对暴露源和暴露者做 HBV、HCV、HIV、梅毒的相关血清学检查。记录发生的时间、地点、过程、采取措施及患者目前的状况等。

(3) 评价接触者：通过乙肝疫苗接触史和接种效果评估接触者乙肝病毒感染的免疫状况。

(4) 治疗与复查：① 对可疑暴露于 HBV 感染的血液、体液时，注射抗乙肝病毒高价抗体和乙肝疫苗；被 HBV 阳性患者血液、体液污染的锐器刺伤，应在 24 h 内注射乙肝免疫高价球蛋白，同时进行血液乙肝标志物检查，阴性者皮下注射乙肝疫苗 10 μg、5 μg、5 μg 按(0 个月、1 个月、6 个月间隔)。② 丙型肝炎：目前尚无适用于丙型肝炎暴露后的治疗，应在 2 个月内复查。对可疑暴露于 HCV 感染的血液体液时，建议暴露 4～6 周后检测 HCV RNA。

尽管医务人员在医疗护理工作中发生血源性病原体职业暴露是不可完全避免的，但是美国 CDC 评估表明：62%～88%的血源性病原体职业暴露是可以预防的，因此，各级医疗管理部门、医疗器械生产部门和医务人员应当共同努力，预防和降低医务人员职业暴露的危险性。

刘聚源

第一版：钱桂香　杨如美　陈柯亚

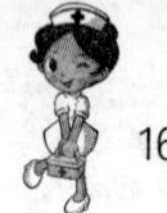

第四节 医院感染

医疗机构为呼吸道、血源性等传播疾病患者高度集中的场所，医务人员在临床诊疗活动中存在呼吸道传播疾病、锐器伤及血液、体液暴露并导致感染的风险。大量感染源(传染源)和易感人群存在，极易引起感染性或传染性疾病的传播与流行，加强职业安全，是预防和控制医务人员职业暴露和职业损伤的重要手段之一，为此，医疗卫生机构和医务人员必须做到防患于未然。

一、医院感染概述

医院感染，又称医疗保健相关感染(healthcare-associated infection，HAI)，其定义根据医院感染的对象而有所不同。广义医院感染应包括在医院特定时间内的所有人员，涵盖门诊患者、住院患者、探视者、陪护者、患者家属、医院工作人员等；而狭义的定义主要指住院患者在入院期间获得的感染。美国 CDC 定义 HAI 为患者因其他状况在接受治疗过程中获得的感染，或医务人员在医疗环境中履行职责时获得的感染。

医务人员面临着在工作场合和社区中暴露在传染性病原体之下的双重危险。尽管如此，很少有研究涉及医务工作者中职业性感染的发病率、患病率或者感染的暴露率，关于特定感染的干预措施也较少。近年来，WHO、CDC 等组织相继制定了一系列医务工作者医院感染防控的准则，WHO 提出有效控制医院感染的关键措施为清洁、消毒、灭菌、无菌技术、合理使用抗菌药物、消毒与灭菌的效果监测。

(一) 流行病学

1. 发病率

医院感染的发病率因地区、医院类别及各临床科室床位构成等因素而异,规模较大的医院(>500 张床)、公立医院和教学医院发病率较高。各国医院感染的发病率一般为5%～10%,如美国2011年医院感染现患率调查的患病率约为4%、英国与爱尔兰为9%、澳大利亚为5.5%,我国医院感染监测系统报道的医院感染发病率为3.1%～9%。医院感染中以下呼吸道感染、尿路感染、手术部位感染和血流感染最为多见。

2. 医务人员职业性感染

医务人员这一术语指的是所有有报酬或无报酬地工作在医疗机构的人,他们有可能暴露于有传染性的物质,如身体器官、被污染的医疗用品和设备、被污染的环境表面或空气。医务人员职业性感染的疾病谱主要是经血液传播的疾病如乙型肝炎、丙型肝炎、艾滋病等;经呼吸道传播的疾病如麻疹、流行性感冒、军团菌感染等;消化道疾病如甲型肝炎、伤寒等。预防和控制传染病是各级医务人员的神圣职责,医务人员在做好临床工作的同时也应注意自我保护,减少和防范职业性感染。

(二) 病原学

引起医院感染的病原体绝大多数为细菌,革兰阴性杆菌占第一位,但近年来革兰阳性球菌分离率呈上升趋势。另外,真菌、病毒、支原体属等也是引起医院感染的重要病原体。

1. 细菌

约90%以上的医院感染为细菌所致,其中约60%为革兰阴性杆菌,主要有大肠埃希菌、克雷伯菌属、肠杆菌属等肠杆菌科细菌,以及近年来逐渐增多的铜绿假单胞菌、不动杆菌属、嗜麦芽窄食单

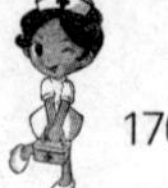

胞菌、伯克霍尔德菌及黄杆菌属细菌等糖非发酵细菌，这些细菌可导致下呼吸道、手术部位、泌尿系统、血流感染等各类医院感染。近年来常见医院感染细菌对头孢菌素、氟喹诺酮类、氨基糖苷类等常用抗菌药物的耐药率也逐年增高，且常表现为多重耐药，给医院感染的治疗带来极大困难。

2. 真菌

由于侵袭性操作、各类留置导管、广谱抗菌药物和静脉营养的广泛应用，兼以实验室诊断水平的提高，近年来真菌在医院感染病原体中比例显著升高，其中假丝酵母菌属最为常见，其中约80%为白假丝酵母菌，近平滑假丝酵母菌、光滑假丝酵母菌等其他假丝酵母菌有增多趋势。假丝酵母菌除可导致医院肺部感染外，亦可因留置静脉导管引起败血症或在免疫缺陷患者中造成黏膜和皮肤假丝酵母菌病。

3. 病毒

流感病毒、呼吸道腺病毒、副流感病毒和风疹病毒可引起医院呼吸道感染及风疹等。在器官移植及骨髓移植患者中，多见巨细胞病毒(CMV)的感染。医院内病毒性肝炎主要为乙型及丙型肝炎，与输血及血制品、血液透析等行为密切相关。由轮状病毒和诺如病毒所致的腹泻多发生于婴儿和老年人。单纯疱疹病毒(HSV)和水痘-带状疱疹病毒(VZV)皆可通过呼吸道或产道在医院内传播。

(三) 传染源

1. 外源性病原体　来自患者体外，如其他住院患者、医院工作人员、陪护家属、探望者和医院环境，亦称为交叉感染。

2. 内源性病原菌　为患者皮肤、口腔、咽部和胃肠道等的正常菌群或住院期间新的定植菌，亦成为自身感染。

(四) 传播途径

1. 接触传播

通过接触传播的常见病原体有流行性角结膜炎病毒、单纯疱疹病毒、巨细胞病毒、风疹病毒、金黄色葡萄球菌、A组链球菌等。

2. 经血液传播

医务人员血源性感染的主要传播途径为经皮肤或黏膜，主要感染来源是受病原体污染的血液、体液、组织、器官、分泌物、排泄物及其他感染性物质。医务人员血源性感染危险性大小取决于暴露频率与性质、有无可见血及其量、是否含有病毒及损伤的深度。

3. 空气传播

经空气传播的方式包括飞沫、飞沫核、菌尘、医源性气溶胶等。

4. 经水或饮食传播

经水或饮食传播的疾病主要是甲型肝炎病毒(HAV)、戊型肝炎病毒(HEV)、幽门螺杆菌(HP)、沙门菌、志贺菌、轮状病毒及其他肠道病毒等。该传播途径是粪口传播，被感染者在食入病毒或病菌后发病。

5. 生物媒介传播

医院内的某些携带病原微生物的节肢动物，如蚊子、苍蝇、蟑螂、老鼠等也能造成生物媒介传播疾病的发生。

(五) 易感因素

1. 易感人群

易感性受工作人员的年龄、性别、免疫史、是否妊娠、健康状况等多种因素影响。职业性感染对妊娠期医务人员具有严重的危害。如感染水痘、风疹等可造成流产、胎儿畸形、精神发育迟缓等。一些疾病如营养失调、糖尿病、肾功能不全、肝炎等均能影响个体易感状态。

2. 其他因素

广谱抗菌药物的应用可引起机体菌群失调而致二重感染，激素、免疫抑制剂、抗肿瘤药物及侵袭性操作则可导致全身或局部免疫损害而易于发生医院感染。常见侵袭性操作包括：① 静脉导管、气管切开或插管、心导管、导尿管、腰椎穿刺等。② 异物植入，如人工心脏瓣膜、人工关节或乳房假体。③ 器官移植或血管移植。④ 手术，尤其是污染手术和持续时间较长的手术。

二、医院感染危害

医院感染是当前医学发展中的重要问题，越来越受到医学界的重视和关注，它不仅反映医院的医疗护理质量，影响医院的声誉，也会给患者增加不必要的痛苦和负担。医院感染不仅危害患者的健康和生命，而且导致医疗开支大幅升高。据估计美国每年发生 200 万例次医院感染，每例次平均延长住院时间 4 d，每年直接增加医疗开支为 20 亿～45 亿美元。

三、医院感染预防与控制

医院感染的控制有赖于广泛、可靠的医院感染监测和防治网络，切实、有效的预防措施，以及对医院感染积极、合理的治疗。

1. 建立三级监控体系

健全的医院感染防治系统是预防和控制职业性感染的基础，医院感染预防管理系统主要有医院感染监测、医院感染管理、医院感染控制 3 个子系统，它们相互联系、相互制约、缺一不可。2000 年原卫生部制定的《医院感染管理规范(试行)》要求，各级各类医院必须成立医院感染管理委员会，由医院感染管理科、医务处(科)、门诊部、护理部、临床相关科室、检验科、药剂科、消毒供应室、手术室、预防保健科、设备科、后勤科等科室主要负责人和抗感染药物临床应用专家等组成,在院长或业务院长领导下开展工作。

2. 健全各项规章制度

2002年,WHO制定了《预防医院获得性感染实用指南》(第2版),美国CDC先后制定了一系列如《卫生保健和公共安全人员预防HIV、HBV传播指南》《卫生机构预防HIV感染的建议》《医务工作者感染控制准则》《医务人员锐器伤害手册》等。这些规范和指南的制定对于预防医务人员职业性感染发挥了重要作用。

我国于2004年12月1日正式施行新的《中华人民共和国传染病防治法》,将近年来新出现的传染性非典型肺炎和人感染高致病性禽流感等传染病列入乙类传染病。2004年原卫生部制定了《医务人员艾滋病病毒职业暴露防护工作指导原则(试行)》,2009年发布了《血源性病原体职业接触防护导则》,2015年国家卫生和计划生育委员会发布了《国家卫生计生委办公厅关于印发职业暴露感染艾滋病病毒处理程序规定的通知》,以有效地预防和控制医务人员职业暴露危害。预防医院职业性感染的制度包括消毒隔离制度、无菌操作制度等,消毒隔离制度旨在将污染局限在最小范围内,是预防医院感染最重要的措施之一。无菌操作规程是医护人员必须遵守的医疗法规,贯穿在诊疗护理过程中。

3. 加强医院感染教育

提高医务人员职业性感染防护意识是确保职业安全的必要基础。《医院感染管理规范(试行)》要求医务人员必须接受医院感染知识培训,医院继续教育主管部门必须对各级管理和医务、工勤人员进行预防、控制医院感染知识的常规培训。培训内容包括管理知识和专业知识。管理知识包括职业道德规范、医院感染管理相关的法律、法规、规章和制度等。专业知识应根据专业、职业的特

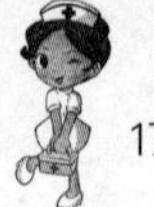

点决定。医院必须对新上岗的人员、进修生、实习生进行医院感染知识的岗前培训，考核合格后方可上岗。

4. 健康监测

所有医院工作人员均应定期进行健康检查，并建立健康档案，若有员工身体不适或疑为传染性疾病，应立即报告，以便采取相应措施。

5. 潜在微生物感染危险监测

监测内容包括物体表面及空气微生物指标、消毒液浓度、消毒灭菌合格率及医务人员防护用品防护效果等方面，不合格物品不得使用。每季度应对手术室、重症监护病房、分娩室、母婴室、新生儿病房、骨髓移植病房、血液病房、血液透析室、供应室无菌区、治疗室、换药室等重点部门进行环境卫生学监测。

6. 个人安全防护措施

(1) 配备必要的个人防护用品：包括防护服、口罩、鞋套、手套、防护眼镜或面罩。在正常情况下使用能阻挡血液与其他潜在感染物穿透到皮肤、眼睛、口腔或其他黏膜。

(2) 标准预防措施

1) 既要防止血源性疾病的传播，也要防止非血源性疾病的传播。

2) 强调双向防护，既防止疾病从患者传至医务人员，又防止疾病从医务人员传至患者。

3) 根据疾病的主要传播途径，采取相应的隔离措施，包括接触隔离、空气隔离和飞沫隔离。

(3) 防护用品的清洗与消毒：尽量使用一次性防护用品，用后丢弃；可以重复使用的防护用品，按照实际情况，进行清洗与消毒。

7. 安全器具

改进屏障设施，防渗水、渗血液、渗病毒。鼓励使用安全注射装置，可减少针刺伤事故，已问世的安全注射装置有自动毁型注射器、回缩或自钝注射器等。废物安全处理系统包括锐器安全处置盒、感染性废物压缩机等。

8. 免疫预防

根据某种感染的危险程度和发生感染的频率进行预防接种，以防止感染传染性疾病。免疫接种包括甲肝、乙肝、流感、麻疹、风疹、水痘等，以提高医务人员特异性免疫力，在发生疾病暴发流行或发生意外感染事故时，及时实施被动免疫。使用疫苗应尽量在医务人员进入高危区工作之前进行。可能与风疹患者或孕妇直接接触者，应采用预防风疹感染措施，凡与血液有接触的人员都应注射乙型肝炎疫苗，在可能发生流感流行前一年的秋季，应为全院高风险部门的医务人员接种流感疫苗，免疫学和血清检查证明为麻疹易感者，应接种麻疹疫苗。

9. 医疗废弃物管理

根据《医疗废物分类目录》，对医疗废物实施分类管理。根据医疗废物的类别，将医疗废物分置于符合《医疗废物专用包装物、容器的标准和警示标识的规定》的包装物或者容器内。

(1) 盛装的医疗废物达到包装物或者容器的 3/4 时，应当使用有效的封口方式，使包装物或者容器的封口紧实、严密。包装物或者容器的外表面被感染性废物污染时，应当对被污染处进行消毒处理或者增加一层包装。盛装医疗废物的每个包装物、容器外表面应当有警示标识，在每个包装物、容器上应当系挂中文标签，内容应当包括医疗废物产生单位、产生日期、类别及需要的特别说明等。

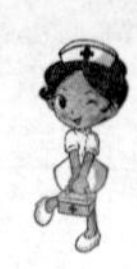

(2) 运送人员在运送医疗废物前，应检查包装物或者容器的标识、标签及封口是否符合要求，不得将不符合要求的医疗废物运送至暂时储存地点。运送医疗废物时，应当防止造成包装物或者容器破损和医疗废物的流失、泄漏和扩散，防止医疗废物直接接触身体。

(3) 医疗卫生机构应当建立医疗废物暂时储存设施、设备，不得露天存放医疗废物，医疗废物暂时储存的时间不得超过 2 d，医疗废物转交出去后，应当对暂时储存地点、设施及时进行清洁和消毒处理。医疗卫生机构应当将医疗废物交由取得县级以上人民政府环境保护行政主管部门许可的医疗废物集中处置单位处置。

四、医院感染发生后的应急措施

发生医院感染后，通过控制传染源、切断传播途径、保护易感人群等措施，可以大大降低医院感染的危险性。WHO 于 1986 年向全球推荐的五类措施包括消毒、隔离、无菌操作、合理使用抗菌药物、监测并通过监测进行感染控制的效果评价。在消毒工作方面，护理人员应当掌握消毒知识，并按规定执行消毒灭菌制度，在隔离工作方面，由于护理人员与患者的接触最频繁、最直接，因此，必须掌握标准预防原则，无菌操作贯穿于整个医疗护理活动，护理人员在工作中，要严格遵照无菌技术原则实施，在合理使用抗菌药物方面，由于护士承担给药的职责，因而也要掌握和执行《抗菌药物临床应用指导原则》，按照正确的给药途径、剂量、时间实施给药。

医院感染的预防和控制是一项艰巨而长期的工作。预防职业暴露是医院感染管理的一项重要内容，大力推广和强化标准预防是当前首要任务。尽量减少造成医务人员伤害的不必要操作。强化职业安全意识和加强防护措施，应用行之有效的预防控制体系来减少医务人员的职业感染，提高医疗护理质量，改善医疗护理服务是医院感染管理需努力完成的一项系统工程。

刘聚源

第一版：钱桂香

参考文献

[1] 中华人民共和国卫生部，GBZ/T 213－2008.血源性病原体职业接触防护导则[S].2008.

[2] William R. Jarvis. Bennett & Brachman 医院感染[M].上海：上海科学技术出版社，2016.

[3] Li, R.Douglas Scott. The Direct Medical Costs of Healthcare-Associated Infections in U.S[J]. Hospitals and the Benefits of Prevention, 2009.

[4] WHO. PROHIBIT-Prevention of Hospital Infections by Intervention & Training[OL]. http://www.who.int/patientsafety/implementation/bsi/prohibit-outcomes/en/ [Accessed on Jan 2016].

[5] 高晓东，胡必杰，崔扬文，等.上海市 91 所医院注射器具及药液共用调查[J].中华医院感染学杂志，2016，26(11)：2617－2619.

[6] 张慧，尹维佳，乔甫，等.我国安全注射的研究现状及管理进展[J].中华医院感染学杂志，2015，25(22)：5277－5280.

[7] 朱军礼，张子根，王凤英，等.职业暴露人群人感染高致病性禽流感 H5N1 风险研究进展[J].中国预防医学杂志，2012，13(10)：799－800.

[8] 高军.医护人员经血液传播疾病的高危因素及防护对策[J].中国消毒学杂志，2012，29(10)：959.

[9] 郦红艳.基层医院护士职业暴露原因分析与防护[J].中外医学研究，2012，10(30)：89－90.

[10] 潘阿衣.预防乙型肝炎病毒职业暴露的探讨[J].中国医药指南，2012，10(25)：255－256.

[11] 陆爱玲，秦志强.医务人员职业暴露研究进展[J].护士进修杂志，2013，28(19)：1740－1742.

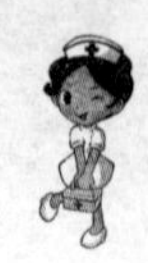

[12] 李静,白宇红,李健,等.艾滋病职业暴露预防管理[J].中国护理管理,2013,s1:98-99.
[13] 张红丽,孙丽娟.不同传播途径疾病医务人员的职业防护[J].中国实用医药,2013,8(12):266-267.
[14] 杜龙敏.医院隔离技术规范与标准预防实施和管理[J].中国消毒学杂志,2015,32(3):261-264.
[15] 陈建伟,韩立海,孙吉花,等.医务人员血源性职业暴露危险因素的预防[J].中华医院感染学杂志,2015,25(8):1909-1911.
[16] 童书蓉,党桂宁.临床护士职业暴露现状分析与防护对策[J].护理管理杂志,2016,16(1):45-46.
[17] 周枫,刘建民,赵鲜丽.传染病医院工作人员结核病职业防护教育前基线调查[J].继续医学教育,2016,30(3):77-79.

第六章
心理社会性危害与防护

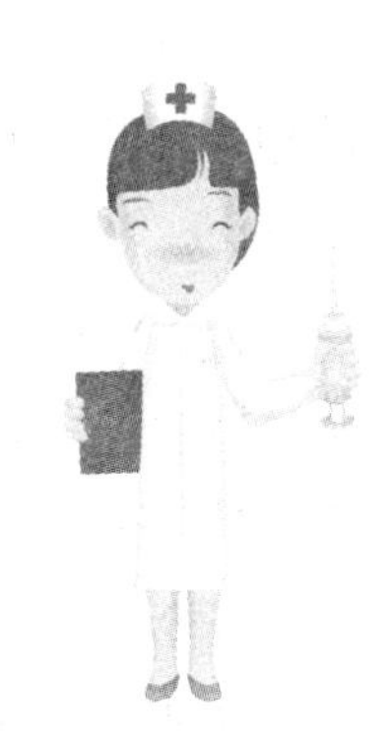

医院是一个救死扶伤的工作场所，护士在履行救死扶伤的职责时，有可能面临来自医院工作环境中的生物、物理、化学等职业暴露的危险。此外，随着生物医学模式向生物-心理-社会医学模式的转变，心理社会性因素对护士身心健康的影响也日益受到关注。护士需了解导致心理社会性危害的因素，熟悉其常见表现，并掌握评估和预防心理社会性危害的基本方法，主动、科学、有效地采取防范措施以规避风险，进而保障职业安全，促进身心健康。

第一节　心理社会性危害概述

一、概念

国际劳工组织（ILO）和世界卫生组织（WHO）下属的职业健康委员会于 1984 年在其有关职业健康的系列报告中指出，职业心理社会性危险因素（psychosocial risk）是指工作内容、组织机构、组织管理及其他环境和组织因素，与员工的自身能力、需求等之间

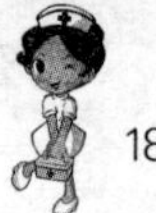

的相互作用,可通过员工的感知和体验对其自身健康造成不良影响。

护士职业的心理社会性危险因素,是特指在护理工作中,可导致或增加护士心理紧张、心理应激或人际问题,甚至引发身心疾病的各种因素。这些因素对护士造成的不良影响统称为心理社会性危害(psychosocial hazard)。心理社会性危险因素在护理工作中广泛存在。新的医学模式和整体护理观使护理工作的时间和空间范围明显扩大,从重视疾病的护理发展为全面重视生物、心理、社会因素对健康的影响,从患者护理扩展到健康人的卫生保健,从医院患者护理拓展到家庭和社区护理。工作范围扩展以后,护理工作环境进一步复杂化,护士执业过程中潜在的职业性心理社会因素也在增多。

明确护士职业中有害的心理社会性危险因素及其可能造成的危害,是护士职业防护中不可忽视的问题。心理社会性危险因素作用的方式、刺激量的大小、作用时间的长短及同时存在的其他因素,共同决定了心理社会性危害的性质和程度。

二、心理社会性危险因素的种类

导致心理社会性危害的因素很多,WHO 在一份有关职业心理社会性危害的报道中引用了 Cox 和 Griffiths(2003)对心理社会性危险因素的分类(表 6-1),它将职业中的心理社会性危险因素归为十大类。但同时 WHO 提出,随着工作形式、工作内容的不断更新,还可能会产生新的心理社会性危险因素。

根据我国护士职业的工作性质、工作对象等特点,其职业心理社会性危险因素的种类主要可以归纳为以下六大类。

表 6-1　职业心理社会性危险因素分类
(Cox & Griffiths,2003)

类　目	举　例
工作内容	缺乏变化或重复劳动,片段化或无意义工作,不能发挥技能的工作,高度不确定性的工作,工作对象是人
工作负担和工作进度	工作超负荷或负荷不足,机器决定工作进度,高度时间压力,总是在截止时间前赶活
工作排班	轮班、夜班、不灵活的工作排班,无法预测的工作时间,长时间工作或不跟人打交道的封闭式工作
控制感	低决策参与度,对工作负荷、工作进度等的低控制感
环境及设备	可用设备数量不足、设备不合适或维护不良;工作环境差,如空间狭小、光线暗、噪声大
组织文化及功能	沟通不良,问题解决和个人发展方面的低支持度,缺乏明确的或一致的组织目标
工作中的人际关系	社会或物理隔离,与上级关系差、人际冲突、缺乏社会支持、欺凌、性骚扰
组织中的角色	角色模糊,角色冲突,角色责任
职业发展	职业发展停滞或不确定,缺少晋升机会或晋升过快,工资低,缺乏工作安全,低社会价值感
家庭-工作关系	家庭和工作需要的冲突、来自家庭的支持较少、双重职业问题

1. 工作性质因素

(1) 轮班工作制:研究者很早就发现那些在非正常时间段内(日常白班 8 h 以外)工作的个体罹患生理、心理疾病的可能性要高于那些在白天 8 h 内工作的人。轮班工作的员工更易形成睡眠障碍,出现疲劳感,其消化系统、心血管系统与女性生殖系统等容易受到累及产生问题。患者的连续性照护,需要护理工作实行轮

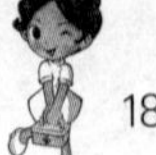

班工作。轮班工作易打破护士的生理节律、改变护士的生活规律，有可能引发护士的生理、心理活动的变化。而作息时间与家人不一致，也影响了与家庭成员、朋友之间的交流，影响了家庭职责的履行，使得处理夫妻感情、子女成长等问题都可能成为护士的挑战。

(2) 繁重的工作任务：随着现代护理的发展，护理工作内涵不断扩大，护士不再是单纯地执行医嘱，同时还承担着护理者、管理者、教育者、科研者、协调者等多重角色。目前很多医院的护士编制虽有所增加，但仍不能满足日益增长的临床照护需求，导致很多临床护士超负荷工作。特别是急诊科、重症监护室的护士，患者病情复杂、变化快，因而工作节奏快、抢救任务重、工作负荷高。工作任务繁重使护士加班成为常态，护士上班时间忙于医嘱处理、病情观察和治疗，交班以后利用休息时间完成文字记录工作，以及职业培训学习、应对上级检查等都可能在下班后完成。长期紧张的脑力、体力高负荷运转，使得有些护士不堪压力、身心俱惫。有调查显示，"工作量太大"在护理工作 35 项压力源中居于首位。

(3) 较高的工作要求

1) 知识、技能储备：医疗护理工作并不是简单的重复。患者病情变化快，不确定性因素较多；对每一患者、每一疾病的诊治护理，医护人员都必须进行创造性劳动。医护人员必须及时观察病情并迅速作出病情判断及应急处理，工作难度大。研究表明，工作难度越大，应激强度越高，越容易引发心理问题。特别是刚刚参加工作的年轻护士，由于缺乏工作经验和应对工作应激的能力，在处理危重患者或病情突变时，常不知如何处理或处理不当而遭受挫折，可出现强烈的心理应激反应。

2) 情感卷入：根据整体护理的要求，护士需为深陷身心双重困境的患者提供心理支持，如耐心聆听患者倾诉其内心痛苦，要给患者无条件的积极关注，甚至有时要承受价值观的较大反差，不带成见、偏见和评价地进入患者的感情世界；能从患者内心的参照系去体察其感受和体验，并能准确地向患者表达理解、真诚、关爱等；而基于恪守“保护患者隐私”等工作守则，护士不允许随意与他人谈及患者的任何信息等。这些都可能造成护士较高的甚至过度的情感卷入，如不能正确应对，久之则有可能导致护士自身出现不良心理反应，如情感疲溃、职业倦怠等。

（4）工作的高风险性：医疗保健的职业特点决定了护理工作的高风险性。随着医疗卫生体制改革的深入及患者权利意识增强，以及新型科学技术在医疗救治中的广泛应用，护士的责任和职业风险也越来越大。一旦发生医疗差错或者事故，事件本身会对护士的身心造成压力，同时来自患者、同事、上级领导等各方的压力都可能引发护士的不良身心反应。

2. 工作环境因素

（1）职业防护措施不到位：护士工作在特定的环境中，其周围环境中存在的生物、物理、化学等各种因素在一定条件下可以成为危害医务人员健康的危险因素。若医院的职业防护设施不全、管理措施不到位、制度不完善，都会增加护士职业危害的危险性，护士在工作中会面临更多的压力。一方面，护士担心在工作中会暴露于这些危险因素下，如发生针刺伤、电离辐射等，工作中须时刻保持警惕；另一方面，一旦发生职业暴露，可引发当事护士的心理应激，引起焦虑、抑郁，甚至创伤后应激障碍综合征的发生。

（2）医院管理制度不完善：一些组织管理方面的因素，如决策参与度低、角色模糊、资源不足、管理措施不当、福利待遇不够、职业发展受限等均可对护士的身心健康产生负面影响。如某些岗位

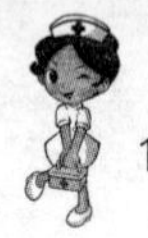

的护士福利待遇低、继续教育和培训机会少、职称晋升机会少，这些都可能成为护士心理应激的重要原因。

3. 个人因素

(1) 性格特征：性格是个人在现实行为中表现出来的稳定的个性心理特征。性格与人的健康有密切关系，从两个方面影响护士的工作心理应激。一方面它影响护士在多大程度上、以什么样的方式知觉到应激源；另一方面它决定个体对应激源做出怎样的反应。如护士中有的性格活泼、敏感，对他人的语言及行为比较留意，情绪易受环境影响而出现波动，容易产生紧张和焦虑反应；有的则沉默孤僻，遇事不爱声张，心事较多，长期积压之下，一旦遇到较大的刺激，就可能导致负性情绪的爆发，甚至失控。

(2) 认知评价：个体认知评价是社会生活事件导致个体应激反应的关键媒介因素。个体对生活事件的认知评价，直接影响其身心反应强度和应对活动效用，在其适应、应对各种压力源时具有重要影响。护士对工作、患者、环境等的看法、态度，与其心理社会性应激引发的应激反应强度、身心健康水平密切关联。如部分护士将质量检查视为对自身工作的促进措施，则会比较积极应对质量检查，不会对其产生负性心理反应；但也有部分护士主观认为质量检查就是“挑毛病的”，则会消极对待，易陷入负性情绪。

(3) 家庭-工作冲突：工作和家庭是人生的 2 个基本支点，需要个体投入大量的时间、精力和情感。若两个领域的需求因个体精力的有限不能同时被满足，就会产生工作与家庭的冲突，给个体带来不良影响。特别是护士群体中绝大多数为女性，在家中作为妻子和母亲，有不可推卸的责任和家庭负担；在工作岗位中，面临责任重大、紧张繁重的医务工作和知识更新的挑战，她们还承受着因妊娠、分娩、月经、更年期等生理变化而出现的心理、生理问题。这些明显或潜在的因素，都可能会影响到护士从容地开展工作。

(4) 自我防护意识和能力薄弱：若护士缺乏必要的心理知识和心理应对能力，在面对压力时，不能充分运用各种防卫机制保护自己。另外，护士中普遍存在职业防护意识差的问题，如法律知识缺乏、维权意识薄弱，加上工作繁忙，使得护士未能合理、有效地运用法律武器保护自己。

4. 患者因素

护士的直接工作对象是患者。研究表明，对人负责的工作比对物负责的工作所产生的应激程度要高。患者对护士造成的心理社会性影响主要体现在以下几方面。

(1) 患者的病情变化：患者的病容、呻吟、身体散发出的气味等在一般情况下均为负性感官刺激，给人不愉快的感受。很多患者的疾病不能治愈，护士在照护患者的过程中会因无法减轻患者的痛苦而产生无力感；面对患者被病魔夺去生命，部分护士会有一种对自身价值否认的挫败感。长期生活在这些负性情绪的包围中，不知不觉中受到影响，可造成情绪低落、悲观、淡漠等。

(2) 患者的情绪行为反应：个别患者忍受病痛折磨的同时，往往会出现情绪不稳定，遇事容易激动。而护士与患者朝夕相处，易成为患者不良情绪的发泄对象。例如，护士是临床上督促患者遵守规章制度的主要力量，在病区管理、催缴欠费、制止不合适的探视、完成实习带教任务时，很容易诱发患者的不良情绪的产生，进而引发冲突。患者轻则言语不敬或谩骂，重则可能会出现行为伤害。

(3) 患者及家属维权意识的增强：随着大众法制意识和患者

维权意识的增强，患者及家属不再是被动地接受医疗护理，而是经常去询问、质疑医护人员的医疗护理活动，也对部分护士的技术、知识储备造成了不小的压力。如果患者不信任护士，一旦治疗不能达到他们所预期的效果，就有可能对护士产生不满情绪，甚至出现医患、护患纠纷，给护士造成心理压力。

5. 人际关系

护士工作中的人际关系主要包括护患关系、同事关系等。

(1) 护患关系：护患关系是护理人际关系的中心，护患关系的好坏会影响护士的工作效果，不良护患关系有可能成为护士心理社会性危害的危险因素。护患关系对护士产生的心理社会性危害主要来源于护患纠纷。护患纠纷的发生是重要的应激事件，影响护士工作生活的各个方面。例如，由于操作差错导致纠纷的护士，再次面对较高的技术或者业务，会表现出过度的谨慎，不敢尝试；面对挑剔的患者和家属，可能有逃避行为或无原则的迁就；由患者或客观因素造成的纠纷过后，护士的委屈、抑郁情绪较多，工作易消极被动。护士若不善于疏导、发泄这些不良情绪，长期压抑可能会出现注意力不集中和工作疲溃感，严重影响身心健康。

(2) 同事关系：临床护士在工作中需要与其他护士同事、护理管理者、医生、后勤部门工作人员等同事交往，急救护理和社区护理的接触面更加广泛。复杂的人际关系是护士不可忽视的压力来源。同事个体间或上下级之间关系紧张、信任和支持不良，是造成职业紧张的重要因素。

6. 社会环境因素

(1) 传统思想和社会舆论：一方面，受传统思想和社会舆论影响，部分患者及社会大众对护士的社会地位认同度不高，在医院接受治疗或社会媒体宣传中流露出对护士工作的不理解、不尊重，这些也可成为护士的职业压力来源。另一方面，随着人们健康水平和健康意识的提高，以及科学技术在疾病预防和治疗中的不断应用，人们对医护人员的职业期望也日益增高，部分患者及家属对不可避免的不良医疗结局无法接受，进而质疑医护人员的能力技术，无形中增加了护士等医务人员的职业心理压力。

（2）工作场所暴力：近年来，在各大媒体中屡见针对医护人员的暴力事件的报道，这些暴力事件给医护人员造成极大的身体和心理伤害。美国国家职业安全和健康局在2014年颁布工作场所暴力指南中明确提出，工作场所暴力是指针对正在工作和值班人员的暴力行为（包括身体攻击和恐吓），而大型的医疗机构是暴力发生的主要地点。中国医院协会2013年医院场所暴力伤医情况调查显示：医务人员躯体受到攻击、造成明显损伤事件的次数逐年增加，发生医院的比例从2008年的47.7%升至2012年的63.7%。由于护士直接面对患者及家属的时间更多，成为暴力伤害的高危人群。急诊科、外科、儿科和妇产科是暴力伤医事件的高发科室。施暴者主要采取的暴力形式为口头谩骂、殴打、扰乱医院就诊秩序及破坏医院财物等，且常有多种暴力行为同时发生。

工作场所暴力会严重影响护士的身心健康。调查显示，遭受工作场所暴力的护士可能会出现头痛、心绞痛、出汗、血压升高、失眠、噩梦、幻觉、胃肠道紊乱、疲劳等身体不适的现象，严重者甚至产生创伤后应激障碍综合征。

三、心理社会性危害的常见表现

护士面对高强度的或作用持久的心理社会性危险因素，若不能积极地应对并及时、有效地控制，可能引发生理、心理的应激反应，进而降低其工作效能，有损护士的身心健康。

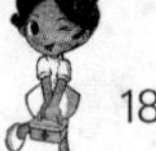

1. 生理反应

主要生理反应包括自主神经系统、内分泌系统和免疫系统的反应。研究表明，应激可以导致人体免疫系统的活性改变，主要表现为淋巴细胞的功能和白细胞介质活性的变化，并引起机体热应激蛋白合成增加，继而引起各种临床症状。常见症状表现为头痛、乏力、心慌、胃肠不适、全身肌肉胀痛等。国外已有研究证实护士超负荷的工作状态和长期紧张的脑力劳动，可使他们感到精力不足、头晕眼花、腰酸背痛，严重时出现精神衰弱、习惯性便秘和经前期紧张综合征等。国内学者调查发现，工作应激与失眠、头昏头痛、躯体某部位疼痛、胃肠不适、心慌、疲劳、食欲缺乏等疾病相关症状之间存在相关关系。

2. 心理反应

(1) 认知扭曲：护士认知扭曲主要表现在职业认知中，可表现为护士对其职业持消极认知，如无法认同护理工作的价值和意义、对服务对象存在认知偏差、对自我概念不清晰等。

(2) 不良情绪行为反应：早期，护士可表现为情绪情感和认知功能的改变，如经常出现焦虑、抑郁状态，注意力不集中，记忆力下降等；更严重的则会出现情感耗竭、精力丧失、极度疲劳感等。护士的情绪反应还体现为主观上“容易烦恼和激动”“经常不能控制地大发脾气”，休息不能缓解的疲劳感，夜班工作后更明显。

(3) 人格偏态：个别护士在长期经受各种心理社会性危险因素的影响后，可能会出现人格的改变，不能准确感知外部世界，体验情感的能力减退或丧失，对他人反应消极，有逃避和疏远倾向。特殊的职业环境，可能促使个别护士产生一种特定的反应模式，并在其身上固定下来，形成一种独特的人格特点，这种人格特点集中表现为烦躁、易怒、工作不耐心、不细心、不热心等，部分护士会表现出对患者的冷漠、不关心，对患者主诉的麻木，与患者及家属的冲突增多。这种人格特点不仅直接影响到服务质量，而且对自身的身心健康也产生不良的影响。

3. 心理卫生问题

当护士的工作负荷尤其是心理负荷加重时，若护士不能正确应对，则易产生工作应激，久之会造成工作倦怠、同情心疲乏等心理卫生问题。

（1）工作应激：工作应激，又称为工作压力或职业紧张，是指当工作要求与个人的能力、资源或需求不满足时，发生的有害的生理与心理反应。工作应激是工作者的能力与工作环境、工作负荷等不相匹配的结果。工作应激源（occupational stressor）又称“工作压力源”，是指在工作过程中，对工作者的工作适应、应激状态产生影响的各种刺激因素。不良的工作环境、劳动角色模糊或冲突、工作时间安排不当、待遇不合理、社会地位低、组织结构和升迁制度等都可能成为工作中的压力源，影响职业人群的身心健康。

护士工作应激是指护理工作中的各种需求与护士的生理、心理素质不相适应的一种心身失衡状态。护士工作应激源是指使护士产生心理应激的工作环境事件，以及与工作相关的刺激因素。

美国护理学者 Grey - Toft 指出护士工作应激源主要有以下几方面：患者的死亡、与医生的冲突、缺乏支持、知识储备不足、工作负担重、与其他护士的冲突及对患者的治疗了解较少。另有研究显示，护士工作应激源主要为工作量、病房管理问题、人际关系问题及工作环境；国内李小妹等人的研究表明护士的工作应激源主要包括护理专业及工作方面、工作量及时间分配方面、工作环境及资源方面、病人护理方面、管理及人际关系方面。张静平编制的适用于我国的中国护士工作应激源量表，指出护士工作应激源主

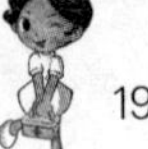

要包括以下6个维度：① 护士期望有关的应激源。② 与家庭有关的应激源。③ 与护理工作中人际关系有关的应激源。④ 与护理工作性质有关的应激源。⑤ 与病人有关的应激源。⑥ 与工作负荷有关的应激源。

(2) 工作倦怠：工作倦怠(job burnout)，又称工作疲溃感、职业耗竭，最早是美国临床心理学家Freudenberger在1974年研究心理应激时提出的，指对工作中心理、情感和人际关系压力源的持续应激状态。美国学者Maslach于1981年对工作倦怠下了一个被广泛引用的定义：工作倦怠多发生于从事服务行业的人员，是个人在工作环境中产生的情绪反应，体现为情感耗竭(emotional exhaustion)、去人格化(depersonalization)和个人成就感下降(reduced personal accomplishment)。其中，情感耗竭是指个体在工作中表现出身心俱疲、丧失工作积极性的征象，被认为是工作倦怠的核心，是工作压力导致的工作行为和态度改变的结果，往往出现于工作倦怠的第一步；去人格化是个体对服务对象麻木不仁和缺少同情心的态度，是工作倦怠的外在表象，其产生受个人因素、环境因素的共同影响；个人成就感下降是个体对自身工作能力认可度不足，并伴有工作能力和成就感的降低。国内学者李超平和时勘指出，工作倦怠指个体因不能有效地应对工作上连续不断的各种压力，而产生的一种长期性反应。

(3) 同情心疲乏：对于同情心疲乏(compassion fatigue)，目前学者没有统一的定义。Figley将其定义为在得知与自己关系比较重要的人所经历的创伤性事件后，自然继发产生的行为和情绪，其应激源主要来源于正在帮助或想要帮助受到创伤或遭受病痛的患者。Stamm等学者将其描述为，对遭受疾痛的人提供关怀照顾后自然出现的、可预计的、可治疗的、可预防的，但并非自我想要的结果。Mholm 于 2006 年提出同情心疲乏源于长时间对患者付出同情心和能量，同时却没有看到患者改善病情，而产生的一种情感淡漠的结果。

同情心疲乏的主要症状包括：① 工作相关症状：对某种患者感到恐惧，对患者及其家属共情能力下降，经常性请假，工作中缺乏快乐等；② 身体症状：疲乏、头痛、腹泻、便秘、胃部不适、肌肉酸痛、胸痛、心悸、心跳过速、睡眠障碍（难以入睡、失眠、嗜睡）等；③ 情绪症状：情绪波动，坐立不安，易怒，对事物过分敏感，焦虑或抑郁，愤怒和怨恨，精神不能集中，记忆力下降，强迫行为如暴饮暴食、酗酒。

4. 心身疾病

心理社会性危险因素持久作用于个体，可能会导致护士的躯体性疾病。研究显示，工作应激与某些心身疾病关系密切，如心血管系统疾病、骨骼肌肉系统疾病等。如国外有调查显示，护士群体的后背痛、膝盖痛、肩膀痛等发生率均较高，且与心理社会性因素具有相关性。

【案例分享】

背景：护士小李，骨科护士，3 年工作经验。护士小王，骨科护士，毕业后在内、外、妇、儿科轮转 1 年，现定科于骨科工作已半年余，工作表现良好，也很有热情，几乎与她接触的患者都夸她是个好护士。半个月前护士长安排其跟着护士小李上晚夜班。经过半个月的锻炼，小王已基本都能在规定的时间点前完成所有工作。

今天，小王和小李上夜班。自接班后，护士小王也都按时完成了各项工作，但精神状态欠佳。护士小李询问原因，小王解释可能与前日夜班后逛街和生理期有关。

凌晨，急诊通知收入一名车祸致左腿腓骨骨折患者。5 min 后，患者被丈夫用轮椅推进病房，左腿绑着简易夹板。护士小李安排护士小王送患者去病房，要求家属在护士站填写文件。

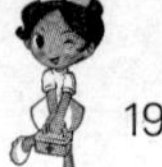

小王把患者推到床边，协助患者移到病床，但是在移动过程中因肌肉受到牵拉，患者痛得叫出声来。护士小王还未反应过来，护士小李和家属已经来到病房。护士小李赶紧安慰患者，正好值班医生也过来询问病史，就一起对患者进行了简单检查和评估。幸好患者在检查过程中疼痛已经缓解。护士小王在小李提醒下赶紧跟患者及家属道歉。

一整个夜班，护士小王因担心患者生气不敢去该患者病房。下班后，护士小李提醒小王“没事的，别想了，患者在这个时候就是比较怕痛的”。护士小王想了想也是，患者骨折肯定很痛，移动过程中确实没有保护骨折处。同时总结出下次移动此类患者时注意重点保护患侧肢体。

第二天晚班时，她很主动地去病房跟患者打招呼，询问患者手术情况，患者微笑着告诉她“手术很顺利，谢谢关心！”，似乎也忘了昨晚的那一段。

叶旭春　吴　菁

第二节　心理社会性危害评估及防护

一、评估

(一) 工作应激评估量表简介

国外常用的量表主要有：① 美国著名的护理心理学家 Grey-Toft 与 Andreson 编制的护理工作应激量表(Nursing Stress Scale，NSS)；② French 等人编制的护理应激量表(Expanded Nursing

Stress Scale，ENSS)；③ 心理学家 Bianchi 等人编制的护理应激评估问卷（Nursing Stress Evaluation Questionnaire，NSEQ）；④ Williams 等人编制的职业应激指标（Occupational Stress Indicator，OSI)；⑤ 英国护理学家 Wheeler 及 Riding 编制的专用的护理工作应激源量表(Nurse Job Stressors Scale，NJSS)等。

国内常用的量表主要有：① 李小妹等人参照国外工作应激源量表，再根据我国国情重新设计修订而成的护士工作压力源量表，该表由 35 个条目组成，分为 5 个维度，采用 1～4 级评分法。② 刘宇等人参照李小妹等修订的护士工作应激源量表，对量表部条目进行修改，修订成社区护士工作应激源量表，共 40 个条目。③ 张静平编制的中国护士工作应激源量表，该表由 60 个条目组成，分为六个维度，按频度和影响大小采用 0～4 级评分，具有良好的信效度。

(二) 常用护士工作倦怠心理量表简介

1. 工作倦怠量表(Maslach Burnout Inventory，MBI)

由 Maslach 和 Jackson 等开发的 MBI 应用最为广泛，包括 MBI－Human Service Survey（MBI－SS)、MBI－Educatore Survey（MBI－ES)和 MBI－General Survey(MBI－GS)，其中适用于护士群体的是 MBI－SS。该问卷由 Maslash 等人于 1986 年在对人际工作者进行访谈和调查的基础上设计而成。该量表共 22 个条目，包括 3 个维度，分别为情感耗竭、去人格化、个人成就感下降。在随后的研究中，Maslach 等人对先前提出的理论模型进行了修改，将原先的三个维度改为情感耗竭（exhaustion)、消极怠慢（cynicism)和无效能感（inefficiency)。国内李永鑫等对该量表进行了汉化。

2. 倦怠量表(Burnout Measure，BM)

BM 由 Pines 和 Aronsen（1988）制定，最初称为厌倦量表。BM 将工作倦怠看作是一维的结构，工作倦怠被定义为一种生理、

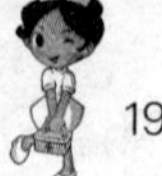

精神、心理的衰竭状态。与MBI不同的是,BM不仅仅是特指工作,而是包括生活的各个方面。该量表包含21个条目,采用Likert 7点式计分法。

3. 护士职业倦怠量表(Nursing Burnout Scale, NBS)

西班牙学者Moreno - Jiménez等,认为护士职业倦怠是工作环境、人格特征和对压力源不同的应对方式三方面交互作用的结果,并据此编制了NBS。NBS共有174个题项,其核心量表包括以下5个内容,即护士日常工作中常见的压力源、人格特征、应对方式、工作倦怠,以及描述倦怠的护士的生理与心理因素。使用者可根据不同的研究目的抽取其中相应的题项开展调查。量表采用Likert 4点式计分法,得分越高说明倦怠程度越高。

(三) 常用同情心疲乏量表

1. 同情心疲乏自我测试(Compassion Fatigue Self - Test, CFST)

CFST是由Figley编制的同情心疲乏的二因素模型,并成为最早得到应用和推广的测评工具。该量表是基于临床经验的基础编制而成的,测评内容包括同情心疲乏和倦怠,由40个条目组成。

2. 同情心满足与疲乏量表(Compassion Satisfaction and Fatigue scale, CSF)

1996年,Stamm和Figley在研究中发现,虽然有一些助人者处于发生同情心疲乏的高危状态,但工作仍旧保持良好状态,基于这种现象,在原量表的基础上,增添了一个正性因素,即同情心满足。扩充后的量表由3个子量表、66个条目组成。量表采用Likert 6点式计分法。

3. 专业生活质量量表(Professional Quality of Life Scale, ProQOL)

该量表由美国学者Stamm在2005年对CSF进行再修订而

形成。量表包括3个维度，即继发性创伤应激、身心耗竭和同情心满足，共30个条目，量表采用Likert 5点式计分法。目前已修订成第5版，被译为17种语言，在临床上应用广泛。

(四) 其他

研究中还有学者采用症状自评量表(SCL-90)、评估焦虑抑郁等负性情绪的量表考察护士的负性情绪，以反映心理社会危险因素对护士的影响。

二、预防

护士工作应激、工作倦怠等会对护理工作产生消极影响，不仅显著降低护士的工作效率、护理服务质量，还可影响护士队伍的稳定性，同时还会对护士的家庭和生活造成影响，这些都可能直接或间接地导致医疗安全隐患。所以，近年来，有关工作应激、工作倦怠、工作满意度、离职意愿等相关研究越来越得到广大护理学者、心理学者和护理管理者的关注，同时他们也在积极探索防护这些问题的方法和举措。主要包括以下方面。

(一) 护士自我调适

护士自身是积极应对心理社会性危害的最主要力量。护士可以采取调整认知、采取积极应对方式、充分利用社会支持、放松身心、提高业务能力等举措来积极预防和应对各种原因导致的心理社会性危害。

1. 调整认知

(1) 完善自我概念与自我觉察能力：自我概念指一个人如何看待自己，包括对自己身份的界定、对自己能力的认识及对自己的理想或要求。个体的各种行为、与他人的关系、对环境的适应等，时刻受其自我概念的影响。护士需对自己有明确的、肯定的自我

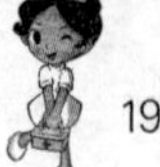

概念。健康的自我概念，是护士成长、为患者服务的必要条件。护士还需对自己的个人需求、内心冲突、常用防卫机制、人格特质、情绪状态、心理创伤等各方面常保持清醒的自我觉察。若个体的自我觉察薄弱，则易受到心理社会性因素的不良影响。

(2) 正确认识护士职业：正确认识护士职业的性质和专业发展阶段，有助于护士理智对待工作中发生的种种现象，深刻认识这些现象的社会背景和根本原因，减少消极情绪的产生。所以，每一名护士都应对护士职业保持清醒的认识。护理工作直接对人的生命负责，存在压力是必然的；轮班劳动、突发事件等也是由护理工作的性质决定的。选择护理职业，就应充分认识并理解这个职业的特点，努力培养自身的专业素质。同时，我国的护理观念和护理实践处于迅速变化发展的时期，人们认识和接受新的护理模式需要一个过程。在这个过程中，所有护士应该用行动展现护理职业的全新意义，帮助改变社会对于传统护理观念的看法，而不是消极等待和抱怨。

护士可积极挖掘自身的资源，满足并及时调整其职业心理的主导需求，优化职业心理素质，充分调动自己服务人类健康的内在积极性，达成身心健康水平与职业心理发展“双赢”的较理想状态。

(3) 正确归因：护士对患者或自己的行为进行归因时，需尽可能避免归因偏差所致负性情绪及工作应激。若某护士顺利实施心理护理后，将其归因于自身能力的同时也归因于患者的主观能动性和积极配合；实施心理护理效果不佳时能更多归因于自己的有待改进之处而不是一味地责怪患者不合作等，护患之间的和谐、信任关系就会给护士更多的鼓励并令其愉悦，有助于护士身心健康。

2. 采取有效应对方式

应对方式为应激事件与身心反应之间的重要中介变量，是个体解决生活事件及减轻事件对自身影响的各种策略。对同样的应激事件采用不同的应对方式，个体所受的心理损伤程度亦不同。有研究显示，在应激情况下，良好的应对方式有助于缓解精神紧张，帮助个体最终成功地解决问题，从而起到平衡心理、保护心理健康的作用。研究表明，护士若采用“解决问题”和“求助”等成熟型应对方式，有利于其及时释放工作中所遇负性体验，减少因情感耗竭而出现的高强度应激状态。如国内学者对精神科护士的调查显示，采用自我分析、寻求社会支持、身体放松是应对压力的有效策略。

3. 发展、利用社会支持系统

社会支持系统是应对压力的有效资源。有力的社会支持，有助于维持良好的情绪，并在个体面对压力时提供保护。父母、亲属、朋友、同事等构成个人的社会支持系统，在应对压力时必不可少。积极参加所属团队的活动，努力与更多的人保持良好关系，建立深厚友谊。遇到困难或问题时，可主动寻求管理者或同事的帮助；向家人及周边友人倾诉，从中获得更多应对压力的建议，借力他人的经验和团队的资源，可帮助护士处理个人困扰和工作应激等。

4. 放松身心

护士要重视自身情绪调节，尤其在繁重的工作后，更应学会放松自己的身心、调节自己的状态，尽量避免在精神上或体力上把工作带回家。面对工作中的各种应激，应以积极乐观的态度应对，不仅可以缓解压力引起的身心反应，甚至激发变压力为动力的信念，使压力成为个人发展的机遇。

护士应注意保持个人生活与专业发展的平衡，可适当拓展工作之外的兴趣爱好。可采用一些小技巧帮助恢复自己的活力，如

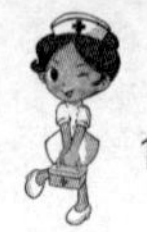

充分的睡眠和健身运动、烹饪美食及放松、音乐或书画赏析等，这些活动不仅可丰富业余生活、减轻日常压力，还可带给自己满足和愉悦。

5. 提高业务能力

(1) 学习新知识、新技术：个人知识的积累、技术的进步是不断完善自我、实现自我价值的根本途径。护士应刻苦钻研业务，提高操作技能，吸取教育发展、科技进步的新信息，应对工作中出现的一系列挑战，才能在工作中做到游刃有余，赢取更多时间挽救患者的生命，进而承担救助危重患者的重要职责，从而减轻作用于自身的心理压力，减少心身疾病。护士在工作中还要善于计划工作，巧妙交替脑力和体力劳动，减少工作单调造成的疲劳。

(2) 加强护患沟通：护士要加强心理知识的学习，提高语言沟通技巧，并在实践中总结患者心理变化的规律，减少工作中发生冲突的机会。如事先了解可能影响患者疾病和健康的心理社会因素，将潜在的冲突因素化解于发生之前。

(二) 组织机构支持

组织机构支持是防护护士职业心理社会性危害的关键要素。研究显示，组织支持可以满足员工的社会情感需求，如果员工觉得组织愿意且能对他们的工作进行回报，能得到重要的价值资源(如工资增长、培训机会)，员工会产生义务感，通过增加角色内和角色外绩效、减少旷工、为组织利益付出更多努力等帮助组织达成目标。因此，医疗机构管理者应加强对医护人员职业倦怠等心理健康问题的重视，尽量改善组织结构和管理制度，体现医疗机构对于员工贡献的重视、对员工幸福感的关心。

1. 加强医院文化建设，给护士更多职业发展空间

(1) 重视护理工作：各级行政部门和医院管理层应充分认识

护理工作的价值，合理提高护士的待遇和地位，充分调动护士的积极性，激发护士工作热情，增强护士的自尊心和自豪感，避免员工产生工作无望和疲溃感。管理者应给护士营造宽松、愉悦、团结、奋进的工作氛围。如医院可定期组织团队训练，通过团队活动缓解护士心理压力、增进同事间沟通和支持，提高集体凝聚力；可通过给予护士充分的评奖、晋升、学习的机会等激发护士工作热情。

(2) 心理授权(psychological empowerment)：心理授权是个体在工作中体验到的心理状态，是被授权的个体对自我效能、工作意义、自主性和工作影响的感知。医院管理部门应当重视心理授权的作用，通过营造授权氛围、增加护士在工作环境中获得支持、信息、学习和资源的机会，提高其心理授权水平，减轻护士的职业疲溃感。如护士长与护士之间应建立互相信任的合作关系，护士长可针对不同护士的工作能力，在遵守医院规章制度和保障患者利益的基础上，赋予护士更多的自主工作的权力。拥有工作自主权的护士会切实感受到自己具有独立控制和开展工作的权力(如工作流程、工作方式、工作地点及工作时间的分配等)，意识到这是护士长对自己工作能力的肯定和信任，有效地增强其心理授权水平，强化其工作成就感。

2. 合理配置人力，实行弹性排班

合理、有效地配置科室护士，既可弥补护士编制不足，又可使护士的专业技能与知识得以充分发挥，实现自身价值，增加工作的自主权和工作满意度。如对刚参加工作的护士，可根据每个护士的特点尽可能安排相应的工作，挖掘他们内在的潜力，激励他们对自己提出更高的要求，使他们愉快而自觉地在各自岗位上努力工作。

科学合理的工作安排可以降低夜班、轮班带来的负面效应。

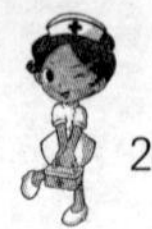

对于工作量时间变化较大的科室，可以安排机动人员，以满足突发医疗事件对护士数量的需求，或灵活安排工作时间，提高 8 h 内的时间利用效率。

3. 重视职业心理防护，开展相关培训

医院管理者应充分认识职业给护士所造成的心理压力，关注护士的心理动向，建立有效的疏解机制，注重培养护士对应激的适应和应对能力，使其掌握放松技巧，能科学地进行自我心理调适，增进护士心理健康水平。同时，应不断优化工作环境和条件，加大防护设施的投入，支持护士通过合法途径维护自身权益。

医院可经常性地邀请职业防护、心理健康领域相关专家讲课、组织相关讨论，向医护人员普及或更新职业心理防护知识，帮助护士充分认识到职业中的心理社会性危险因素及其危害，增强护士自身的防护意识和能力，提高其应对和抗压能力。如可通过系统抗压培训，让护士学会必要的职业和心理应对技巧，掌握自我放松和紧张环境中调节情绪的方法，积极参与各种运动项目和社会活动，提高对心理应激的认知力和适应力等。

4. 心理督导和心理援助

(1) 健全院内护士心理支持机构：医院管理者，特别是护理管理部门，应积极争取相关部门的支持，建立健全护士的心理支持组织，如护士心理咨询室、护士专业培训中心、护士娱乐活动中心等。在此，护士可进行适当的文体活动，加强身体素质锻炼，宣泄心理压力，缓解紧张情绪，维持职业心态的平衡。有心理学家提出："解除心理压力的最常用、最有效的办法，是离开现场小憩一会，做些较剧烈的身体运动，与朋友、同事交谈。"有条件的医院应设立心理咨询室，建立护士心理档案，及时发现并解决护士的不良情绪问题。

（2）开展员工帮助计划（employee assistance programme，EAP）：EAP是在工作场所实施的帮助识别和解决员工担心的问题的服务。主要关注那些影响员工健康和工作表现的工作相关、个人家庭相关的问题。我国学者认为EAP是由组织为其员工设置的一项系统的、长期的服务项目，通过专业人员对组织的诊断和建议，对员工及其亲人提供的专业咨询、指导和培训，帮助改善组织的环境和气氛，解决员工及其家庭的心理和行为问题，以及提高员工在组织中的工作绩效，并改善组织管理。

如今，EAP已经发展成一种综合性的服务，其内容通常包括涉及个人方面的身心健康、人际关系、经济、情感困扰、法律、焦虑、酗酒、药物成瘾及其他个体相关问题，以及逐渐引进的婚姻家庭问题指导；涉及工作方面的工作要求、工作中公平、人际关系、欺负与恐吓、家庭或工作平衡、工作压力、裁员、换岗等问题。

国内已有部分医院尝试将EAP引入护士的工作应激的管理中，经过研究发现EAP可帮助护士掌握沟通应对技巧和轻松工作的艺术，从他人的角度思考问题，且可帮助护士有效调控工作应激，提高个体生理、心理和行为等方面的适应能力，降低身心反应，维护身心健康水平。

（3）参与突发公共事件救护护士的预防性心理援助：近年来，突发公共事件常造成成批重伤患者被送入医院，时间紧、救治任务重；部分医护人员会被派到救灾现场参与抢救工作，其挽救伤者生命的同时，自己的生命也面临着危险。这些都无疑会给他们带来巨大的心理冲突和压力，都可能引发护士的心理应激。所以，对于参加突发公共事件救治的护士来说，应该预防性地采取心理援助措施以避免或减轻应激反应。

1）储备心理学知识和技术：护士除具备娴熟的专业理论和业

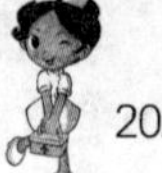

务技术外，应不断扩充和更新知识结构，如心理学、社会学、行为学、教育学、伦理学、法学等知识，其中既包括护士自身如何保持稳定的心理状态，以适应突发事件和繁重的护理工作需求，也包括对不同患者心理动态的观察与评估，以给予恰当的心理护理。

2）提高抗压和心理适应能力：护理管理部门可有计划、有步骤地安排普通病区护士到急救、急诊科、重症监护病房轮训，扩展护士适应能力范围，使个人能耐受较大范围的工作应激，促进护士在生理、心理和社会方面的适应性反应。

3）情景模拟培训：医院可组织救援现场模拟培训，使护士逐步熟练掌握急救技术，熟悉处理流程，在模拟真实情境下体验救援现场的紧迫感、紧张感等，通过强化练习可帮助护士熟练应对相关救援工作，在处理真实救援工作时能做到得心应手，减少心理应激。

4）参与救护后的心理危机干预：由于救援中常面对死亡，需处理突发情况，这些高强度应激容易导致护士产生强烈心理应激，部分人可能会因应对不当产生心理应激障碍，如急性应激障碍等。心理危机干预旨在对这些处于心理危机状态下的个体采取明确有效的措施，避免个体自伤或伤及他人，以及恢复心理平衡，使其最终战胜危机重新适应工作生活。它是一种对遭受挫折而具情绪危机的求助者予以关怀和帮助的心理救助过程。对于一些有明显心理应激的护士还应提供专业的心理援助。

（三）社会正性导向

新闻媒体报道、影视作品等对社会大众对卫生行业形象和医护人员职业形象的认知、卫生知识普及和健康意识促进等有着重要影响。卫生行政部门和医疗机构应战略性地开展公共关系策划和相关活动，广泛运用传统媒体、新媒体等平台，一方面积极地开展正性宣传与引导，帮助社会大众正性认识、理解卫生行业与卫生人员的不懈努力；另一方面，主动承担并拓展健康促进的社会职能，如建设为社会大众提供科学卫生宣教的平台、开展大众健康知识普及讲座、举办提升健康意识的社会活动等。由此树立积极的、正性的卫生行业形象，可促进和谐医患关系，促进社会和谐，为护士职业心理健康创造良好的社会大环境。

1. 普及卫生常识，加强对护士职业发展趋势的宣传

随着我国疾病谱的改变、科学技术的高速发展，以及卫生体制改革的不断深入，护士在维护和促进人民健康工作中将发挥越来越重要的作用。一方面，卫生行政部门、医疗机构等可联合网络、报纸、杂志等多种传媒的力量，宣传普及卫生及就医常识，减少人们保健和就医过程中不必要的曲折，改变大众就医过程中的不合理观念，增加对医护工作的理解和尊重，减少由于误解和冲动等原因导致的纠纷和冲突。另一方面，应加大对护理工作的正面宣传，增进人们对护理工作的理解和信任，不仅可促进护理事业的发展，同时可有效减少针对护士的行为及语言伤害。

2. 发挥媒体作用，树立医护人员正面形象

卫生行政部门则需建立健全新闻宣传制度和工作机制，在面临突发公共卫生事件、重大传染病疫情等时，主动公开相关信息，加强正面宣传等。医疗机构通过主动提供有新闻价值的事件，如免费义诊、弱势群体的健康关注、医疗新技术新闻发布会等，促使媒体的注意并宣传报道。对于重大事件要公开事实真相，尊重和配合媒体的工作，引导他们对医疗机构进行客观公正的报道，减少舆论负面影响。

【案例分享】

护士小李当班时，她所管床的一位晚期癌症患者从走廊窗户跳下，结束了自己的生命，患者家属未追究医院和医护人员的责

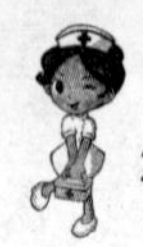

任。以下是小李事后回忆此事的感受。

“当时看到这个患者跳楼，心里明显地很惊慌，好像是双脚无力的感觉，这种惊慌就是害怕。然后很担心，担心家属吵闹，怕后果，怕领导责备，怕护士长不理解，怕医院怎么样，总的来说就是怕承担责任。那段时间最大的感受就是心理压力很大，尤其是上夜班压力很大，每次上班之前总觉得心里有什么事情，好像心悬起来落不下去，不踏实。事情发生后1个月内心理压力特别大，有时候并不是担心工作，也不是担心能力不能胜任，就是怕再出现这种意外。那一两个星期，心情比较低落，有点愧疚后悔。”

“后来，护士长看我心情比较郁闷，就放了我几天假，休假回来后我就好了很多。所以还是很感谢护士长的安排。”

“现在，这个事情已经对我的影响不那么大了，不过单独值班时还是有点怕。不过，我们现在都非常重视患者的情绪反应，对情绪不好的患者大家都比较警惕。”

叶旭春　吴　菁
第一版：陈　健

第三节　工作场所暴力

一、护士工作场所暴力概述

（一）工作场所暴力定义

WHO于2002年5月对工作场所暴力定义为：工作人员在其工作场所受到辱骂、威胁或袭击，从而造成对其安全、幸福或健康的明确或含蓄的挑战。它包括身体暴力和心理暴力，身体暴力是指以体力攻击导致身体及心理的损害，包括打、踢、拍、扎、推、咬等行为；心理暴力是指故意用力反对他人或集体，从而导致对身体、脑力、精神、道义和社会发展的损害，包括口头辱骂、威胁、折磨和言语的骚扰等。

(二) 工作场所伤害的形式

(1) 直接伤害：直接涉入暴力事件中遭受到伤害。

(2) 间接伤害：即与受害者有关联的亲属或同事遭暴力伤害。

(三) 工作场所暴力倾向表现

(1) 口头表达表现出生气和挫折，如突然改变谈话的语气，出现快速、大声和粗鲁的声音。

(2) 身体语言表现为威胁性的姿势，如握紧拳头、咬紧牙关、满脸涨红、行为难以自制；怒目圆瞪、鼻翼扇动、呼吸急促；突然情绪激动、过分紧张。

(3) 有药物或酗酒使用的征象。

(四) 护士工作场所暴力现状

工作场所暴力在全世界普遍存在，它已经成为影响各行各业的复杂问题，其中也包括健康服务行业。虽然许多卫生保健组织在无暴力环境下工作，而且工作场所的安全保障正在逐步提升。但是WHO和国际护士会(international council of nurses，ICN)共同参加的一项研究项目表明，工作场所暴力已经成为一个重要的公共卫生问题和全球性的职业伤害问题。健康服务工作者也已经成为工作场所暴力的高危人群。同时，一些发达国家和发展中国家也已经注意到，医院暴力明显地降低了卫生保健的服务质量，造成卫生资源的浪费。

据美国劳工局统计，超过60%的健康从业人员遭受过工作场

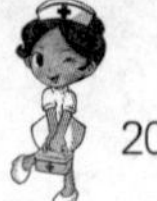

所暴力。其中,护理人员遭受暴力事件的发生率又高于其他健康从业人员。护理人员作为暴力事件受害者的概率是其他健康从业者的4倍。

ICN也指出“护士可能受到的暴力比其他行业多3倍。因为更多的暴力是针对女性的,而作为女性集中的护理行业,每名护士在她的个人生活中也更容易受到暴力的威胁”。事实上,我们面临的实际情况比上述数字更加严重。尽管医院的任何工作人员都可能成为暴力的受害者,但是那些与患者有着最直接、最频繁接触的护士比其他人员存在更高的危险性。

2004年美国对明尼苏达州6300名注册护士和开业护士的调查显示,每100人中分别有13.2人和38.8人遭受过身体暴力和心理暴力。2007年英国的精神科护士遭受工作场所暴力伤害为72%,并有49%的人在近一年内遭受过肢体袭击。2009年Gacki-Smith等人对美国急诊护士的调查显示,近三年中近25%的护士遭受身体暴力超过20次,并且约有20%的护士表明在3年内遭受过超过200次的语言暴力。2013年对英国3家综合医院的调查明确显示,护士遭受了大部分各种类型的暴力伤害。2017年澳大利亚急救护理协会对其注册护士的调查显示,87%的受试者在6个月内经历过工作场所暴力伤害,40%的受试者在最近1周遭受过暴力伤害。同年5月,澳大利亚甚至发生两起患者持刀挟持急诊护士事件。与以往相比,工作场所暴力事件发生比例有所提升。

在我国,医务人员遭受打骂、医院公物任意被毁屡见不鲜,甚至用停尸要挟,聚众闹事的恶性事件也时有发生。国内有研究显示,我国医护人员遭受工作场所暴力的发生率高达64.3%~86.7%。据中华医院管理学会对全国326所医院的调查显示,全国遭遇患者及其亲属扰乱医院秩序的医院占被调查医院的73%;

其中发生打砸事件占 43.8%；对医院设施直接造成破坏的占 35.5%；打伤医护人员的占 34.6%。还有接近 60%的医院发生过因患者对治疗结果不满意，纠集多人在医院内围攻、威胁院长人身安全。

据文献报道，护士工作场所暴力最常发生的部门是急诊科、儿科、手术科室、精神病病房、门诊窗口、门诊候诊室等。这可能与这些科室中患者流量高、病种复杂、病情急导致患者家属情绪急躁有关。

护士工作场所的暴力威胁主要来自患者及其家属或随同探访者。暴力的方式多种多样，有语言伤害、躯体伤害和性伤害。语言伤害的形式主要为责骂、谩骂、辱骂、恐吓、贬低或是威胁；躯体伤害的形式主要为动手拳打脚踢、使用匕首凶器；性伤害形式主要为性骚扰或性挑逗等。其中以语言伤害发生率最高，躯体伤害发生率其次，性伤害发生率最低。

尽管国外对护士遭受工作场所暴力的研究与管理都较国内重视，但国内外对此类事件的报道率都不高。美国一项调查显示，70%遭受过工作场所暴力的护士对待该事件采取的态度是回避和忍让，甚至不愿意承认自己曾有遭受工作场所暴力的经历。因此，为了确保医疗机构工作场所的安全，美国职业安全卫生管理局(occupational safety and health administration, OSHA)颁布了有关的安全指引，以提高医护人员对工作场所暴力的认知，并能采取紧急应对措施以自我保护，免遭暴力伤害。一旦发生伤害后能够以积极的态度合理有效处置，而不是以消极的方式选择逃避。

(五) 工作场所暴力发生后影响

WHO 在一份有关暴力和健康的报告中指出，暴力引起的死亡和残疾已经成为当今世界首要的公共卫生问题。评估和预防工

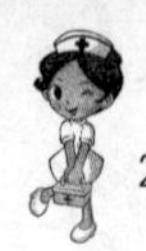

作场所暴力是非常困难的。因为对于可预防的工作场所暴力并没有统一的定义和切实有效的预防预案，所以它造成的影响是难以预料的和深远的。

工作场所暴力发生后患者及护士的身体和心理都受到不同程度的伤害。另外，也不可避免地对个人和机构造成了不同形式和程度的经济和精神损失。

护士的身体伤害表现为各种类型的外伤和内伤，损伤后遗症包括缺勤、意外、疾病、残疾和死亡。护士的心理伤害表现为心理压力增大，内心滋生愤怒、不安、焦虑，不敢或恐慌单独工作，失去工作热情，对职业的满意度降低、工作积极性下降、工作效率减退、工作倦怠感增强。工作情绪受挫影响护士对实施护理的正确决策和工作中的注意力，使差错事故发生率增加，以至于护理工作质量和服务质量的下降，甚至导致部分护理人员离职。

医院工作场所暴力对患者的伤害主要表现为正常的治疗护理工作受阻，患者安静的休养环境被破坏，更为严重的是患者可能在暴力事件中意外受伤。

总之，护士面临的职业暴力危害影响了护士的工作积极性、影响了护士的工作权利、患者接受治疗和护理的权利，直接或间接影响社会的稳定与和谐。社会应该对于护理工作以更多的理解，对护理人员以更多的支持和关爱。护理人员应该在日常工作更好地加以重视和防范。

二、护士工作场所暴力原因

医院暴力已经成为全世界威胁医务工作者健康和生命的重要卫生课题，而其中护理人员是主要的受威胁群体之一。多项研究表明，护士遭受工作场所暴力主要来自三个方面。一是来自患者或者探访者;二是来自护理工作或护士个人原因;三是来自医院与社会因素。其主要表现可以归纳为以下几点。

(一) 来自患者或者探访者

患者患病后内心苦闷、焦虑、担忧、情绪不稳定,甚至有些无助,内心需要帮助和安慰。如果这种心理需要得不到满足,也没有很好的途径让其得以发泄和表达,患者的心理恐慌会加剧,最终导致对待日常事务处理的不合理性,甚至做出一些非常极端的事情,违背其原本的性格与处事方法。

另外,患者患病前即属于性格暴躁、沟通交流困难者。一旦患病后,可能会加剧这种不健康性格的程度,愈演愈烈,最终可能会成为暴力事件发生的实施者和高危人群。

患者家属对患者的疾病没有足够的思想准备或没有很好的应对措施。这种束手无策的感觉转化为一种强烈的心理压力,表现为极度的担忧和紧张,使对某些事件的处置如病情恶化、判断决策、交流沟通等出现障碍或困难,使护患之间应有的理解和信任得不到很好的表现,不同程度地降低了患者的从医性,双方的不愉快合作成为暴力事件发生的隐患,以至于稍有不快或不解就较易与护理人员发生摩擦或争执,甚至进一步加剧演变成暴力事件。

此外,患者及其家属对维护权利和义务的意识增强也是一个不可忽视的方面。家属会认为应该得到的治疗与护理没有及时得到,却没有考虑医院本身面对的群体都是非健康人群,人人都希望得到最快、最好的医疗护理。供需矛盾的相对不平衡,使得护患关系紧张,也可能发展为工作场所的暴力事件。

(二) 来自护理工作或护士个人原因

护理人员日常治疗护理工作烦琐,与患者及其家属接触时间最长、频率最高,所以让患者及其家属产生误解或不满意的概率也

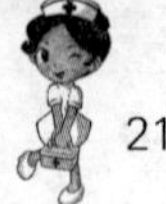

相对增高。

同时，在护士中可能也存在一些服务意识比较薄弱，与患者交流沟通技巧欠缺、语言或行为与工作场所不协调。也有护士护理操作技术和护理理论知识不足的现象，造成患者或家属对护理人员的工作不满意。但是，不管施暴者有再多的不满意或不理解，试图通过暴力来解决问题或发泄不满都是不正确的做法，扰乱了医院正常的工作秩序。同时也反映了患者或家属对护理人员工作或护士人格的不尊重。

另外，护士法律意识不强，往往没有很好地保留被暴力侵犯的证据，致使施暴者逃脱法律的惩罚。分析护理人员防范意识不强、应对能力薄弱的原因，可能由几个因素造成。即现有的护理教育课程设置、学校教育计划体系和继续教育内容，在预防控制工作场所暴力方面不够完善。

护理专业从学校教育到在职教育，回顾整个受教育的过程，对暴力事件的预防、判别、应对和处置缺乏系统和完整的教学计划和教学课程。使原本可以在萌芽状态处置或制止的暴力事件没有得到很好的控制和缓解。

有些医院安排了防止工作场所暴力的继续教育课程，但是培训课程缺乏完整性、系统性和实用性，或者也只局限于理论知识的讲解，缺乏自我保护技能的训练，实际操作应用比较困难或意义不大。

（三）来自医院与社会因素

医院的完全开放形式使任何人都可以进入医院，其中不乏蓄意犯罪的流氓、酗酒和吸毒者、偷窃和抢劫犯及精神病患者。医疗资源的相对缺乏，就医时间的相对集中，导致患者候诊时间过长。医院应有的保安系统不健全或不到位，一旦发生紧急事件应急措施和医院内保安人员达到事发现场等候时间太长，使施暴者可以得逞或逃脱。医院内也缺乏专门的部门来处理或协调该类事件，往往是不了了之。

另外，社会安全保障系统对护理人员的保护也是比较滞后。报警后等待时间较长，处理现场纠纷、暴力不够果断或对于医院这个特殊的群体和工作场景难以很快地控制局面或缓解事态；暴力发生后，患者或患者家属作为社会普遍公认的弱势群体，较易得到周围群众、社会舆论、公众传媒的支持和袒护，使得应该有的公正、公平，在事件发生的整个过程中已经失衡。同时医护人员的低社会支持率，促使医护人员以妥协、忍让的态度来面对工作场所暴力，最终导致工作场所暴力事件愈演愈烈。

【案例分享】

（一）案例一

据某市人民医院急诊科介绍，一天下午2点多，一男一女抱着一名8个月左右的婴儿来到该院留医部门诊给孩子看病，经医生检查，诊断孩子患有“上呼吸道感染”，需要打吊针输液治疗，随后门诊医生开了处方。患儿家人取药后来到急诊注射室给孩子注射，从下午3点多钟开始输液，一直持续到傍晚。到了5点多，由于孩子小，不能很好配合，在输液过程中，出现液体渗出，因此，按照医疗操作规程的要求，需要重新注射。于是，当班护士小莫马上过来为患儿重新打针，就在刚刚打上针不久，婴儿开始哭闹，患儿家人发现孩子的液体没有滴，就让小莫去查看。小莫看到婴儿头皮的注射部位有点儿肿，就说：要重新注射。就在小莫拔下针头的时候，站在小莫身边的男子突然大怒，挥拳向小莫打去，一拳打在太阳穴部位，接着又打了两拳，分别打在后脑部、耳部。而突遭重击的护士小莫，顿时站立不稳倒在了

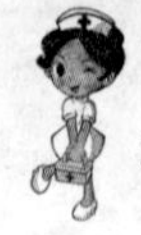

地上。

随后有人马上拨打110报警。据当时在现场的医护人员说，警察到场后，在警方批评教育下，男子向被打的护士小莫及其家人道歉，并愿意赔偿医药费2 400元。此时已是晚上10点左右了，护士小莫和丈夫当时接受了道歉和赔偿。但是，第二天上午，护士小莫出现新的病情，被打之后出现头晕、头痛、听力降低、耳鸣等症状，经过五官科医生重新拍片及听力测试检查，发现已经“耳膜穿孔”，耳膜上有新鲜血迹，听力下降。

据了解，小莫的丈夫杜先生得知妻子“耳膜穿孔”的消息时流泪了，他在谴责男子打人行为的同时，呼吁医务人员的人格应该受到尊重，医务人员的人身安全应该得到保障！目前，被打受伤的护士小莫已经住院接受治疗。小莫的丈夫提出要对妻子的伤情做法医鉴定，根据法医鉴定结果追究打人者的责任。他表示，“耳膜穿孔”已不是一般的民事纠纷，打人者已经构成人身伤害，不是私了能够解决的问题。

记者采访时了解到，打人男子当时的行为已经引起在场很多就医患者和家属的不满，一些目击现场的人主动留下联系电话，表示愿意在需要的时候为小莫作证。警方对该事件已经重新立案，并重新调查取证，护士小莫伤情的法医鉴定也已开始。

（二）案例二

某年5月3日15时许，一位56岁老年妇女因车祸被送到某市第一人民医院急诊室，当班医护人员立即对其进行紧急抢救。急救医生发现，伤者呼吸、心跳全无，瞳孔开始放大，救护人员立即使用最先进的医疗手段，对其进行救治。一个多小时过去了，医生依然无法将其救醒，不得不宣布其死亡。死者家属闻讯立即进入抢救室，并给死者换上衣服。

正在这时，同在一个抢救室的另一位患者出现病危症状，必须换用死者占用的硬板手术台，才能展开救治。这时，值班护士长走到死者家属面前，请求他们能让出这个手术台。谁知其中一大汉立即挥拳打向护士长，后在其他亲属的阻拦下，护士长躲开了拳打脚踢。而正在给病危患者打针的护士，却无故遭到对方一顿拳脚，先是额头被打得肿起一块，随后又被一脚踹倒在手术台前，并被踩踏几下。护士当即昏倒在地。这一切被另一位护士看在眼里。后经脑外科、胸心外科、普外科医生紧急会诊，该护士在半小时后苏醒过来。经检查，医生诊断该护士右下肺挫伤，可能导致血胸，但最让医生担心的是，该护士的头部被打成闭合性颅脑损伤，需住院进一步观察抢救。

三、护士工作场所暴力的预防措施

因为护理职业暴露问题越来越受到社会的重视，许多提供健康服务的机构已把研究的焦点集中在暴力的预防和控制策略上。在美国职业安全卫生管理局（OSHA）已颁布了有关的法规条例。

（一）医疗行政管理的要求

（1）国家和卫生主管部门应尽快制定和颁布防范工作场所暴力事件的法律、法规。

（2）就医过程中，医患双方都应履行自己的权利和义务，患者不能只强调权利不履行义务，明确规定不允许发生暴力事件，侵犯他人人身安全。

（3）分期分批为护理人员开设应对暴力的培训，特别是对危险因素识别能力较弱的新护士。开设的课程应包括本部门工作场所防止暴力发生的政策、引发暴力的危险因素、对暴力行为的识别及防范措施等，定期开展院内医护人员遭受暴力伤害的演练。

(4) 人力资源部门要保证临床一线有足够的护理人力资源供给,减少患者的等待时间,尤其在暴力高峰时段,如工作人员轮流用餐时间、转送患者途中、夜班时段、急救时期等更应给予高度重视。

(5) 禁止工作人员单独在急诊室或门诊值班。

(6) 医疗职业为高风险职业,医疗机构应为医务工作者购买医疗风险保险。社会舆论或媒体对于医患关系应给予正确的导向。

(二) 医疗布局和设施的要求

医院的完全开放形式使任何人都可以进入医院,其中不乏蓄意犯罪的流氓、酗酒和吸毒者、偷窃和抢劫犯及精神病患者,所以医院的环境设计不合理可能是暴力发生的潜在因素。

(1) 相关环境安全设施要保证。如工作场所及周围环境的照明要足够、进出口的安全控制要到位。病房、护士台与医院保安部门之间的监控和报警系统要畅通,必要时应设置紧急呼救按钮、电话报警装置等。

(2) 医院可根据实际运作情况设置专门的警力点,一旦警报拉响时,能迅速做出有效回应,如果条件允许,也可以与地区警署联网。

(3) 在工作场所暴力的高发区域,如急诊室等部门可设置24 h监控。后勤部门定期检查摄像头等监控设备是否有效。

(4) 在楼梯、走廊及地下停车场等易出现安保盲点的地带安装安全装置,如反光镜、摄像头等。

(5) 在设计护士台布局时,可考虑封闭护士站,也可加高护士办公台,以防不测。护士台的门窗玻璃应该是防弹、防碎材料制成。同时办公家具或其他物体应该尽量设计为固定式的,以减少它们被当作武器使用,伤及他人和财产破坏。同时应设置员工专门通道或紧急出口,以备不测。

(6) 为情绪激动的患者及家属,或为突发事件设置一个“缓冲室”“隔离室”“休息室”。

(7) 严格执行探视制度,建立卡控通道来限制外来人员在医院的活动范围。医院的保安有义务限制探访者的数量,甄别和阻止有暴力和不良动机的人员进入医院和工作场所。

(8) 在工作区域内外安装较强的照明灯。设置一间宽大、舒适的候诊大厅。

(三) 护理人员教育与培训的要求

(1) 针对从事健康服务职业的护理人员应该设置预防和应对职业暴力发生的理论培训课程和技能操作课程;并将该项目纳入医院每年护理人员的必修继续教育项目,同时在培训中不断纳入新的内容,以适应新的职业暴力预防的政策和策略。

(2) 通过各种形式组织有关人文知识方面的讲座,以达到掌握与患者有效交流沟通的技巧和能力。

(3) 定期对护理人员进行相关政策、制度方面的培训,包括应对暴力事件的预防、报告制度及支持系统流程的培训。

(4) 指导认识潜在的暴力,了解化解或降低潜在暴力情况的方法。同时教会护士如何评估和识别可能发生暴力的信号及自身保护方法,如警惕性、适当的防卫技术、如何脱离和回避等。

(5) 学会建立良好的社会支持网络。要与合作者、同事形成密切的关系,确保自己在受到工作场所暴力的威胁时有可及的应对资源可利用。并经常通过一些已发生的案例讨论,来从中吸取一些教训或获得一些启迪。

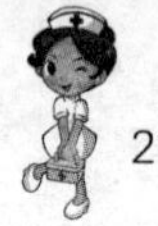

(四) 护理人员自身能力要求

(1) 树立以患者为中心的服务意识,强化护理服务的人性化,尽可能满足患者合理的需求。

(2) 加强职业道德规范,提高个人修养,提升工作责任心,严格执行各项规章制度。

(3) 不断钻研技术、提高业务能力,更好地为患者服务;增强护患沟通,对待患者一视同仁。

(五) 社会系统的支持

医院是为患者提供医疗服务的特殊公共场所,其工作环境的安全性直接影响到患者的医疗护理质量和生命安全。政府部门应尽快制定相应的法律、法规,追究施暴者扰乱就医环境、损害人身安全所造成的法律责任。

四、护士工作场所暴力发生后应对措施

护士遭受职业暴力的问题越来越受到社会的广泛重视,许多提供健康服务的医疗机构已把有关医院工作场所暴力的研究焦点集中在暴力的预防和应对上。在暴力的应对方面又强调暴力发生时的防范。护士法律意识不强,往往没有保留被暴力侵犯的证据,使行凶者逃脱法律的制裁。如果发现有工作场所暴力倾向发生可能,应该做到以下几点。

(1) 确定或寻找一个可使自己随时逃离现场的线路或出口。不要单独与有暴力倾向的人待在一起,不要让患者或家属夹在自己和门的中间,以挡住你离开的通道。更不要背对着患者。使可能施暴者离开你的视线。

(2) 不要催逼患者或家属的空间,也不要碰到患者,与他们保持 0.46～1.2 m 的距离。而且不要让患者误解你会随时侵犯他的

私人空间的想法或念头，否则会增加他的愤怒。

(3) 保持自己的情绪稳定和平静呼吸，真诚地表现愿意倾听患者及家属的意见或建议，愿意为其提供帮助，建立信任感。

(4) 当患者或家属大声谩骂喊叫时，不要试着与他或他们谈话或对话，让他发泄或抱怨，用倾听与沉默应答。当他听你说话时，你要保持镇静，讲话的语速不宜过快、语调不宜过高、声音不宜过响或过轻，以保持平静的声音为妥。

(5) 对于患者或家属不正确的表达，不要急于争执、辩护、对质或批评。让他有足够的时间表达他的抱怨与不满。不失时机地、有选择性地作出一些回答。

(6) 试着澄清误解，承认患者令人信服的怨言。用简洁的语言与之交流，以表达你的关心并提供确实可行的解决问题的方法。

(7) 在与患者或家属的交谈或接触中，一旦发现有暴力倾向时，应尽早防范，并尽快提醒每一位有可能接触该患者和家属的护理人员言语与工作都要加倍小心。同时，应该高度重视患者及其家人对治疗护理的反应和满意度，及时征询意见或建议并予以答复。

控制医院工作场所暴力是一项长期性的，需要多方面介入与配合的工作。需要社会的支持、政府的重视、人民的理解和支持，更需要广大医护人员自身的提高和适应。

为了确保医疗环境健康有序，医疗工作场所防止暴力行为中国版指南(2013—2014)已发布。该指南主要分为事前防范、事中应对和事后处理三部分。分别针对医疗场所暴力事件的萌芽、爆发及善后等不同阶段进行处理。事前防范是指针对可能出现的风险，预先采取或拟定一些必要的防范措施。事前防范可将恶性事故消弭于萌芽之中，是避免医疗场所暴力行为的最有效措施。事中应对是指一旦医疗场所爆发针对医护人员的暴力事件时，医护

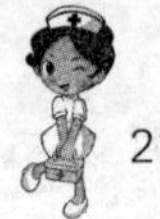

人员应当及时采取合理合法、安全有效的防护措施，以保护自身生命财产安全。最基本的应对原则是尽最大可能迅速脱离事发现场，撤退中应防止人身伤害。事后处理是指暴力事件结束后采取的种种措施，主要包括保存现场、固定证据、减少损失、总结经验及吸取教训等。

赵慧华　郑　峥

第一版：赵慧华

参考文献

[1] 陶玉秀，梁晓燕.临床护士遭受工作场所暴力的相关研究进展[J].护理管理杂志，2016，16(12)：883-885.

[2] Arnetz J E，Hamblin L，Ager J，et al. Using database reports to reduce workplace violence：Perceptions of hospital stakeholders[J]. Work. 2015，51(1)：51-59.

[3] Lepping P，Lanka S V，Turner J，et al. Percentage prevalence of patient and visitor violence against staff in high-risk UK medical wards[J]. Clinical Medicine，2013，13(6)：543-546.

[4] Pich J V，Kable A. Patient-related violence against nursing staff working in the Emergency Department：a systematic review[J]. Jbi Libr Syst Rev，2014，12(9)：1-22.

[5] Pich J V，Kable A，Hazelton M. Antecedents and precipitants of patient-related violence in the emergency department：Results from the Australian VENT Study（Violence in Emergency Nursing and Triage）[J]. Australas Emerg Nurs J，2017，20(3)：107-113.

[6] 余泳琛，邹芳亮，蔡一凡，等.医护人员遭受工作场所暴力后心理应激反应的深度体验[J].中国实用护理杂志，2014，30(10)：6-9.

[7] 张燕，肖明朝，赵庆华，等.患者对护士遭受工作场所暴力相关因素认知的调查研究[J].解放军护理杂志，2017，34(11)：26-29.

[8] 赵允兰，胡晓莹.护士同情心疲乏研究进展[J].中国护理管理，2012，12(12)：49-52.

[9] 仲卫薇,李春玉.护士同情心疲乏的研究进展[J].中华护理教育,2015,12(12):939-943.

[10] 刘晓虹.护理心理学[M].3版.上海:上海科学技术出版社,2015.

[11] 肖洁.长沙市三甲医院护士工作场所暴力现况调查及对策研究[D].长沙:湖南师范大学,2015.

[12] 王京.三级甲等医院护士心理授权与职业疲溃感的调查研究[D].大连:大连医科大学,2014.

[13] 孙继伟,韩瑜,白华羽,等.医务人员血源性传染病职业暴露后心理应激反应的纵向研究[J].中国心理卫生杂志,2017,31(3):190-194.

[14] 何叶,周艳辉,侯爱和.护士组织气氛、心理授权与职业倦怠的关系研究[J].护理管理杂志,2015,15(10):685-688.

[15] 胡平.职业心理学[M].北京:中国人民大学出版社,2015:211-237.

[16] Walton A M L, Rogers B. Workplace Hazards Faced by Nursing Assistants in the United States: A Focused Literature Review. International Journal of Environmental Research & Public Health[J], 2017, 14(5): 544.

[17] Hou S. Review the Reasons and Countermeasure Research of the Nurse Occupation Burnout[J]. American Journal of Nursing Science, 2016, 5(2): 59-63.

第七章
劳力性损害与防护

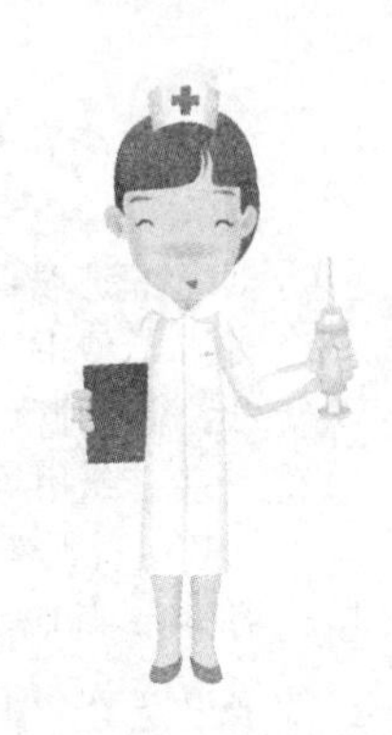

第一节 搬运重物

职业疾病的病因分析中工作环境常常被认为是一个重要的因素。国外针对肌肉骨骼劳损方面的流行病学调查结果显示，手工操作、持续弯腰并扭转躯体、重体力劳动、持续某种非生理性姿势或者过度负重劳动动作是导致肌肉、骨骼劳损的五类危险因素。大样本分析人群中1/4因此而出现腰痛，其中风险最高的二类工种是建筑工人和护理人员，分别占腰痛患者的近20%。

有报告显示，护士在8 h工作时间内，有1/4的时间是处于弯腰或其他腰部强迫体位的工作姿势，如搬运物品、为患者翻身、擦拭、清洁卫生、改变患者体位等。8 h内频繁地(5次以上)搬运患者或为卧位患者改变体位、扶持患者助步器行走、从病床上转移到轮椅，这些搬运动作是护理人员腰部劳损的重要诱发因素。

5个腰椎和1个骶椎组成人体的腰部骨性支架。每2个腰椎复合结构之间的屈伸活动自头端至足端分别为12°、14°、15°和

17°,腰骶关节最大为20°。轴性旋转运动主要集中在腰骶关节5°,其他腰椎间的旋转仅仅为2°,因此单从骨性结构来分析L_4-L_5和L_5-S_1是主要损伤的节段。骨性结构的稳定,依靠后方棘突两侧的肌肉和椎体附件之间的韧带组织,人站立时脊柱后部肌肉竖脊肌和短节段深层肌肉紧张,从而维持脊柱直立功能。人类前屈的运动包括脊柱和骨盆两部分,从直立0°到屈曲60°由腰椎运动节段完成,此后的25°屈曲由髋关节提供。护理人员的床旁工作大多集中在躯体0°～60°活动范围内。弯腰前屈30°以后竖脊肌分别向两侧滑移,脊柱稳定的力量70%由韧带替代维持,主要由棘上韧带、棘间韧带和横突间脊柱韧带使向前的弯矩获得被动性平衡。以L_3为前弯顶点屈曲后应力集中于L_4-L_5,如果弯腰动作时合并侧弯和旋转,那么应力主要集中在腰骶关节,这两个节段就是临床上腰部损伤最常见的部位。

一、腰背部韧带劳损

腰段的棘间韧带最发达,其中下腰部比上腰部更厚,超过3 mm。国外文献报道30～40岁人群中,棘间韧带退变约占75%,40岁以上人群中90%的L_4-L_5棘间韧带退变,棘间韧带作用是维持棘突间位置相对稳定。棘上韧带起自C_3棘突尖直至骶中嵴,有一定弹性,可伸展和收缩,与棘间韧带绞合形成韧带复合体(图7-1)。棘上韧带和棘间韧带的损伤发生在弯腰动作受到较大屈曲暴力时可以造成棘上韧带完全断裂,以L_4棘突部的撕脱较为常见(图7-2)。腰部反复屈伸在较小的屈曲暴力下可造成韧带的不完全断裂、撕脱,患者局部疼痛症状比完全断裂为轻,常常在损伤当时仅仅为轻微腰痛、不适感,伸直腰部动作感到无力,接下来数天腰痛症状逐渐加重,休息对症处理数周后逐渐缓解。反复多

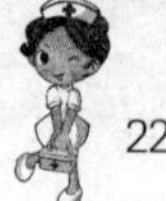

次损伤后呈现慢性腰痛，从 L_3 棘突到 S_1 可扪及压痛点。棘上韧带损伤压痛位于棘突尖，而棘间韧带劳损压痛位于棘突之间区域。慢性韧带损伤的临床表现还包括晨起腰部酸痛、僵凝感，但稍活动后略有改善。韧带损伤所致的慢性腰痛症状有时与椎间盘源腰痛很难鉴别。

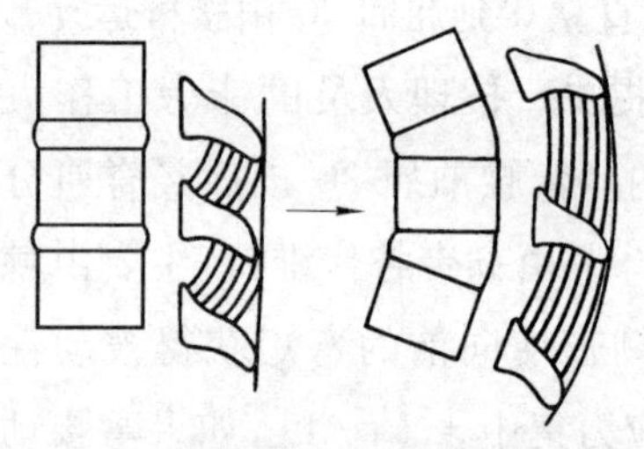

图 7－1 脊柱屈曲时，韧带复合体伸长使脊柱能够屈曲，同时也限制着脊柱的屈曲运动

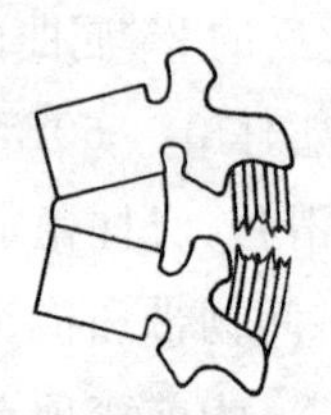

图 7－2 脊柱弯曲后，暴力超过棘间韧带黏弹能力，出现断裂

急性损伤以卧床休息 3 周以上为宜，以后可采用支具保护 1～2 个月，减少腰部活动。慢性期症状明显者可做理疗、局封及药物对症治疗，可在康复师的指导下进行适当的肌肉训练。

二、腰背痛

搬运重物导致的腰背痛是最常见的职业性疾病之一。从护理人员工作环境分析提示长期卧床患者多的科室、手术后特殊护理集中的科室，出现腰痛的护理人员较多。有报道认为重物重量超过 9.3 kg 时发生腰背痛明显增加，护士腰痛中有一半出现在为患者翻身护理时。另外，护士缺乏相关的培训和自我保护意识，年轻护士刚走上工作岗位，技术不熟练，缺乏在最佳生理工作体位的习惯，工作之余又不积极休息等也是造成腰背痛发生的原因。职业性腰背痛除了与年龄密切相关外，女性比男性容易发展为疼痛持续时间超过 3 个月的慢性疼痛。在反复发作的慢性腰背痛女性患者中，肥胖与发病率呈中等强度相关。有文献报道，工作时（持续站或走大于 2 h；躯干屈曲大于 60°、总时间大于工作时间 5%；躯干旋转大于 30°、总时间大于工作时间 10%；搬重物大于 25 kg；重复动作大于 15 次），腰背痛的发生风险显著增加，发生率随劳动强度的增加而明显上升。

弯腰搬重物时如果手持 200 N 的重物，脊柱上将产生 450 N 的压力，而且所持重物的中心离开躯体距离越远，则脊柱出现挤压的力量越大。正确的姿势是完全下蹲，躯体伸直时将重物抬起，并且越靠近躯体越好（图 7－3）。

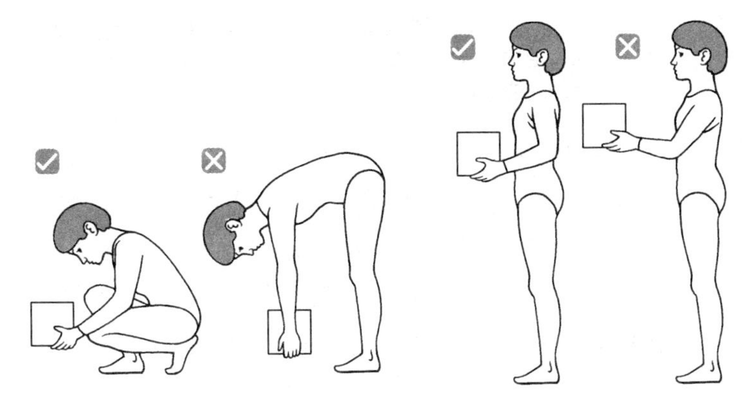

图 7－3　搬运重物的正确和错误姿势

弯腰或者弯腰搬拿重物时脊柱所承受的压力负载，首先影响到椎体后方的软组织、肌肉、韧带及腰背筋膜（图 7－4）。

如果反复挤压，弯腰后腰椎生理前凸弧度消失，椎体的相邻终板将退化，压缩载荷使髓核变性，椎间盘继发退变最终出现纤维环破裂髓核突出的病变。值得注意的是，除了腰突症之外，腰椎的小关节滑膜嵌顿症也是护理人员中不可忽视的病变之一。

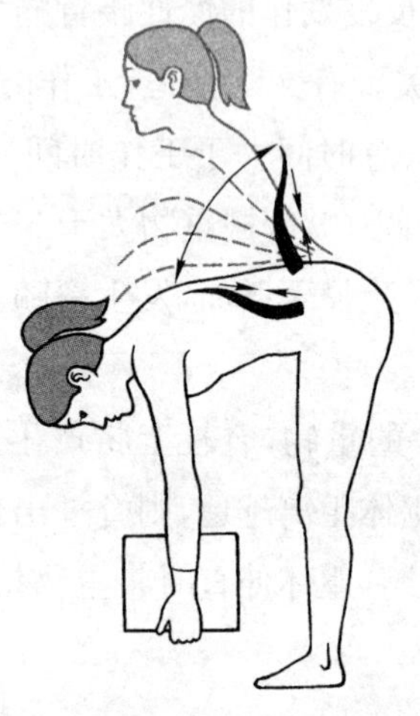

图 7-4 当患者膝部伸直，弯腰搬举重物时，竖脊肌收缩，像弓弦一样使腰椎过伸

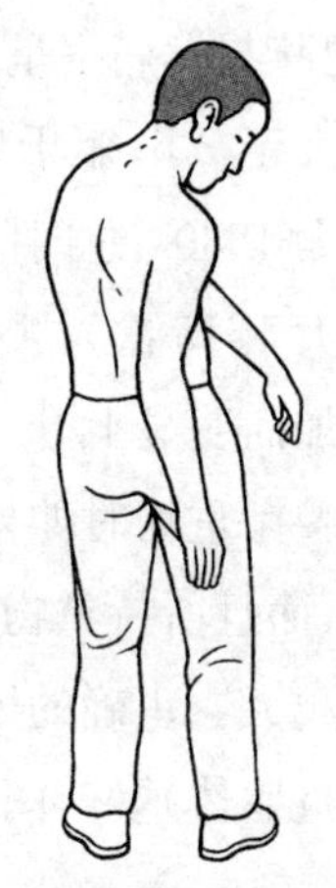

图 7-5 背伸侧屈通常可诱发小关节痛

相邻腰椎的上下关节突组成腰椎小关节，从胸腰段至腰骶关节，小关节面逐渐由额状位转到矢状位，这和腰椎的运动方向一致。上下关节突被薄薄的关节囊包绕，并且囊内有滑膜，分泌少量的滑液。关节囊上有丰富的血管神经，神经来源于脊神经后支。小关节突的关节囊主要功能是抵抗腰椎前屈和椎体向后移位，它与椎间盘、后方的韧带三者共同参与了腰椎的稳定性维持。由于职业因素而反复弯腰、搬运重物产生异常应力和异常活动，小关节可以很快出现骨赘增生、关节囊松弛的退变症状。弯腰 50°～60°时腰椎小关节会产生分离，如果此状态下脊柱出现旋转动作，小关节一侧张开，一侧合拢，瞬间小关节腔内出现负压，可将关节滑膜吸入上下关节突间呈现嵌顿。嵌顿通常出现在 L_4 - L_5 间隙(图 7-5)。

大多数患者在弯腰同时扭腰转为伸腰动作时会立即发生单

侧或双侧下腰痛，稍活动疼痛加剧，甚至向臀部、尾骶部、大腿后侧放射，患者立即处于强迫体位，惧怕搬动。小关节滑膜嵌顿通常不伴有神经根刺激症状，直腿抬高试验阴性，嵌顿后滑膜上神经受到激惹，神经反射和自体保护性反应使腰骶部肌肉痉挛，呈板样强直。

【案例分享】

患者，女性，39 岁，某大医院外科监护室护士，从业 18 年，每天的部分工作是搬抬患者和搬运各种医疗仪器，有的仪器较重。3 年前开始出现腰背部疼痛，2 年前出现左侧腰腿痛症状，经 CT 检查证实为 L_4-L_5 椎间盘膨隆。尽管曾请病假休息累积 2 个月，由于仍需工作，症状好转后常复发，半年前因症状较前剧烈，复查 CT 示 L_4-L_5 椎间盘突出，明显压迫硬膜囊。躯干在负重时，腰部受力最大也最集中。腰部肌肉长期超负荷工作，并且经常处于紧张状态，将产生腰部肌肉劳损。症状以无明显诱因的慢性疼痛开始，多为酸胀感，且休息后可缓解，但卧床过久后又会感到不适。本例即是长期搬运重物，背部肌肉慢性劳损。久之，造成椎间盘发生退变，椎间盘突出的早期为膨隆，此时如果避免弯腰搬重物，进行休息及牵引治疗等保守治疗方法，大多数可缓解甚至治愈。发生椎间盘突出时，症状进一步加重，此时保守治疗往往无效，常需手术治疗。

三、搬运重物劳损的治疗与预防

腰背痛具有自限性特点，预后良好。50％的患者在急性腰痛发病后 2 周功能可以得到明显改善，80％～90％在发病后 3 个月内康复，因此往往会产生错误观点，消极治疗，没有在发作早期进行干预。有文献报道，急性腰痛的患者发病 1 年之后，近 1/3 的患

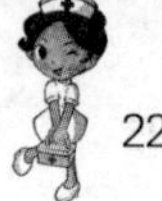

者并没有完全康复，约 1/4 患者仍有明显活动受限，复发率高达 47%～87%。

脊柱的组成结构与其他组织一样属于黏弹体，各种结构在暴力超负荷加载后可以出现不同的损伤，因此引入人体生物力学的概念避免或减轻载荷的能量所造成的损害是十分必要的。例如，护理操作前的背部肌肉充分准备活动、主动收缩和放松骶棘肌、不猝然弯腰、在移动重物时双足分开至双肩距离、增加躯体支撑面积、提倡拉重物比推重物好、推重物比提重物好。搬运重物尽量靠近躯体，勿强行超过自身力量过分提重物。特别强调下蹲直腰搬运切勿弯腰搬运，提高护士自身保护意识，提倡劳逸结合、肌肉主动放松，保持正确的坐姿(图 7－6)。

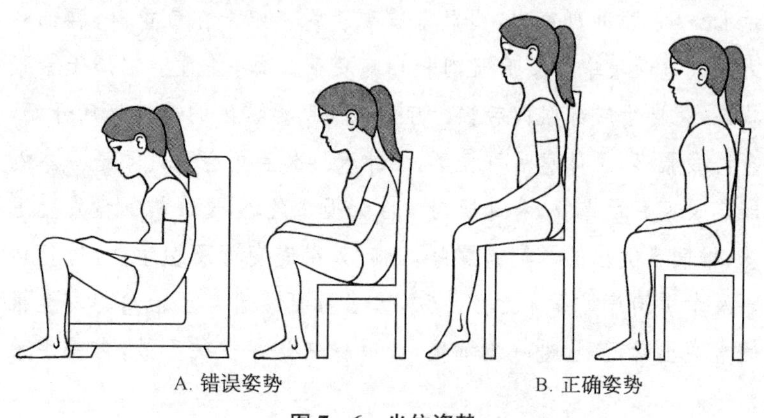

图 7－6　坐位姿势

腰背痛发生后除了卧床休息，口服消炎镇痛药物等传统方法之外，图 7－7、图 7－8 也是可以选择的治疗措施。

正常活动是不会产生疼痛的，甚至达到生理活动的极限时也不会发生疼痛，只有超过组织黏弹性的极限后才产生疼痛症状。疼痛对于每个人来说感觉是不相同的，疼痛是一个心理学层面的

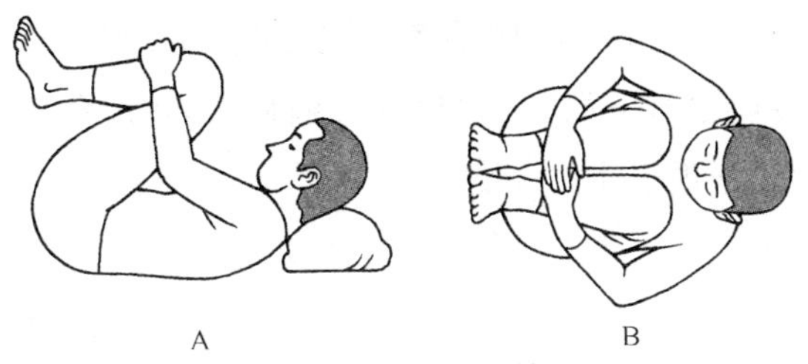

图 7－7　仰卧锻炼

A. 患者可以通过仰卧屈髋、屈膝贴胸，可以很明显缓解疼痛，应该维持 5 min。B. 疼痛严重发作时，侧卧位操练更容易

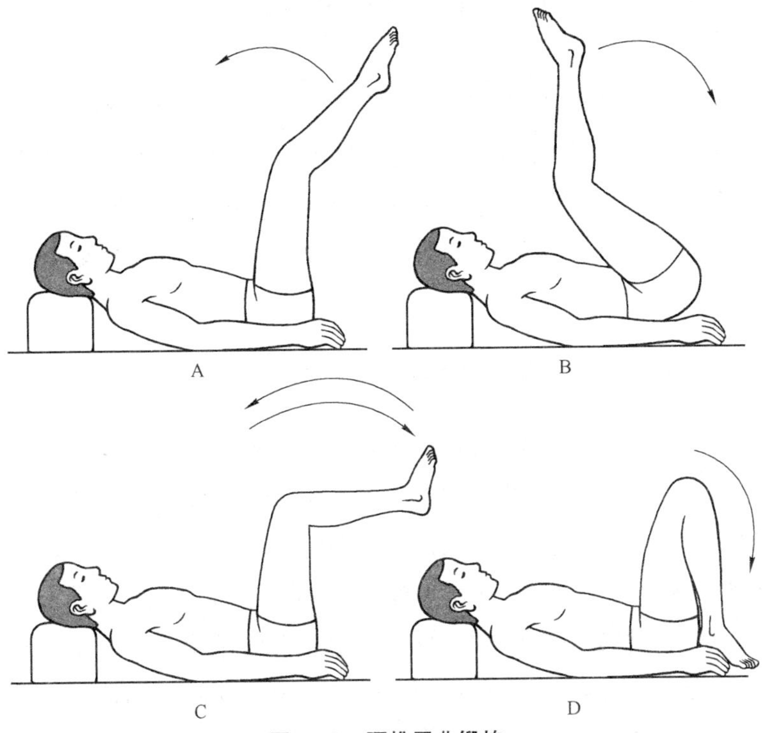

图 7－8　腰椎屈曲锻炼

A. 患者仰卧，枕后垫枕，屈髋 90°，膝微屈。B. 向头摆腿，带动臀部约 15.24 cm。C. 完成后回到起始状态。D. 5 次后，完全屈膝，足部平放床面休息。注意事项：落腿时严禁伸膝，避免腰椎的过伸性损伤

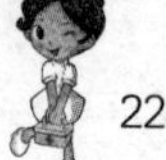

概念。腰背痛的患者治疗中要考虑到心理和社会因素，焦虑或抑郁与慢性腰痛也有关联，一旦出现疼痛症状，都应积极面对和治疗，适当心理干预也非常必要。

顾　奕　洪慧慧
第一版：洪慧慧

第二节 长期站立

近二十多年来，对于护理人员的职业卫生问题已经被认为是一个不可忽视的问题，护士的工作姿势与能量消耗、疲劳程度均存在正相关因素。据流行病学调查，长期站立对脊柱、肌肉软组织、足、踝、下肢血管、女性月经、睡眠等都会造成职业性损害。

一、长期站立对脊柱的损害

成人正常的脊柱生理弯曲度有 4 个，颈段和腰段凸向前方，胸段和骶段凸向后方。椎体间椎间盘和周围的肌肉、韧带、软组织使脊柱具有充足的内在力量及固有的稳定性，承受了日常生活及工作的负载。脊柱的每一个生理弯曲都有它的机能意义。颈曲支撑头颅抬起，腰曲使身体重心的垂线后移，以维持身体前后平衡。躯体重力线经过耳垂肩中点，重力线在直立时通过第 3 腰骶椎体，立姿主要依靠脊柱周围肌肉维持。王方报告手术室洗手护士配合手术时颈椎前屈 15°～20°，连续站立超过 6.5 h/d。除了造成组织动态损害之外，其他职业危险因素还包括疲劳、焦虑、精神紧张、饮食不规律、超负荷工作等亚健康症状。研究显示，人们在工作、学习和生活中长时间维持某种姿势与体位，导致慢性肌肉软组织损伤问题已日趋被重视。长时间、连续的静力负荷，可以对骨骼肌微观结构造成累积性损害，肌纤维不可逆损伤，筋膜产生无菌性炎症。半个多世纪以来，腰背痛最常见的原因是腰背部筋膜的纤维织炎，腰骶部可以扪及触痛点、压痛、牵涉痛和弥漫性的慢性疼痛，体检和检查发现骨、关节、关节囊、神经都是正常的，患者往往伴有不同程度的焦虑症状。少数腰背筋膜纤维织炎患者可以存在臀上皮神经卡压。在髂嵴最高点与髂后上棘连线的中点，L_1-L_3 脊神经根后支的外侧支在此点穿过腰背筋膜形成臀上皮神经，腰部不当的运动和姿势、局部无菌性炎症渗出和粘连导致神经卡压，在局部有压痛点并且有时可扪及条索状较硬的结节。研究证实，在长时间站立、腰部轻度屈曲时，髂嵴下方受到的挤压力最大，容易出现局部软组织的静力性损伤，患者往往有较长时间维持弯腰的强迫体位。表现为一侧臀部疼痛，向大腿后侧放射，急性期可呈刺痛、酸痛或撕裂样疼痛，疼痛区域较模糊，没有明确界限，改变体位如坐位改为直立位时腰部无力感，活动后腰部活动受限症状改善，少数患者转为慢性腰痛，一旦受凉即可出现激惹症状。

二、长期站立对肌肉软组织的损害

长时间站立对下肢肌肉软组织损伤的发生和发展起了重要的作用。魏秀丽等对 85 位站立 30 min、60 min、90 min、120 min 护士的足底压强进行测试，结果发现随着站立时间延长，前足掌及足中部平均压强逐渐增强超过足跟部压强，站立 60～90 min 后肌肉骨骼不适感症状增加，前期表现集中在膝踝足底，90 min 后转为腰背髋部为主。临床上将站立时间超过 1 h 定义为长期站立，长

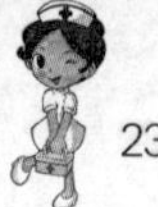

期反复超负荷站立使足底的跖筋膜、跖长韧带、足底的短肌肉代偿功能丧失,过度疲劳造成难以修复的损伤。人具有足弓构造,足底的穹形状态由内侧纵弓、外侧纵弓和横弓组成。内侧纵弓在足底内侧,由第1跖骨、第1楔骨、舟骨、距骨和跟骨组成。弓的两端前为第1跖骨,后为跟骨体后端部与地面接触,距骨是内侧纵弓的顶端,基底距地面15~18 mm。外侧纵弓包括第5跖骨、骰骨、距骨和跟骨。骰骨是外侧纵弓顶,垂直距地面3~5 mm。横弓从前向后有3个,通常由5根跖骨组成的横弓最容易坍陷出现前半足平足,长时间站立、反复劳损可造成横弓坍陷,内外侧纵弓变平,静力负荷时距骨、骰骨、跟骨均可下降数毫米,足跟部内旋状,足横弓内移和内旋,足前部跖趾关节远端外展外旋,足有外翻畸形(图7-9)。

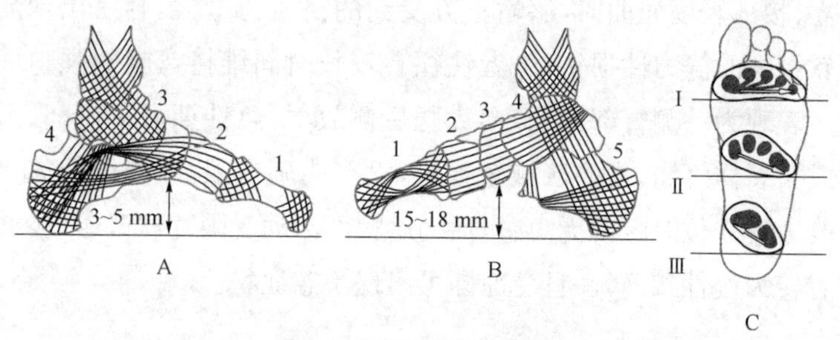

图7-9 足的纵弓与横弓

A. 足外侧纵弓的组成和应力线。1为第5跖骨;2为骰骨;3为距骨;4为跟骨(注:图中应力线为3~5 mm)。B. 足内侧纵弓的组成和应力线。1为第1跖骨;2为第1楔骨;3为舟骨;4为距骨;5为跟骨(注:图中应力线为15~18 mm)。C. 足三个部位的横弓组成横断面示意图

足弓不在乎高低,而是要有弹性。当足在承重时,足弓下降,使重力由骨骼传递至韧带,当韧带达到一定紧张度,肌肉开始收缩,协助维持足弓,在这个过程中,震荡被吸收减弱。长期站立的结果就是打破这个平衡,呈现劳损性扁平足。早期患者足部外形

变化很轻微，久站或劳累后感足部发酸、疲乏感，经休息后症状可消失，久站后又可出现反复。如不治疗即可进入第 2 期即痉挛期，为腓肠肌痉挛，足底逐渐外翻，足前部外展，距骨、舟骨内倾下陷，舟骨结节向内突出，足部休息疼痛加重，不能久站及长距离行走。极少数患者不经治疗可转为第 3 期即强直期，下肢重力线进一步内移，足呈永久性畸形，跟骨外翻，失去吸收震荡能力。劳损性扁平足的治疗首先在于预防，如可锻炼足部肌肉、站立 30 min 后适当足趾活动、重心左右交替等，平时鞋内以全长平足矫形鞋垫保护，避免穿平跟或者足心无衬垫的鞋类。

三、长期站立对下肢血管的损害

原发性的下肢静脉曲张直观检查即可被发现和诊断，这是发生于静脉的退行性疾病，表现为下肢尤其在小腿静脉发生结节样扩展性改变。一般人群中发病率约为 20%，女性多于男性。有报道手术室护士下肢静脉曲张的发生与工龄长短、工作强度、工种特殊性呈正相关，工龄 6～10 年发生率为 40%，工龄 11～15 年发生率为 83%。原发性下肢静脉曲张的病因是深浅静脉瓣膜功能不全、静脉壁薄和静脉内压力持久性增高。前两者是静脉曲张的先天因素。下肢静脉反流不足、循环血量超负荷使静脉压力增高，是静脉曲张的后天因素。长期站立或各种原因引起的腹压增高是其明确的诱因。原发性下肢静脉曲张早期可以无明显症状，之后患者在稍站立或行走后患肢出现酸胀、沉重无力感，平卧和抬高患肢后上述症状可暂时消失。体检患肢浅静脉站立时隆起、扩张、迂曲成团，静脉扪诊时有硬条索状感、色素沉着，小于 5%的患者可并发静脉性溃疡。

原发性下肢静脉曲张的预防：① 早期症状一旦出现应及时使

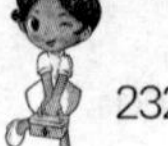

用弹力袜套保护。尤其在从事需长期站立工种的人员如护理人员，长期坚持使用合适压力的弹力袜是治疗很关键的措施。② 强调经常走动。踝关节的伸屈活动，使腓肠肌发挥有效的泵作用，减轻浅静脉内压力。在小腿踝部十字韧带以远，静脉回流是深静脉血液回流至浅静脉；在十字韧带以近，大、小隐静脉等浅静脉回流至深静脉。小腿肌肉适当紧张收缩可协助深静脉回流至腔静脉和右心。

总体来说，目前针对静脉曲张的治疗分为如下类型：① 以传统手术为代表的整体去除曲张的大（或小）隐静脉。② 以腔内治疗为代表的大隐静脉及其曲张静脉管腔闭塞及功能丧失。③ 针对交通支、穿通支的处理。如传统的静脉剥离、硬化剂注射、电凝、射频、皮下连续缝扎等，视交通支深静脉瓣膜病损有多种治疗方法。但是目前原发性静脉曲张仍然存在治疗后容易复发和伴发下肢静脉栓塞的问题。

【案例分享】

患者，女性，44 岁，手术室护士，从业 23 年，长期站立工作，5 年前开始出现双下肢静脉曲张，小腿肿胀，7 年前出现腰背部酸痛，活动受限，翻身及弯腰时疼痛明显，X 线检查示腰椎退变，生理曲度变直，经卧床休息 2 周后症状缓解，但之后该症状经常发作，且发作强度和频率逐渐增加。长期站立最主要的危害是下肢静脉曲张，全身软组织劳损，主要发生部位为腰背部、颈部及双下肢。对女性来说，还有月经异常的风险。危害往往与工龄长短相关。长期持久站立、重体力劳动等都会使静脉瓣膜承受过度的压力，逐渐松弛，瓣膜正常关闭的功能受到破坏，这是导致静脉曲张的主要原因。

四、长期站立损害的防护

（1）合理安排时间，在保证工作连续性的前提下充分利用休息时间。

（2）鼓励并指导护理人员自我调节，劳逸结合，工作时保持正确姿势。

（3）一旦出现长时间站立引起的职业损害症状，应采取简易有效的方法积极治疗，如热敷、淋浴冲洗、按摩等。

（4）因工作需要长时间站立者建议站立 30 min 后适当行走活动，站立时也可两足交替负重，主动收缩腓肠肌、屈趾肌等屈踝屈跖动作，收缩胫前肌、伸趾肌等伸趾伸踝动作，并在某一动作张力下维持 5 s，加强小腿肌内泵的力量，促使下肢静脉回流。

（5）早期使用合适压力的弹力袜。通常选择膝关节至跖趾关节平面的小腿弹力袜，必要时可选择自大腿根部至跖趾关节的下肢弹力袜。

（6）睡眠时抬高双下肢，超过心脏水平。

（7）女性不宜穿狭小且尖头的鞋，尤其是平跟鞋，与足弓不适配的鞋要特别注意。

（8）加强肌肉训练，慢走、游泳、骑自行车等是可以选择的运动方式。

（9）平时可配置全足硅胶的平足鞋垫或单纯内侧纵弓鞋垫，可以保护足弓，避免过度疲劳。

顾　奕　洪慧慧

第一版：洪慧慧

第三节 颈部劳损

头颈部是人体活动最多的部分，有7个骨性颈椎结构连同其周围的肌群，它的上端支撑着4 kg左右的头颅和同样各4 kg左右的上肢带，下端与固定的胸廓相连，颈肩就是支撑这些重量并做出活动的部位。颈部的三维方向的运动包括前屈45°、后伸45°、左右侧曲各45°、左右旋转各60°。肌肉、骨骼、韧带和筋膜长期使用下，尤其在不合理的姿势下，非常容易诱发这些组织结构的劳损和退变，出现颈肩痛综合征。国内对一组189名高校教师调查，颈肩痛的发病率为62.43%，与护理人员中的发病率69.2%相近似。

一、颈肩痛的表现及影响因素

关于颈肩痛的定义尚存在分歧。Siivola等提出颈肩痛是颈肩部一种不愉快的感觉，表现为局部肌肉组织疲劳、紧张、僵凝、酸痛，并且这些不适症状可以辐射到上肢或枕顶部，酸痛程度的衡量是以自身感觉为标准。颈肩痛是多种疾病的常见和共有症状，初始发病阶段表现为软组织损害性疼痛，疼痛呈弥漫性，无固定压痛点，症状较为模糊。颈椎的稳定20%是由骨关节韧带维持，80%由颈椎周围肌肉维持。肌肉在维持颈椎稳定、支撑头颅中发挥非常重要的作用。长时间的低头伏案保持同一姿势或做同样的工作、不良的劳动姿势、过度强迫体位负荷或者颈项部受到寒冷潮湿的刺激、护理人员缺乏适当的肌肉运动锻炼等都可能使颈项部肌肉软组织受到积累性劳损。尤其在维持某种姿势时间过久，斜方肌、胸锁乳突肌、前中斜角肌、肩胛提肌，甚至深层的肌群如颈长肌、头长肌等肌肉内代谢产物乳酸堆积，细胞内 Ca^{2+} 代谢异常。研究证明，以上这些是肌肉软组织疼痛不适症状被激惹的重要原因，颈项部组织酸痛后又加剧肌肉紧张，可造成反复发作的恶性循环。

颈肩痛流行病学研究发现女性是颈肩痛的一个危险因素，无论从发病的横断面研究还是纵向队列研究证明女性发病远远超过男性，并且随着年龄的增长呈现不断上升的趋势，30～49 岁为高发段。由于女性的骨骼比男性纤细，所以支撑骨骼的肌肉量少，因而产生的热量也少，导致局部血循环缓慢，代谢产物易积蓄，故女性罹患颈项部不适多于男性。

颈肩痛的发生与工种、劳动方式及与工作相关的生理因素等呈现相关性。特别是与长期维持某种姿势如头颈部处于轻度后仰程度时间过长、高频率肌肉静态收缩、持续手工操作肩项部肌肉的静力负荷、不能充分调整间歇休息等职业性不良因素密切相关，而这些独立因素之间也可能存在着协同作用(图 7－10)。

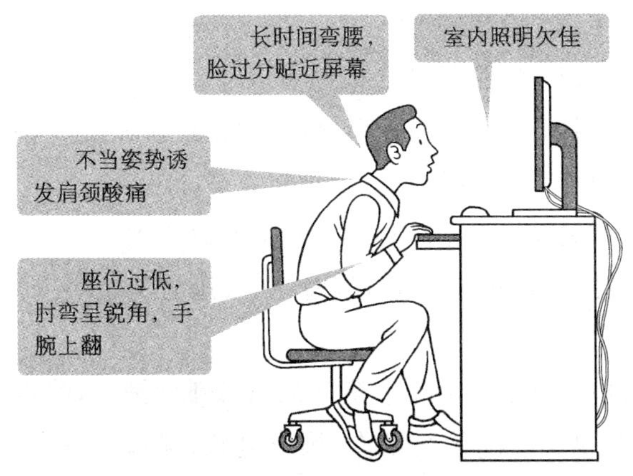

图 7－10　弯背突颚的姿势最易造成肌肉疲劳

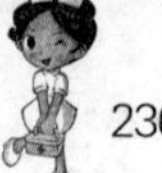

值得注意的是，研究发现高质量的工作要求、高负荷的工作量、较低的工作优越感、低技能和低工作满意度、单独工作时的心理压力、睡眠休息不足、夜班翻班等生理和心理的社会因素，能导致人的心理应激。Smedley 等对医院护士纵向研究显示，自评中情绪低落和心理压力大的人出现颈肩痛的发生率较高，但却与工作要求、满意度、优越感无关，这个方面尚无定论。颈肩痛是个人因素、职业因素、社会心理因素和其他因素综合作用的结果，早期应个体化、针对性干预，积极消除症状。

肌肉组织和韧带、筋膜组织一样具有黏弹性的特征，在一定牵引力量下肌肉能够延长伸展，出现形变。改变牵引力量后组织可以回缩恢复，但是这种组织恢复特征一是有一定的限度，二是反复作用后肌肉组织、结缔组织增生，肌纤维萎缩，胶原代谢受到不可逆的改变，肌肉可逐渐失去弹性和力量，这种变化直接影响到颈椎骨关节结构的失稳定。

颈部肌肉劳损后在颈椎活动时可出现弹响声，这是因为颈部多层肌肉之间互相滑动，劳损后局部出现一些炎症反应，炎症使各层肌肉之间不光滑造成响声。

颈部肌肉软组织劳损使颈椎的动、静力平衡失调，肌肉痉挛使肌肉附丽在骨的起止点受到牵拉甚至断裂，这是颈肩痛的病理基础。高位第 1～4 颈神经离开椎管后大部分路径在肌肉组织内通过。由于肌肉软组织劳损、炎症、缺血、神经受到压迫可造成颞部、眼部牵涉性疼痛、耳鸣、眼胀，以及嗅觉、味觉改变，这即为颈源性疼痛的症状。

X 线检查显示肌肉痉挛使颈椎前弓弧度消失，颈椎变直，甚至反曲，这是长时间伏案工作、操作电脑、强迫体位人员常见的症状。研究证实颈 4～5 部位的肌肉力量较弱，稳定性差，容易出现下颈椎不稳定，颈椎间盘退变早期易发生在颈4～5、颈5～6。颈椎反复屈伸加重了椎间纤维环的破裂、椎体终板退变、椎间关节增生、椎间孔狭窄等一系列颈椎病变化逐步出现，临床表现为颈神经根型、脊髓压迫型、椎动脉型、交感神经型和混合型等症状(图7-11)。

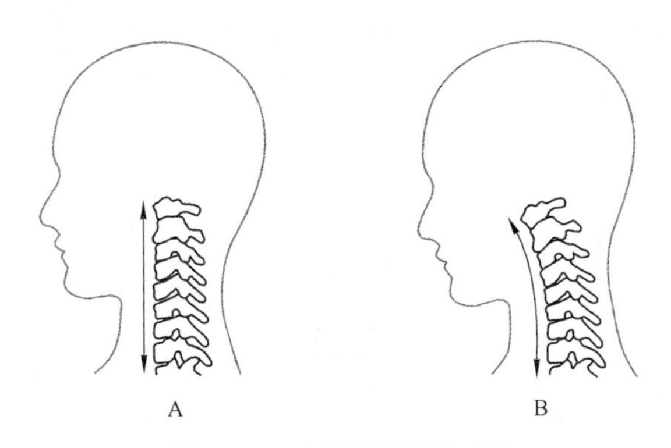

图7-11 直颈甚至反弓畸形

A. 颈椎变直，颈部活动弹性弱，易对支撑骨的肌肉造成负担。B. 颈椎反曲，因为朝逆方向弯曲，所以对后面支撑颈的肌肉造成负担

【案例分享】

许某，女性，45岁，供应室护士，长期低头整理器械物品。颈项部疼痛伴头晕1年，多次服用药物疗效不明显，伴有颈项强硬，转侧不利，一侧肩背部麻木酸痛，颈肩部畏寒喜热。颈部X线检查示颈椎生理曲度消失，C_5－C_7椎体明显增生。予中医艾灸、康复理疗约3个疗程后，症状基本消失。1年后随访未见复发。供应室护士每天要低头整理上百个器械包，长时间固定单一的颈部姿势，导致肩颈部肌肉疲劳，局部血液循环不良，重者神经功能受限。且供应室的护士一般年龄较大、工龄较长，关节增生、椎间盘退变等颈椎生理性退变增加，长期的工作强度导致颈部劳损程度

增加，故颈肩综合征的发病率较高。

二、颈肩痛的治疗与防护

(一) 早期及时治疗

(1) 当任何姿势埋头工作后，应充分利用组织的黏弹特性，在肌肉紧张 20～30 min 之后休息数分钟，间歇性肌肉加压和放松，休息时颈部适度活动，使疲劳感减轻消失再继续工作(图 7－12、图 7－13)。

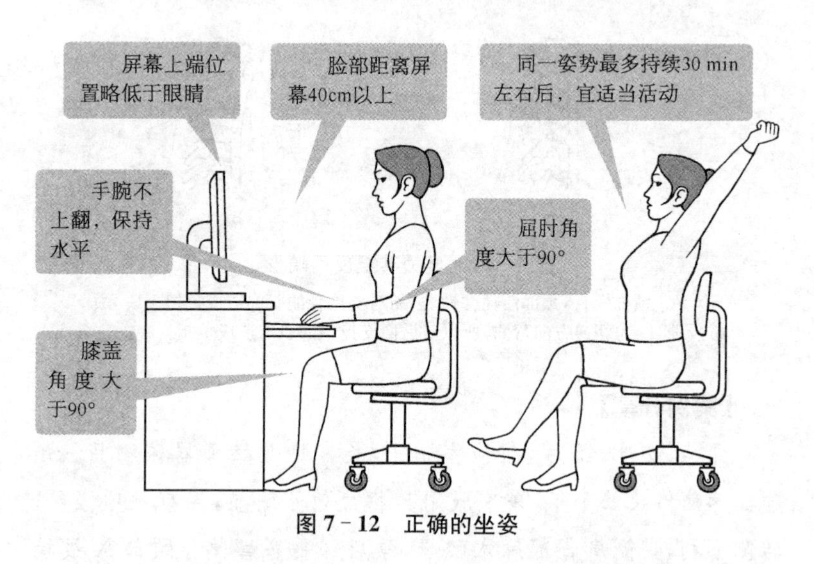

图 7－12 正确的坐姿

(2) 采用湿热敷，可有效地改善局部血循环，减少肌肉酸性代谢产物的积蓄。急性剧痛时，稍微转动一下颈肩就会遭到电击一样的剧痛，此时"冷却"比"加温"更有效。"冷却"能解除神经周围炎症，缓解症状。"冷却"一次约 10 min，一天数次，可将冰块和少量水、盐放入塑胶袋内置于患处。

(3) 可做牵引，牵引重量以 1～2 kg 为限，牵引时颈部肌肉充

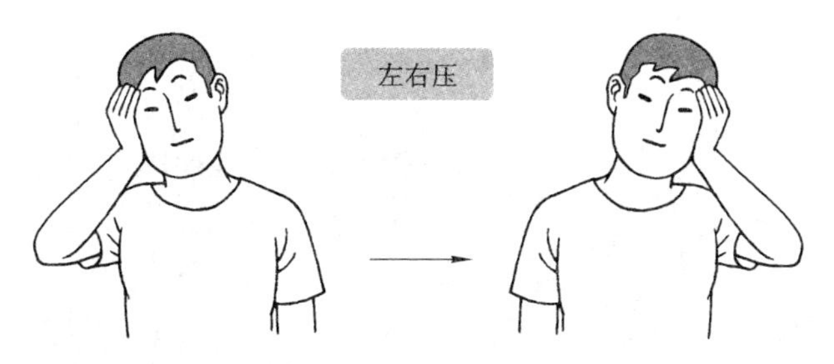

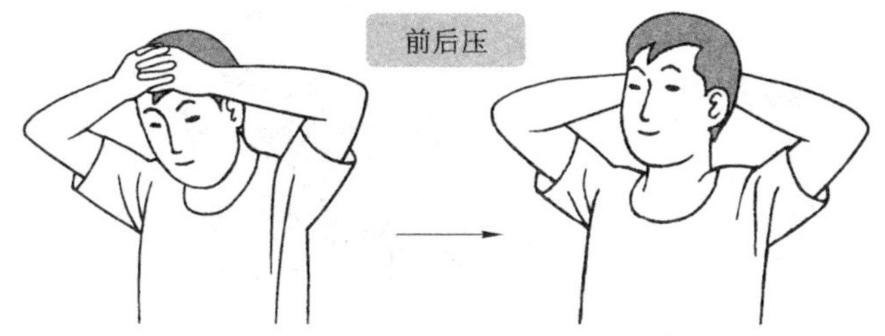

图 7－13　颈部锻炼

分放松。

(4) 如果肌肉有痉挛可做理疗和按摩，但是按摩手法避免粗暴和过度，也可以用颈围保护(图 7－14)。

(5) 早期颈肩痛的患者应强调颈部肌肉的肌力训练，采取循序渐进、持之以恒的方式，对颈部肌肉屈、伸、侧屈、侧伸 4 个方向对抗训练。

(6) 慢性颈肩痛患者除了上述的治疗外可予中药内服外敷、熏蒸，也可以服用非甾体类抗炎药(NSAIDS)，配合运动疗法，增加颈肩部肌肉力量，耐力训练。Andersen 等长期随访渐进抗阻弹力带治疗慢性颈肩痛患者，结果显示经过 10 周弹力带抗阻训练可

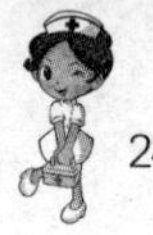

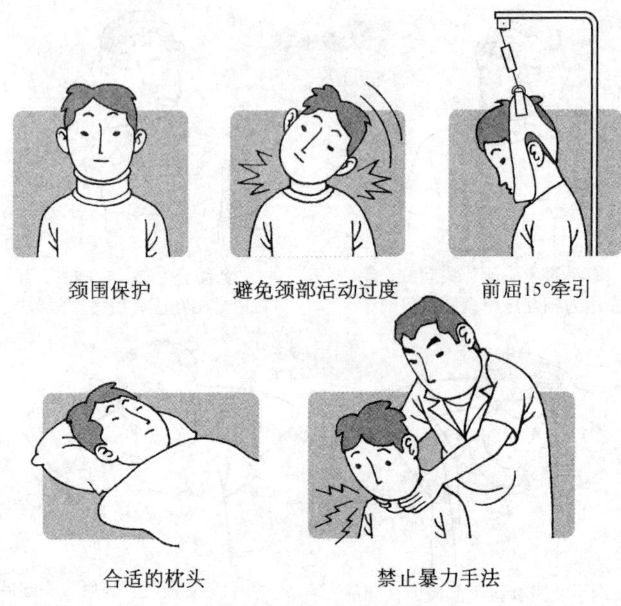

图 7-14 劳损早期治疗方法

有效地减轻患者症状。Ylinen 等研究了颈部主动肌肉训练治疗女性颈痛,12 个月每周 3 次肌肉力量和耐力训练,结果颈痛评分和功能残障指数明显下降。

(7) 悬吊运动疗法(sling exercise therapy, SET)是近年来重新加以肯定的一个治疗方式,其目的是激活因劳损、疼痛导致"休眠"或"失活"的颈部深层的稳定肌,强化刺激感觉运动及神经控制能力。

(二) 加强自我防护

1. 保持正确的操作姿势

对护士进行正确操作姿势的培训,合理布置工作环境,取物时尽量做到身体与颈部同时转动,减少颈部转动的幅度与次数。

2. 调整健康的心理状态

长期处于高度紧张的工作状态将严重影响身心健康、工作质量和患者安全。管理者要关心和理解护士,适度满足其心理和生理需求。护士必须加强自身修养,重视心理素质的锻炼,保持精力旺盛、注意力集中、心情愉快,使自己处于最佳的心理状态,发挥最佳运转水平。

3. 保证适宜的室内温度

随着医疗条件的改善,夏天工作场所均有空调配备,应注意温度适宜,必要时做好颈部保护,避免颈部受凉。

4. 选择合适的枕头高度

枕头的合适高度为:仰卧位头后枕 6±1 cm,仰卧位颈部枕 11±1 cm,侧卧位脸侧部枕 13±1 cm。同时还要保证枕芯有合理的硬度和良好的质地。

5. 保护易感的咽喉组织

注意保护咽喉,预防上呼吸道感染,避免咽喉出现炎症,防止诱发颈肩痛。

6. 坚持规范的康复锻炼

经常参加体育锻炼,加强肌肉、韧带及肌腱等组织的韧性和抗疲劳能力,也可利用工余时间做颈部保健操,松弛紧张的肌肉、韧带和肌腱。

在颈部组织劳损引起的一系列颈肩痛症候群直至发展成颈椎病的治疗中,不可忽视的一点是个人生活方式方面,纠正不良习惯、进行系统体育锻炼、保证充足的睡眠时间和提高睡眠质量。因为睡眠休息能使脊柱从直立转为水平,为脊柱各个部分的生理恢复提供良好条件,充足的睡眠有利于心理压力的减负,促进了颈肩痛治疗的效果。

顾 奕

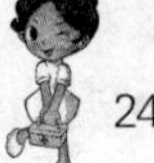

参考文献

[1] 柳旭洲，闵少雄.腰痛的自然史及危险因素研究进展[J].中国疼痛医学杂志，2015，21(2)：141-143.

[2] 陈德松.周围神经卡压[M].上海：上海科学技术出版社，2012：283-290.

[3] 陈蕾，雷娜芬，陈华英.手术室护士职业性肌肉骨骼损伤状况及其影响因素分析[J].现代临床护理，2013(12)：6-11.

[4] 魏秀丽，肖波涛，杨秀丽.手术室护士长时间站立足底压力和肌肉骨骼受损情况的调查[J].解放军护理杂志，2016，33(10)：34-36.

[5] 朱化刚，张志功.原发性下肢静脉曲张的外科治疗现状[J].中国血管外科杂志：电子版，2015，7(1)：9-12.

[6] 梁存英，陆悦，孔凡敏，等.北京军队高校教师颈肩痛现状及影响因素[J].中华现代护理杂志，2013，19(1)：9-12.

[7] Andersen C H, Andersen L L, Predersen M T, et al. Dose-response of strengthening exercise for treatment of severe neck pain in women [J]. Journal of Strength & Conditioning Research, 2013, 27(12): 3322-3328.

[8] 宁文杰，唐丽梅，张英秀，等.手术室护士颈肩综合征的影响因素及防护研究进展[J].中国护理管理，2013，13(10)：93-95.

第八章

医院环境系统性危害与管理

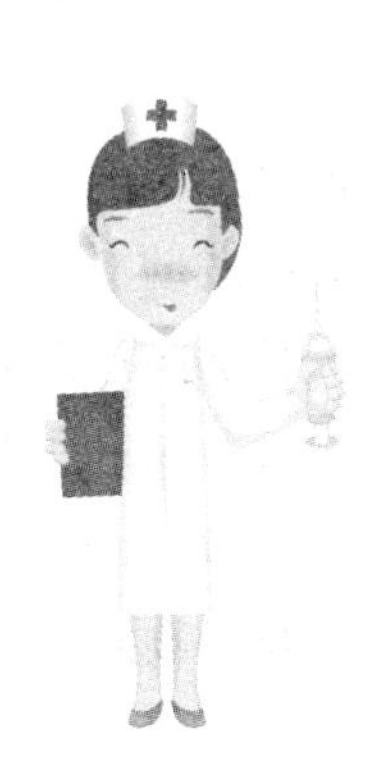

第一节　医院环境危害因素

医院工作环境中存在的各种有害的化学、物理、生物等危险因素及在工作过程中产生的其他职业有害因素，可能对护士的健康产生危害，为此，旨在提高护士对各种职业危害的鉴别能力和增强护士的职业防护意识，医院管理层应意识到各种职业危害因素可能对护士健康产生危害，并积极采取措施减少此类危害的发生，达到保障护士职业环境安全。

一、医院环境概述及其与护士职业防护的关系

（一）医院环境概念

医院环境是指医务人员用于诊疗护理、教育科研、预防保健和进行技术指导工作的场所。包括客观物质自然环境，也包括医疗机构的社会人文环境，简称硬环境和软环境。

（二）医院护士职业环境的现状

1. 医院环境

由于现代化医院多处在大都市中，使得医院内的人居环境远

离自然。一是大量的空调房间,使得办公之处处于封闭状态,具有温度波动小、空气湿度低和污染物浓度高的特点;二是医院内存有大量的医疗设备,时常产生有害气体、噪声、放射性污染;三是每天医院内还会产生大量有害垃圾;四是护士每天为患者进行治疗、护理时,接触大量有毒、有害物质,如消毒剂、固定剂、化疗药物等有害化学物质。

2. 心理社会因素

护理工作的目的是救死扶伤,工作的特性决定必须每天密切接触患者,面对的是患者的痛苦、焦虑、悲观、恐惧、绝望等消极的不良情绪;大量的日常工作中存在着职业性感染可能;同时长期倒班倒休的作息导致护理人员情感抑郁、烦恼;目前国内普遍存在护理人员资源不足而导致超负荷工作;护士在社会上地位、待遇也普遍不高。

工作于这样的环境与压力下,提高护理人员自身防护意识与改善医院环境显得尤为重要,只有这样,才能为护士健康营造良好工作环境氛围。

(三) 创造科学的医疗环境,减少护士职业性损害

医疗环境应充分体现出科学性、合理性、实用性、整体性、美观性,处处体现以人为本的理念,做好护理人员安全防护。应认真做好以下几方面工作。

(1) 医院应组织各部门负责人、危险品管理人等共同商讨预防医院环境污染的问题,制定计划书,并列为工作目标的项目之一。遵循"把无伤害放在首位"的原则,充分认识医院环境污染的危害性,尽可能排除由于医疗、护理活动而造成的不必要污染和伤害,保证护理人员的健康免遭损害。

(2) 领导重视,护理工作中提供安全防护用品,护士在工作中

自觉遵守操作规范，养成良好的自我保护机制，有效地维护自身的身心健康，保证自己在护理患者过程中的安全。

(3) 充分考虑到护理人员工作特点，合理调配人员，减轻护理人力资源不足带来的影响。

(4) 增强护士健康保健措施，定期为护士做健康检查，注射疫苗，增强免疫力。定期组织长期在临床一线工作的护士轮流疗养，使其身心得到较好的休整，从而带着更大的工作热情回报社会、回报患者。

(5) 在环境营造中，应紧密联系医院的实际发展能力和发展需要，体现医院的医疗水准，医院设备的投入和配置应与医院的规模相匹配，力求系统化、系列化，减少不必要的污染源。

(6) 在医院建设上充分体现一种科学的价值观、服务观和现代经营观，要符合现代社会医学发展的趋势和医疗需要，重视对图书馆、微机网络中心、信息中心、财会中心的建设，满足护理人员的成长要求，提高护士工作学习待遇，从经济角度、社会角度、心理角度、生态导向角度和精神角度进行环境营造。

二、医疗废物处理系统对护士职业性危害的影响

(一) 医疗废物的概念

据中华人民共和国国务院令第380号指出：医疗废物是指医疗卫生机构在医疗、预防、保健，以及其他相关活动中产生的具有直接或间接的感染性、毒性及其他危害性的废物。医疗废物根据卫生部国家环境总局，卫医发[2003]287号文件要求，把医疗废物分为感染性、病理性、损伤性、药物性和化学性废物5类。

1. 感染性废物

携带病原微生物具有引发感染性疾病传播危险的医疗废物，

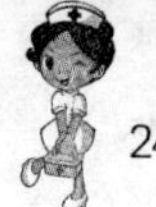

包括被患者血液、体液、排泄物污染的物品，传染病患者产生的垃圾等医疗废物塑料制品。

2. 病理性废物

诊疗过程中产生的人体医疗废物和医学实验动物尸体，包括手术中产生的废弃人体组织、病理切片后废弃的人体组织、病理蜡块等。

3. 损伤性废物

能够刺伤或者割伤人体的废弃医用锐器，包括医用针、解剖刀、手术刀、玻璃试管等。

4. 药物性废物

过期、淘汰、变质或者被污染的废弃药品，包括废弃的一般性药品、废弃的细胞毒性药物和遗传毒性药物等。

5. 化学性废物

具有毒性、腐蚀性、易燃易爆性的废弃的化学药品，如废弃的化学试剂、化学消毒剂、汞血压计、汞温度计等。

此外，护理工作中不可回收的医疗垃圾包括被体液和血液污染的纱布、敷料、绷带、棉签、一次性器具、各种标本等，这些废物在我国的《国家危险废物名录》中被列为Ⅰ号危险物。

(二) 医疗废物的危害

医疗机构产生的废物量很大，据调查统计，我国大中城市医院的医疗废物的产生量按住院部和门诊部产生量之和计算，住院部为每天每床 0.5～1.0 kg，门诊部为每天 20～30 人次产生 1 kg，一般医院每张病床每天污水产量 0.25～1.0 吨。上海市全市平均每天产生医疗废物 35～60 吨，即年产生量为 1.27 万～2.16 万吨，其中市区占 85%。而这些废物通常带有大量的细菌和病毒，是首要的危险废物，若处理不当，必将引起二次感染和环境污染，身处其中的护理人员首当其冲，严重威胁身体健康。

(三) 医疗废物处理系统对护士职业性危害的影响

医疗废物对环境的危害早已引起我国医疗机构和环保部门的高度重视，我国陆续颁布了有关的条例和管理办法，2003 年 6 月国务院颁布了《医疗废物管理条例》，各级政府和部门对医疗废物管理也越来越重视，对医疗废物进行无害化处理，已成为医疗机构和环保部门的一项重要课题，绝大多数医院对医疗废物分类处理进行了一场大的变革，以降低对环境的污染，医疗废物因其特殊性更加受到社会的重视与监督。

1992 年联合国环境与发展会议通过《21 世纪议程》，推荐如下措施处理医疗废物：避免产生废弃物使之最少化、尽可能大量回收再利用废弃物、用安全且有利于环境的方法、填埋处置最终残留物。目前医疗废物的终末处理方法主要有物理消毒法、化学消毒法、堆置填埋法、再利用法和焚烧法。

1. 医疗废物管理基本原则

医疗废物应由医院感染科、护理部直接监管指导，设专人专门负责医疗废弃物进行管理。通过统一收集、包装、贮存、转移并经过焚烧、化学消毒、压力蒸汽消毒、辐射消毒及卫生填埋等处理；加强对医疗废物处理系统监控，可有效降低医疗废物对环境的污染，从而减少对护士职业性损害。2016 年一项对 5 个省份 95 家基层医疗机构废物管理的调查显示，进行医疗废物集中处理的有 90 家，占 94.7%；医疗废物分类收集的 92 家，占 96.8%，较 2000 年的 4.21%有了明显改善，但仍存在不足，需加强医务人员废物管理相关知识的培训。

2. 具体防护措施

(1) 提高全体医务人员尤其是护士对合理处置医疗废物的认

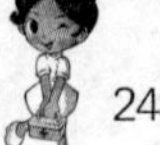

识：医院管理部门要认真组织全体医务人员和相关人员学习《医疗废物管理条例》《医疗感染管理规范》《环境保护法》，把如何预防和控制医疗废物对人体健康和环境的危害作为知识重点来抓，同时也要让护理人员真正明确自己在医疗废物管理和环境保护中的责任，努力做到从医护人员到工勤人员都通晓医疗废物的分类和处理原则。在执行卫生部《医疗废物管理实施方案》的同时，根据医院具体情况，实行相应的管理措施，包括对废弃物管理人员进行专门培训及宣传有关废弃物污染环境的科普知识等。

(2) 一般性废物管理：用过之后统一装入黑色塑料袋密封送焚烧炉处理。

(3) 感染性废物管理：制定监管措施，设专人负责管理。专管人员应具有一定的专业知识，严格执行操作规程，从病房、诊疗室、换药房、手术室、供应室等开始，废物应分类入袋。感染性废物与医院生活垃圾要严格分开，分别装入黄色垃圾袋与黑色垃圾袋内，密封后由专人专用工具送往指定地点焚烧销毁，焚烧炉要设专人负责，并记录每天焚烧废物的种类及数量。

(4) 特殊性医疗废物的管理：存于专用储存室，设专管人员，应设有特殊处置设备，使其衰减，将放射性元素降解到最低程度，经检测符合国家标准再排放。使用过的一次性医疗用具，经消毒浸泡冲刷后放入专用容器，交专管部门处置。

(5) 加强自身防护：在处理医疗废弃物的过程中，加强医护人员的自身防护尤为重要，应做到：① 学习和掌握废物处理过程的基本知识，提高自身防护意识。② 接触废物时一定要戴防护手套、口罩、帽子，避免直接接触，操作后要严格洗手。③ 严格区分废物的种类，掌握操作规范，如在处理一些化学制剂时，防止损害眼睛、皮肤、呼吸道。对使用一次性医用物品时，要按类分装入袋。

④ 在接触感染性废弃物时注意保护皮肤、黏膜，如在静脉穿刺时刺伤皮肤或被废弃物损伤时，应立即挤出少量血，用洗手液在流动的水下反复冲洗，再用聚维酮碘（碘伏）消毒，损伤严重时应休息，并做好相应的处理。

三、先进的仪器设备对护士职业性危害的影响

随着我国医疗工业的快速发展和国际先进医疗设备的引进，医疗设备已经是医疗、科研、教学、保健等各项工作的物质基础。拥有先进设备的数量和质量，体现了现代化医院的规模和程度，也反映了医院的医疗技术水平。然后，医疗设备在应用过程中，由其本身在工作过程中产生的电磁辐射、电事故、噪声和震动、放射线等有害因素，会对人体产生不同程度的危害，而这些潜在的危险往往不能被操作者或护士所觉察，引起医学污染，危害医护人员的身体健康。

（一）先进的仪器设备对护士职业性危害的影响主要种类

1. 电磁污染的危害

任何交流电路都会向其周围的空间放射电磁能，形成交变电磁场。电磁场中的电场与磁场互相作用，互相垂直，并与自己的运动方向垂直，变化的磁场又产生变化的电场，电场同时又产生磁场，并向空间传播，这就是电磁辐射。电磁辐射达到一定程度的强度时就会污染环境，叫电磁污染。电磁辐射对人体的主要危害是引起神经衰弱和自主神经系统功能紊乱。

2. 电事故的危害

由于用电不合理，造成电路短路。仪器设备安装不合理，接触电阻大，或者因为不重视电力设备发生的电火花或电弧、静电放电产生的火花等，最后引发事故，损坏仪器或者伤害人身，甚至引起

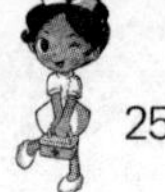

电火灾,造成更大损失。

3. 噪声的危害

不同频率和不同强度的声音,无规律地组合在一起,成为噪声。一些机器和设备在工作时,可能会产生不同程度的噪声。噪声对人体的危害主要表现为疲倦不安、思想不集中、耳鸣、耳聋等。

4. 震动的危害

一些机器或设备在运行工作时,会产生震动,震动对人体也会造成一些生理反应,如焦虑、烦躁、耳鸣、头痛、恶心、失眠、神经衰弱等。

5. 放射线的危害

使用放射性核素进行科学试验或利用核医学仪器进行诊断和治疗疾病时,其α、β、γ、中子或X射线对正常人组织的伤害作用是众所周知的。如PET-CT机作为一种最先进的医疗设备,在我国各地陆续引进,尽管回旋加速器本身具有良好的自屏蔽作用,但在一个完整的检查程序过程中,辐射源项复杂,除常见的中子、X射线外,还有γ射线。在操作中,一般铅防护衣帽、围裙和铅眼镜等个人防护用品对这些基本无防护作用,工作人员在操作中使用防护注射车和屏蔽注射器进行操作,可屏蔽大部分辐射剂量。

(二) 危害的特点

(1) 医疗仪器设备在使用过程中,产生医学污染,对医务人员的伤害往往较隐匿,不易被及时察觉。

(2) 使用有些先进设备的工作人员多为其他专业人员改行,没有经过放射防护知识培训,防护知识缺乏。

(3) 护士在医疗设备使用中操作不当,尤其是在使用生命支持和功能替代的医疗设备时,对患者造成了伤害,而引发护理纠纷,使护士受到职业性身心伤害。

(三) 防护措施

(1) 在使用医疗设备时，一定要充分了解设备的性能，严格遵守操作规程，真正掌握使用条件、适用范围、禁忌证，正确选择使用参数，才能确保安全。

(2) 在使用中可能对患者和无关人员造成伤害的医疗设备时，必须有明确的警告标志与提示。

(3) 加强自身防护，在使用放射源进行各项工作时，必须按照操作规程，并遵守其在时间、距离上的规定和屏蔽的防护原则。

四、人力资源不足对护士职业性危害的影响

进入 21 世纪，随着医学、护理学的不断发展及社会的进步，护士不仅要满足患者的各种医疗需求，而且还将参与疾病的预防、保健等工作。护理服务影响社会的发展，关系到人类生存的质量，在人类健康服务中起着越来越重要的作用。要提高医疗护理服务质量，关键在于人，只有拥有高质量护士才能保障优良的医疗护理服务。

(一) 护理人力资源不足的概述

1. 护理人力资源的概念

护理人力资源的概念，目前国内外尚无确切的定义，而现在比较成熟的看法有两种，即将护理人力资源分广义和狭义两种概念。广义的护理人力资源是指一定社会组织范围内人口总量中所蕴含的具有从事护理工作劳动能力的人员的总和，包括正在从事护理工作的护士人员、在校的护理专业学生和潜在的护理人员。狭义的护理人力资源是指具有从事护理工作智力能力和体力能力的人员，也就是指具有护理专业中专及以上学历，通过全国护士执业考试(或获免试资格)并取得护士从业资格证书，在医疗机构直接从

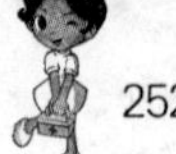

事为患者提供护理服务的护理人员，医院通常所说护理人力资源是指后者意义上的护理人力资源。

2. 护理人力资源不足现状

在我国护理人力资源短缺主要表现在5个方面。

(1) 护理人力数量短缺：护理岗位的人力配置不足，特别是临床一线的情况非常严重，我国护理人员编配方案主要参照卫生部1978年卫医字(1689)号文件关于县及县以上《综合医院组织编制原则(试行草案)》实行，该文件规定，护士占卫生技术人员总数为50%，床护比为1∶0.4，医护比1∶2。据《中国医疗卫生事业发展报告2014》显示，到2013年年底，全国每千人注册护士数为2.05人。随着医学院校的扩招，护理人力资源不足的状况正在不断改善，但区域差异仍较大，呈现东部发展快，中西部发展慢的态势。据卫计委统计，中国注册护士总数达到324.1万人，较2010年的205万人增加了119.1万人，增长幅度为58%。可见，护士人才短缺现象正在缓解。

(2) 临床护士编制严重不足：部分医院实际开放床位数远远大于核定床位数，随意加床或扩充病区，相当多的医院护理人员在编不在岗现象严重。此外，在心理护理、出院康复指导等健康教育方面，护士需要花时间和人力去完成，这样，按现有编制数来说，临床护士始终在超负荷运转，一定程度上影响了护理队伍的稳定性和护士工作的积极性，导致护士缺编恶性循环。

(3) 社区护理人才短缺：社区卫生中心是社会医疗保障重要组成部分之一，社区护理工作全面开展需要接受系统教育的专业社区护理人才，而这方面的专业护士十分短缺。

(4) 高学历人才短缺：近几年高等护理教育的扩招及成人本科教育的普及，专科及以上学历的护理人员呈上升趋势，据卫计委统计，截至2015年年底，中国护士人数超过324万，大专以上学历占62.5%。但本科、硕士生人数比例仍然占据不够，这将在一定程度上影响护理科研进展

(5) 高职称人员短缺：2001年护理人员职称结构方面，我国有主任护师、副主任护师人数为7 522人，占护师(士)人数比为0.58%；而主任医师、副主任医师人数为201 015人，占医师比为9.6%；可见护师(士)与医师相比，护理人员中高级职称比重较小。到2005年，高级、中级、初级资质护士的构成比为1∶25∶74，与WHO推荐卫生服务机构中服务人员结构比例高级、中级、初级1∶4∶1的比例相去甚远。虽然高级职称护士人数正不断上升，但高职称人员依旧短缺。

(二) 护理人力资源不足对护士职业性损伤的影响

(1) 护理人员数量上的不足。有些科室的工作非常繁忙，护士超负荷工作中易发生忙乱，易致针刺伤等事件发生，据报道，有些高危科室因人手不足出现防护措施被忽视的现象。由于护士人力的不足，许多护士对超负荷的工作身心疲惫，职业疲溃感明显，纷纷跳槽，加剧了护士人力不足的恶性循环。故对护士的规范化培养计划不能实施，规范的操作过程和防护流程实施难以落实，使护理操作技术熟练程度受到影响。

(2) 护士学历层次主要以大专学历为主。大专学历的护士在校所学医学护理知识有限，防护意识薄弱，对新技术、新药物使用缺乏认识和了解。因有关防护知识缺乏，导致其对受到职业性暴露致损伤的危害性认识不足。

(3) 目前临床一线工作护士大多数是年轻护士，占70%以上，她们面临恋爱、结婚、生育高峰的问题，个人事情繁多，会加重人员缺编程度。同时，据文献报道，随着护龄的增长，防护意

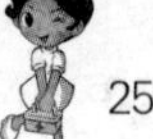

识增强，年轻护士在临床一线工作较多，临床防护经验缺乏，对一些潜在性职业性损伤容易被忽视。其次，对防护知识学习缺乏自觉性，低年资的护士，在这一方面表现得更为突出。他们接受再教育（如进修、再深造）机会较少，故对新知识、新技术学习掌握不够及时。防护知识的匮乏及防护意识的淡薄，如急诊护士职业防护意识调查研究中发现，26.5％护士不知道在给患者电击除颤放电前必须确认所有施救者不接触患者，防止电事故发生。在调查中38.8％的护士不清楚初级生命支持中“DRABC”原则中“D”的含义（“D”即“Danger”指急救人员在施救前评估环境），确保自身安全才是救人前提。

(4) 一批在临床一线工作多年有丰富经验的高年资护士倾向于到不需要倒班、工作强度低的非临床科室工作，使在临床工作护理人力出现结构断层，以老带新，传、帮、带的教育计划实施有一定难度，高职称老护士对年轻的护士有关防护知识的传、帮、带的教育出现裂缝，使年轻护士又少了接受教育的途径，使职业防护知识和经验可能会因此失去应有的传承和创新。

(5) 护理学是一门独立的学科，有其特定的工作范畴和技术规范，护士是具有很强专业性和技术性的人才，而目前我国护理队伍中主体人员的学历职称情况决定了她们很难成为护理高新技术应用研究和护理科研的载体。故职业性防护新知识，新技术研究和创新受到限制和影响。

【案例分享】

医疗废物是医疗卫生机构在医疗、预防、保健及其他相关活动中产生的具有直接或者间接感染性、毒性，以及其他危害性的废物。为了防止废物的污染及对医护人员带来职业危害，邓开琴等人制作了医疗废弃物自动运输消毒柜。

消毒柜在柜体内部分分为2～6个空间，每个空间装有活动门、标牌、柜门和控制开关，柜体顶部一侧装有支板，支板的端部装有凹形滑槽，支板上面装有传动辊和传输带，支板下面装有电视架，电视架上有电动机，所述电动机用皮带与传动辊相连接。医护人员将医疗用物回收后放入该柜准确分类，按动按钮由自动传输带将废弃物传送至相应柜内废物回收桶内。与传统处理垃圾的方法比较，这种处理的优点包括：① 有效控制了医疗废物混放，并避免了废物的直接暴露。② 实现了全自动化管理，避免医护人员直接接触废弃物。③ 改变了医护人员使用剪刀来处理废物的方法，降低针刺伤风险，从而降低职业暴露可能性。④ 操作简单，易上手，实用性强。

张玲娟　曹　洁　许珊珊
第一版：邵娟英　吴佩宁

第二节　医院环境系统性管理

一、护理人力资源的合理配备

护理人力资源的合理配备是现代护理模式运行的基础，直接关系到医院的医疗、护理质量，其目的在于提供充足的护理人力，满足患者日常的护理需要。

（一）护理人力资源配置的现状

1. 国外护理人力资源配置现状

目前世界各国护理人力资源短缺现象非常普遍，英国因年轻

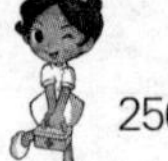

人较少选择护士作为职业，老年护士快到退休年龄，而导致护理人数严重不足，不得不向国外招聘护士。据美国 2002 年的一项调查显示，被调查者中 54%的人不提倡他的朋友或子女从事护理工作。其次，女性就业机会增多、护士不受尊重等原因，也是造成护理人力短缺现象的原因。为此，国外研究人员也在积极寻找合理的护理人力资源配置方式，美国的 Short PJ 提供根据需要预测护士数量，根据预测值进行差异分析，制定招收新护士的政策，Kinkby MP 提出了一个改进护理人力资源管理计划，建立全院护理人员培训中心，创造护理人力资源的"水池"效应，随时填充空缺位置。

2. 国内护理人力资源配置现状

(1) 护理人员数量配置不充足：目前护理岗位的人力配置仍然不足，医护比例连年上升。据卫生部信息统计中心的统计数据，我国 1952 年医护比例为 1∶2.28，2015 年则下降为 1∶(1.1～1.2)。2012 年，《卫生部行业标准〈医院护士人力配置〉编制说明》中对全国 400 多家医院的调查数据显示，三级综合医院病房护士与床位比平均为 0.33∶1，最低的医院仅为 0.26∶1，护士人力配置不仅未能满足患者护理需求，而且成为影响患者安全的隐患。

(2) 护士配置方案没有与医院发展相适应：随着床位使用率的提高，收治患者的增多，加床收治等，工作量增加，但病区仍按原床位数配置护士，导致护理人力资源配置的相对不足。此外，机动护士编制的缺失和护士的流失，加剧了护士的缺编。

(3) 护理人力结构配置不合理：护理人力资源结构包括职称结构、学历结构、年龄结构等诸多方面，这三方面决定了护理人力结构是否合理。首先，职称结构的配置不合理：现有护理人员中高级职称、中级职称、初级职称比例严重失调，中、高级职称所占比例偏低，如长期发展下去会导致护理人力结构的断层。其次，学历结构配置不合理。调查发现近几年来，护士学历提高幅度不大，中专学历护士仍然是护理队伍的主体，这在一定程度上使护理学科发展受到限制，护理质量提高受到影响。此外，护士的年龄结构配置不合理。目前，临床护理队伍以年轻护士为主体，护理人员年轻化在体力、智力、对新事物的接受程度等方面占优势，但她们缺乏临床经验，思想活跃，易受外界事物的干扰，会对工作造成影响，其次，她们面临恋爱、结婚、生育、事情繁多等个人问题时选择离职，会加重人员缺编程度和影响工作的连续性。

(4) 护理人力资源质量上的不过硬：在临床一线工作的年轻护士，既是承担科室繁重护理任务的主体，也是晚夜班的主体，忙于简单执行医嘱和对患者的基础护理工作，缺乏应急患者病情变化的处置经验和与患者及家属沟通的技巧，这些都无形中增加了护理工作的风险。

(二) 护理人力资源合理配置方法研究

1. 床护比例配置法

目前国内大多数医院按照卫计委 2016 年颁布《2016 新编综合医院组织编制原则(试行草案)》规定配置，医院床护比 500 张床位以 1∶(0.58～0.61)，300～500 张床位为 1∶(0.50～0.52)，<300 张床位为 1∶(0.40～0.46)，临床床护比平均为 1∶0.4。

2. 医护比例配置法

《综合医院组织编制原则(试行草案)》中规定，临床医护比为 1∶2，卫护比为 1∶0.5，这是各医院必须遵循的准则，但随着医学科技的发展，整体护理理念的推行和患者对护理服务要求的提高，已不适应现代护理模式的发展需要。

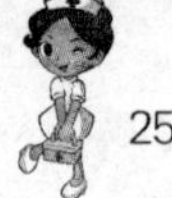

3. 护理工作量测算配置法

护理工作量测算是以按需设岗位原则，科学地测量护理工作量(亦称护理工作时间)，运用公式计算，合理配置护理人力资源的方法。

(1) 按护理级别分类测算：① 分类依据：由医生根据患者躯体疾病的严重程度将患者划分为 4 个不同的护理级别。② 测算方法：采用工时测定法，需不同级别护理人员对不同的护理级别的患者分别操作并算得护理总工时。③ 测算公式：护士人数＝(每天护理总时数/每位护士每天工作时数)×休息系数×机动系数，算得所需护士人数。

(2) 按患者日常生活自理能力(activity of daily life，ADL)等级分类测算：ADL 是指人们在每天生活中保持个人卫生清洁和进行独立活动所必需的一系列基本活动。ADL 评定按 Barthel 指数评定法，将患者分为Ⅰ、Ⅱ、Ⅲ、Ⅳ个等级。测算方法：测量每级患者所需平均护理时间，某病房某日护理时间＝ADL Ⅰ级 95% CI×N1＋ADL，Ⅱ级 95% CI×N2＋ADL，Ⅲ级 95% CI×N3＋ADL，Ⅳ级 95% CI×N4(CI 为护理时间，N 为患者数)，护士人数＝平均每天护理总时数/每天护士工作时数×休息系数×机动系数。

(3) 其他患者分类系统：国外提出根据“患者照顾需要”将患者分类。患者的照顾需要包括患者饮食、清洁、排泄及所需治疗、护理等。患者分类系统也较为完善、科学，它能将患者分类与护理工作量相结合，但是否适合我国国情和医疗护理现状还有待研究。

当然，要准确测定护理工作量，首先必须对直接护理和间接护理的范围作出明确的界定，其次还要考虑科室差别，第三是实现科学的护理分级，使之能够较为准确地反映护理工作量。

(三) 科学配置护理人力资源的对策

在护理人力资源配置管理中，应针对我国国情和医疗护理现状、护士的个性心理特征，进行双向选择岗位，做到合理、全面、有效的用人安排，科学地简化和规范护理人力配置流程，最大限度地发挥护理人员的潜能，提高护理质量和工作效率，更好地适应人类健康的需要。科学配置人力资源应做到以下几点。

1. “以需定岗，以岗定编”应成为科学配置护理人力资源的依据

不同病区，不同部门，对护理人员的数量和素质要求均有不同。在定岗时应充分考虑病区的患者收治情况，护理的工作强度和难度、护理工作量等因素，同时应认真听取临床科室护士长和高年资护士们的意见，只有置身其中的护士们才最有发言权。只有这样制定出的编制，才能适应临床工作并被护士们所接受，以满足临床的需求。

2. “人岗匹配”符合最优化用人的原则

满足岗位所需的人员数量，并不能代表配置的人员能胜任岗位的要求。在人员配置中，护理部和病区护士长应结合护理人员的综合素质，将其分派到最适合的岗位，只有当护士的能力与岗位要求相适应时，才能真正提高工作效率。

3. 按一定比例配置不同层次的护理人员

同一病区配置不同层次的护理人员既能满足患者对护理的需要，又将护理工作分成不同层次，这样，既可节约人力成本，也能充分发挥各层次护士的工作积极性。

4. 充分发挥计算机在护理人力资源配置管理中的作用

计算机网络的运行，使护理部能随时掌握各科室工作的动态，

评估护理工作质量，根据计算机提供的数据信息，及时灵活地调配护理人员，从而优化护理人力资源管理的业务流程，达到提高工作效率和管理效率的目标。

5. 建立优化人力资源的开发、培训机制，不断提升护理队伍的综合素质

根据临床业务发展需要，结合医院实际，制订年度招聘计划，不断补充各种因素导致流失的护士人才，这样，有利于护理学科的发展和人才梯队结构的优化。同时，加强护理人力资源规范化培训，依不同学历、工龄、职称护士的培训需求，采取相应的措施和手段，将在职护士的培训与执业、任职、晋升、考核相结合，培养和造就适应新护理模式和社会发展要求的护理人力资源。逐步完善与护士职业发展相适应的继续教育，提高护理人力资源的综合素质。

二、细胞毒性药物病房调配

(一) 调配模式

临床医生开具医嘱处方后，由住院药房药师按医嘱进行发药，并送达病区；护士在病区接收到药物后进行清点与排药，在病区开放式环境中进行加药调配后，给患者进行静脉滴注给药(图 8-1)。

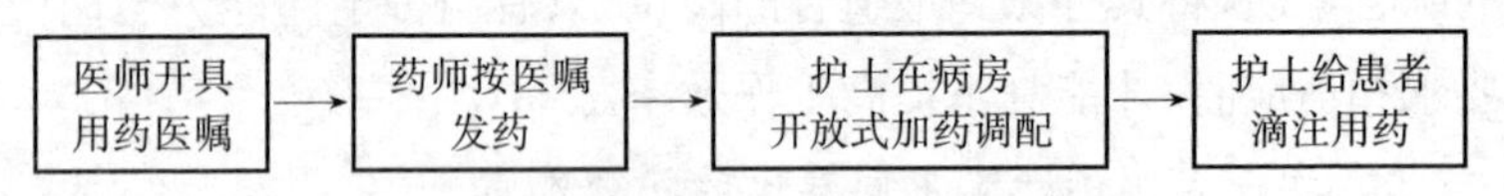

图 8-1 传统静脉输液加药调配模式

当进行细胞毒药物静脉输液调配时，我们必须进行关注。

(二) 存在的问题

病房静脉输液的加药调配模式中，一方面病房空气环境较差，开放式环境中进行加药调配，输液容易受到污染，无法对药物的无

菌质量加以保护。另一方面，由于没有防护措施，细胞毒药物的加药调配操作对护士健康产生了威胁，并对病房的环境产生了污染，缺乏对人与环境的保护。

护士进行静脉输液加药调配，对于药物管理也存在诸多问题。大量基础输液存放于病房中，造成了病房环境压力；各种注射用药物存放于病房，保存不当容易过期失效，也容易发生用药差错；护士在药物调配工作过程中会受到药物管理与药物相关知识不足形成的工作压力（如药物理化性质与保存条件的关系、药物效期管理、高警示性药物管理等），存在隐患与风险。上述问题都使病房在管理上增加了困难，医疗环境弱化。

病房加药调配操作过程中另一个大问题是护士在病房进行加药调配，无法对药物的安全性进行判定。① 适宜性：对药物的配伍禁忌、药物相互作用、溶媒选用等的判断。② 合理性：审核医嘱内药物相容性、稳定性以及用法用量。③ 准确性：准确计算加入药物的含量以及抽取准确的加入量。④ 规范性：摆药、加药等工序，都需要一配一对，如果缺乏，容易出错等。

（三）细胞毒药物调配的特点

细胞毒药物宜集中配制：从而确保配置的药物准确无误，保证病人用药安全；确保工作人员的职业安全与健康。

（四）细胞毒药物配制的正确工作模式

应对医嘱进行审核，无论在何处配制细胞毒药物，工作人员都应对患者的处方或用药医嘱逐一审核，确认其正确性、合理性与完整性。医嘱审核工作主要包括以下内容。

（1）形式审查：处方或用药医嘱内容应当符合《处方管理办法》《病历书写基本规范》的有关规定，书写正确、完整、清晰，无遗漏信息。

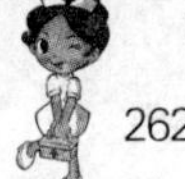

（2）分析鉴别临床诊断与所选用药物的相符性。

（3）确认遴选药物品种、规格、给药途径、用法、用量的正确性与适宜性，防止重复给药。

（4）确认静脉药物配伍的适宜性，分析药物的相容性与稳定性。

（5）确认选用溶媒的适宜性。

（6）确认静脉用药与包装材料的适宜性。

（7）确认药物皮试结果和药物严重或者特殊不良反应等重要信息。

（8）需与医师进一步核实的任何疑点或未确定的内容。

对处方或用药医嘱存在错误的，应当及时与处方医师沟通，请其调整并签名。因病情需要的超剂量等特殊用药，医师应当再次签名确认。对用药错误或者不能保证成品输液质量的处方或医嘱应当拒绝调配。通过这些操作过程，可保证 PIVAS 进行冲配的输液医嘱准确合理。

（五）静脉用药混合调配操作规程

建议定点、集中进行配制，在生物安全柜中进行操作。

1. 调配操作前准备

① 在调配操作前 30 min，按操作规程启动生物安全柜，确认其处于正常工作状态，操作人员记录并签名。② 操作人穿防护衣后，进入操作间，先用蘸有 75％乙醇的无纺布从上到下、从内到外擦拭生物安全柜内部的各个部位。③ 将准备好的药物集中放置在生物安全柜附近相应的位置。

2. 调配前的校对

调配人员应当按输液标签核对药物名称、规格、数量、有效期等的准确性和药物完好性，确认无误后，进入加药混合调配操作程序。

3．调配操作程序

① 选用适宜的一次性注射器，拆除外包装，旋转针头连接注射器，确保针尖斜面与注射器刻度处于同一方向，将注射器垂直放置于层流洁净台的内侧。② 用75%乙醇消毒输液袋（瓶）的加药处，放置于层流洁净台的中央区域。③ 除去西林瓶盖，用75%乙醇消毒安瓿瓶颈或西林瓶胶塞，并在层流洁净台侧壁打开安瓿，应当避免朝向高效过滤器方向打开，以防药液喷溅到高效过滤器上。④ 抽取药液时，注射器针尖斜面应当朝上，紧靠安瓿瓶颈口抽取药液，然后注入输液袋（瓶）中，轻轻摇匀。⑤ 溶解粉针剂，用注射器抽取适量静脉注射用溶媒，注入于粉针剂的西林瓶内，必要时可轻轻摇动（或置振荡器上）助溶，全部溶解混匀后，用同一注射器抽出药液，注入输液袋（瓶）内，轻轻摇匀。⑥ 调配结束后，再次核对输液标签与所用药物名称、规格、用量，准确无误后，调配操作人员在输液标签上签名或者盖签章，标注调配时间，并将调配好的成品输液和空西林瓶、安瓿与备份输液标签及其他相关信息一并放入筐内，以供检查者核对。⑦ 核对正确的加药成品，进入成品包装程序。⑧ 每完成一组输液调配操作后，应当立即清场，用蘸有75%乙醇的无纺布擦拭台面，除去残留药液，不得留有与下批输液调配无关的药物、余液、用过的注射器和其他物品。

4．其他

调配工作结束后，按清洁消毒操作程序进行清洁消毒处理。

（六）调配操作细胞毒性药物注意事项

（1）细胞毒药物调配应当重视操作者的职业防护，调配时应当拉下生物安全性柜防护玻璃，前窗玻璃不可高于安全警戒线，以确保负压。

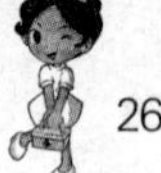

（2）细胞毒性药物调配完成后，必须将留有细胞毒性药物的西林瓶、安瓿等单独置于适宜的包装中，与成品输液及备份输液标签一并送出，以供核查。

（3）调配细胞毒性药物用过的一次性注射器、手套、口罩及检查后的西林瓶、安瓿等废弃物，按规定由本医疗机构统一处理。

（4）细胞毒性药物溢出处理按照相关规定执行。

（七）医疗废物的处理

（1）所有装细胞毒性药物废弃物的容器都应贴有警告性质的标签，容器最好有封口，表面酒精消毒。

（2）冲配用针筒丢入专用的容器，针头丢入专用的防刺容器中，丢弃针筒时无须将针头套上，应立即丢入防刺容器中再处理，防刺容器置于生物安全柜中，空安瓿瓶放入塑料袋并封口，丢入专用的医疗废物袋中，及时清理。

（八）细胞毒性药物溢出的处理

1. 小量溢出的处理

① 小量溢出指在生物安全柜以外体积≤5 ml 或剂量≤5 mg 的溢出。② 有人皮肤或衣服直接接触到药物，必须立即用肥皂和清水清洗被污染的皮肤。③ 操作人员应立即清除掉溢出的小量药物。穿戴好个人防护用品，液体应用吸收性的织物布块吸去和擦去，固体应用湿的吸收性织物布块擦去，用小铲子将玻璃碎片拾起并放入防刺的容器中。④ 防刺容器，擦布、吸收垫子和其他被污染的物品都应丢置于专门放置细胞毒性药物的垃圾袋中。⑤ 药物溢出的地方应用清洁剂反复清洗 3 遍，再用清水洗清，凡要反复使用的物品应当由操作人员再穿戴好个人防护器材的条件下用清洗剂清洗 2 遍，再用清水清洗。⑥ 放有细胞毒性药物污染的垃圾袋应封口，再放入另一个放置细胞毒性废物的垃圾袋中，所

有参加清除溢出物员工的防护服应丢弃再外面的垃圾袋中，外面的垃圾袋也应封口并放置于细胞毒性废物专用一次性防刺容器中。⑦ 记录溢出信息。

2. 大量溢出的处理

① 大量溢出指在生物安全柜以外体积＞5 ml 或剂量＞5 mg 的溢出。② 有人皮肤或衣服直接接触到药物，必须立即用肥皂和清水清洗被污染的皮肤。③ 溢出地点应被隔离出来，应有明确的标识提醒该处有药物溢出。④ 受训人员应立即清除掉溢出的大量药物。穿戴好个人防护用品，轻轻地将吸收药物织物布块或垫子覆盖在溢出的液体药物之上，液体药物则必须使用吸收性的织物吸收掉，轻轻地将湿的吸收性垫子或湿毛巾覆盖在粉末状药物之上，防止药物进入空气中，用湿垫子或毛巾将药物除去，将所有的被污染的物品放入废弃垃圾袋中。⑤ 当药物被除去以后，被污染的地方必须用清洁剂清洗 3 遍，再用清水冲洗，清洗范围由小到大。⑥ 所有用来清洁药物的物品必须放置在一次性密封细胞毒性废弃垃圾袋中，放有细胞毒性药物污染的垃圾袋应封口，再放入另一个放置细胞毒性废物的垃圾袋中，所有参加清除溢出物员工的防护服应丢弃在外面的垃圾袋中，外面的垃圾袋也应封口并放置于细胞毒性废物专用一次性防刺容器中。⑦ 记录溢出信息。

3. 生物安全柜内的溢出

① 在生物安全柜内药物体积≤150 ml 的溢出的清除过程如同小量和大量的溢出。② 在生物安全柜内的药物溢出＞150 ml 时，在清除掉溢出药物和清洗完药物溢出的地方后，应该对整个安全柜的内表面进行另外的清洗。③ 使用工作手套将任何碎玻璃放入位于安全柜内的防刺容器中，安全柜的内表面，包括各种凹槽之内都必须用清洁剂彻底地清洗，如果溢出药物污染了高效微粒

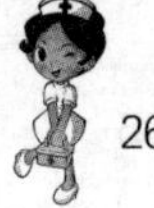

气体过滤器，则整个安全柜都要封在塑料袋中，直到高效微粒气体过滤器被更换。

(九) 职业防护培训与健康档案

1. 提高工作人员的责任心与自我保护意识

直接接触危险药品操作、配置流程的人员加强业务知识学习，掌握药物疗效、危害性和标准处理流程，学习相关防护知识，养成良好工作习惯，树立自我防护意识。充分认识到这类药物的潜在危害，提高自我防护意识和能力，减少职业安全危害的发生。

2. 建立完善的岗前培训，定期考核与经验交流活动

有研究表明，危险药物造成的暴露和污染的程度不仅仅与药品的使用量有关，还与医护人员所受到的相关训练有关。建立完善的岗前培训，并通过定期考核与经验交流的方式巩固人员的操作规范与自我保护意识。在最大程度上降低人员的工作风险。

3. 拟建立危害性药物清单及分级制度

国际上现存的明确列举抗癌危险药品目录的组织有国际癌症研究机构和美国国家职业安全卫生研究所。宜逐步建立抗癌危险药品目录并定期更新，可以为一线工作人员提供参考，建立充足且合理的安全防护系统。

4. 建立每个操作人的健康档案

在病区调配细胞毒性药物，每位参与调配的护士均有职业暴露风险，且难以追踪。必须对每个人进行健康追踪与结果评估，如长期追踪他们血检测数据的变化等。

(十) 细胞毒性药物配制中的应急预案

1. 废弃物处理

① 空针头放在锐器盒内，冲配结束后，打包封口，放入专用收

集袋内。② 空针管及其他废弃物放在专用收集容器内，包装封口，放入专用收集袋内；两次包装的空药瓶及残留药液放在专用收集袋内封口。③ 确保以上物品不渗漏后，及时清理出冲配室，立即送医院废弃物焚化处理中心焚化。④ 做好记录。

2. 人员被污染的处理

① 所有受影响的衣服都应脱去，如果污染严重，应置于细胞毒性废物桶内；受污染程度低的衣服应分开洗涤并漂洗干净。② 被污染的皮肤必须用肥皂清洗，并用大量冷水充分冲洗。③ 眼睛受污染必须用0.9%生理盐水冲洗并就医。④ 如果清理溢出物时皮肤破裂，受感染的皮肤区域必须用水冲洗，控制出血，尽快就医。⑤ 填写事故报告。

3. 溅出物处理

(1) 应急物品准备：① 全套着装物品包括连身工作服，胶鞋(最好是长靴或套鞋)、帽子(两层)、口罩(特制防毒、带活性炭过滤)、手套(两层)、眼罩等。② 溅出物处理物品：橡胶手套、吸水垫、消毒吸附纱布、收集袋、一次性镊子、塑料容器、水等。

(2) 处理步骤：① 设立警示标记，防接近。② 从污染边界开始，逐渐向污染中心进行。③ 完成清洁步骤后，撤销标记，恢复正常。④ 做好记录。

三、细胞毒性药物 PIVAS 集中调配

静脉用药集中调配中心(室)是指医疗机构药学部门根据医师处方或用药医嘱，经药师进行适宜性审核，由药学专业技术人员按照无菌操作要求，在洁净环境下对静脉用药物进行加药混合调配，使其成为可供临床直接静脉输注使用的成品输液操作过程的场所。静脉用药集中调配是药物调剂的一部分。

（一）集中调配细胞毒药物的SOP

PIVAS集中调配细胞毒药物应严格遵照标准操作程序(standard operating procedure, SOP)规范操作，具体SOP内容如下。

1. PIVAS通过HIS系统接受临床配置要求

先审核用药是否合理及有无配伍禁忌，如有，则立即与临床医师沟通并提出用药建议，对于超常规、超剂量用药，应当与医师确认，并做相应记录。

2. 用药

根据用药量领取药物，并记录使用量。

3. 排药

① 长期医嘱：在核对处方无误后，集中所有细胞毒性药物医嘱统一配方，根据标签挑选药物(不拆包装)放入塑料盒内，并将标签贴在输液袋上。② 临时医嘱：在核对处方无误后，及时根据静脉配置单挑选药物(不拆包装)放入塑料盒内，并将标签贴在输液袋上。

4. 外间准备

根据静脉配置单核对药物，核对无误后签名，用70%乙醇消毒药物包装表面放入塑料盒内，送入传递窗(进)。

5. 洁净室配置前准备

① 佩戴双层无粉手套，通常每操作60 min或遇到手套破损、刺破和被药物沾污则需要更换手套，穿着长袖、有弹性袖口(袖口应该卷入手套之中)、无絮状物，前面完全封闭的制服，佩戴眼罩和防护口罩。② 生物安全柜台表面铺上一块塑料背面的垫子，垫子必须在一整天的配置结束后或垫子上出现液滴时更换掉，在配置药物前应当准备好所有的配置及用药时需要的药物和器材，从而

减少对柜内气流的影响，达到减少对人员的污染的目的。

6. 洁净室配置

① 将药物与标签核对，准确无误后在专用生物安全柜内拆包装，然后传递至专用安全柜后开始配置。② 参照相关配制要求进行配置，取出液体，用75%乙醇消毒加药口，轻轻拍打安瓿将颈部和顶部的药物落于其底部，用酒精消毒安瓿的颈部，打开安瓿时要用一块灭菌的纱布包绕着安瓿，如果安瓿内是需要再溶解的干燥物质，应将溶媒沿安瓿壁慢慢加入以避免药物粉末的散出，小玻璃瓶加入液体后气压会增高，操作时应尽量小心，避免压力太高使药液溢出产生气雾，针筒中的液体不能超过针筒长度的3/4，防止针栓从针筒中意外滑落，抽出溶液后，通过已灭菌加药口注入输液袋内，混匀，然后将液体和空安瓿或西林瓶等放入盒中，送入专用生物安全柜核对。

7. 核对

在专用生物安全柜内将空安瓿、西林瓶与输液标签核对，核对无误后签名。

8. 包装

在专用生物安全柜中将灭菌塑料袋套于静脉输液袋外，封口。

9. 分装

将封口好的输液按病区分别放置于有病区标识的整理箱内，记录数量。

10. 发送

将整理箱置于专用药车上，由PIVAS工勤人员送至各病区交病区药疗护士，并由药疗护士在送达记录本上签收。

11. 核对

药疗护士应仔细核对输液袋上的标签与病区输液治疗单是否

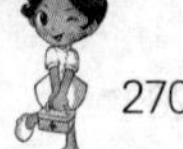

一致,如有误,则应与负责医师和PIVAS联系。

(二)集中调配细胞毒性药物的优点

1. 减少职业暴露风险

用于治疗肿瘤病人的细胞毒药物大多为细胞毒性药物。在操作中如不注意规范操作及个人防护,有可能会进入人体内,对医护人员造成损害。所以必须重视并按SOP规范操作细胞毒性药物,防止职业暴露的产生。细胞毒性药物在PIVAS集中调配,生物安全柜可对操作者提供工程保护。此外,操作者可穿戴合适的个人防护设备阻断细胞毒性药物的暴露,包括化疗手套、护目镜、N95口罩等。

2. 医疗废物管理

在PIVAS集中调配细胞毒性药物,调配过程产生的废物能做到集中管理。产生的废安瓿、药瓶可集中丢弃,注射器、针头可放置于利器盒内封装后进行丢弃。废弃物的集中管理和丢弃,避免了在病区调配操作中废弃物可能产生的二次污染,保护了环境。

(三)健康档案

在病区调配细胞毒性药物,每位参与调配的护士均有职业暴露风险,且难以追踪。在PIVAS进行集中调配后,接触细胞毒性药物的人员数量大大减少,可以对他们进行相应的追踪与健康评估。在PIVAS可以对操作人员进行健康检查,并建立健康档案。

(四)环境保护

在PIVAS的生物安全柜中调配细胞毒性药物,产生的污染的气溶胶均通过生物安全柜的高效过滤器过滤后排入大气。而病区调配过程中产生的气溶胶直接排入大气,污染环境。

(五)静脉药物集中配置实践

由传统护士在病区进行静脉输液调配模式转变为PIVAS集中调配后,存在下列变化。

(1) 加强了医师、护士、药师三方沟通，用药正确率大幅上升。

(2) 在宏观上，提升了医院安全用药水平。

(3) 输液成品合格率大幅提升。

(4) 集中配制，节省了大量人力资源。

(5) 解决了职业暴露，保护护理人员免受细胞毒药物伤害，保护病房环境。

(6) 有利于采用信息化管理手段。

(7) 加强了药学部门对药物的管理。

(8) 减轻了病房环境压力。

(9) 药师责任重大，护士有更多时间直接为患者服务。

PIVAS 应当建立工作人员健康档案，及时监测并确保暴露于危险药品环境中的医护人员的健康。医护人员相关健康档案包含以下内容。

(1) 工作环境所接触的危害性物质及备药过程中采取的防护作业记录。

(2) 泼洒、针刺伤、割伤等意外事件的记录。

(3) 个人基本健康记录。

张玲娟　曹　洁　许珊珊　张建中　老东辉

第一版：邵娟英　陈　健

第三节　优化护理工作流程

现代管理理论认为，为企业创造价值的不是产品而是流程，流程可以创造价值。护理工作流程的优劣直接影响着医院护理工作运行的效率与质量，一个合理、科学、优化的护理工作流程是确保

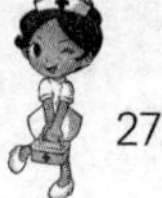

护理服务质量的基础，也是推进优质护理服务的前提，能为患者提供安全、优质、满意的护理服务。

一、护理工作流程概述

（一）流程

流程是为了完成某一目标而进行的一系列逻辑相关活动。具体地说，流程是指为实现某些结果，以确定的方式发生或进行的一系列活动，即以可重复的步骤达到预期的目的。

流程具有以下特点。

（1）目标性：流程要有明确的输出结果，即目标和任务。

（2）内在性：流程包含于行为或活动过程中。

（3）整体性：流程由多个活动组成，应注意总体上的把握和整体的观念。

（4）动态性：由一个活动到另一个活动，流程是按照一定的时序关系徐徐展开的。

（5）可重复性：尽管不同的流程其内容不同，但一定可重复。

（6）层次性：组成流程的活动本身也可以是一个流程，可被看成是总流程的子流程，以继续分解成若干活动。

（7）结构性：流程的结构可以有多种表现方式，不同结构的流程输出的结果也会带来一定影响。

流程可分为战略性流程、经营性流程和辅助性流程等。

（二）护理工作流程

护理工作流程是指一组共同为患者创造价值效用的相互关联的护理活动。

1. 护理工作流程的要素

流程一般由 6 个基本要素组成，输入、输出、活动、关系、客户、价值;流程是一组存在相互“关系”的“活动”,它最终会将“输入”转化成为对“客户”有“价值”的“输出”。近年来,又增加了“资源”和“控制”两大要素。护理工作流程的基本要素就是通过投入一定的人力、物力资源,由护士来进行各项护理活动,通过护士之间的相互协作,完成患者的治疗、护理工作,使患者获得满意并促其康复。

2. 护理工作流程的类型

护理工作流程可分为核心流程、支持系统工作流程和质控流程。

核心流程包括各个班次的流程,如主班护士工作流程、治疗班护士工作流程、小夜班护士工作流程、大夜班护士工作流程、教学护士工作流程等。

支持系统工作流程包括各项护理活动流程,如抢救流程、输液流程、输血流程、吸氧流程、出入院患者流程、手术后接患者流程、微泵使用流程、注射流程等。

质控流程包括对各项工作目标进行控制的流程,如基础护理、病房管理、消毒隔离等质控流程。

3. 护理工作流程的特点

护理工作流程也具有一般流程特点。

(1) 目标性:每一个护理流程都有明确的目标或任务,如完成、满意等。

(2) 整体性:至少由两个护理活动组成,才能建立结构或关系,才能进行流转。

(3) 层次性:护理工作流程的若干活动可以继续分解成若干活动。

(4) 逻辑性:组成流程的护理活动之间具有相互联系、相互作用的方式,如串行、并行、反馈等活动的逻辑关系。

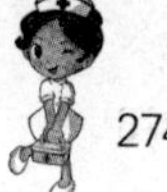

(5) 动态性：护理工作流程是按照一定的时序关系徐徐展开，由一个护理活动到另一个护理活动。

4. 护理工作流程的功能

护理工作流程功能为：① 实现不同分工护理工作的结果连接。② 反映各项护理工作之间的逻辑关系。③ 界定各项护理工作相关人的责任关系。护理服务与管理在流程中运作，通过流程管理在为患者创造满意服务的同时实现组织价值的增加。

二、护理工作流程与护士职业防护

护理工作中存在不可忽视的职业危险，伴随有护士职业暴露的危害，护士在为患者提供优质护理服务时，应做好护士职业安全防护。

(一) 护理工作流程改进与优化

在临床护理工作中，流程优化和流程再造、强化护理人员对关键流程的落实意识是医院管理优化创新的重要方式，护理管理者要持续改进并不断优化各项护理工作流程。流程优化是在对护理工作程序和存在缺陷，深刻理解和全面分析的基础上，把相关护理工作按合理的程序组成一个环环相扣的工作过程，对原有流程进行系统性重新设计、增加、删减、重组某些环节，利用流程使每项护理工作中的每个环节或工作内容，按规范途径执行，利用优化的流程，提高护理质量，减少缺陷发生，消除潜在隐患。

1. 基本原则

护理工作流程改进和优化坚持以服务对象为中心，以质量为核心的指导思想，遵循规范—创新—再规范—再创新的管理思路，是对传统的管理观念、工作方式和习惯做法的一种变革。

(1) 以服务对象为中心：在优化流程过程中，用以护理患者的护理流程为中心，重新设计以患者为中心的简便、快捷的护理服务，以护士为中心的自主、高效、追求卓越的管理模式。

（2）以护理质量为核心：打破、缩减不必要的环节，重建完整和高效的新流程，使护理品质不断向高的目标迈进。

（3）以价值为导向：优化护理流程的最终目的是降低医院运行成本，提高护理质量，达到零缺陷的管理目标，提高护理工作效率。

（4）以人为本：优化流程不是个人行为，而是整体团队共同努力进行整合的结果，坚持以人为本的团队式管理。

2. 实施过程

（1）认真评估原有流程的具体情况，找出必须简化、细化或改变的环节。

（2）研究对策，建立理想流程模型，针对问题产生原因及环节寻找关键点和突破口。

（3）提出改进与优化方案及措施，选择能够支持新流程的平台，实现护理管理可持续发展。

（4）实施新的工作流程，建立相适应的管理信息系统模型。

（5）不断改进新流程，保证护理服务可持续发展。

3. 注意事项

（1）医院管理部门决策层的支持：优先关注具有可以量度的护理流程优化与再造目标。

（2）改进后的护理流程：具有最简便的手段、最少的中间环节、最短的让患者等候时间、争取最佳的护理服务效果及护士职业最安全的特点。

（3）护理流程改进是一个动态的不断渐进的过程：护理管理者要树立敏感的流程改造意识，善于发现问题，提出问题，引导改造，使流程更加合理、科学、有效。

4. 护理工作流程与护士职业防护

护士职业防护应从减少护士职业暴露做起，减少护士职业暴露程度的预防措施有以下几点。

(1) 标准预防适用于：① 所有接受诊疗的患者，无论是确诊感染或疑似感染。② 有可能接触血液、体液者。

(2) 标准预防的主要内容：详见第五章第三节“生物性危害”。

(3) 特殊预防分为空气传播预防、飞沫传播预防和接触传播预防三大类。对于特殊预防，应做到：① 医生开出或停止特殊预防的医嘱。② 如果护士认为有隔离的需要，应先采取隔离措施，并在 24 小时内通知医生开医嘱。③ 相应的隔离措施见《隔离预防有关规定》。

(4) 对某些具有潜在性传染性的患者除采取标准预防措施外，还需采取特殊预防措施：① 涉及具有潜在传染性物质的所有操作都应尽一切可能减少这些物质的洒落、飞溅或形成小飞沫。② 血液或其他有具有潜在传染性的物质应该放置于双层黄色垃圾袋的容器中，并防止在收集、处理、加工、储藏和运送过程中发生泄漏。③ 所有仪器和工作台表面应定期清洁和消毒，接触血液或其他潜在传染性物质后，应用含氯消毒剂2 000 mg/L擦洗。④ 具有潜在传染性的物质溢出时应通知清洁部来处理。

(二) 护士职业性防护的常用预防流程

1. 预防针刺伤与锐器伤工作流程

针刺伤是一种皮肤深部的足以使受伤者出血的意外伤害。目前已知有二十多种血源性传播疾病可通过针刺伤传染，其中最常见也最严重的是乙肝、丙肝和 HIV。国内外研究结果报道，护理人员是发生针刺伤的主要高危人群。具体的医疗锐器伤的防护措施，详见第五章第三节“生物性危害”。

2. 降低噪声污染流程

(1) 加强对噪声的认识，对新建工作间应从声学设计角度考虑采用隔音设备。

(2) 对科室使用的仪器、设备合理放置，减少推拉、移动次数，定期进行普查检修，专人保养，如对器械台、麻醉机、推车等活动部件上润滑剂，减少异常噪声。

(3) 工作人员做到四轻，谈话轻、走路轻、开关门轻、操作轻。

(4) 监护仪、电刀音量调到适度，淘汰破旧老化的仪器。

3. 减少麻醉废气的毒害流程

(1) 严格规章制度和操作规程，在确保室内空气达标的前提下，定时定期开窗通风换气，降低麻醉废气污染。

(2) 采用高效低毒的麻醉剂、紧闭式麻醉机，将麻醉剂废气排至室外。

(3) 用过的麻醉剂空瓶、注射器，应及时收入密闭容器内，防止麻醉剂粉尘、气溶胶在室内污染。

(4) 加强麻醉废气排污设备，改善手术室的通风条件。加强工作人员的自身防护，尤其是孕妇及哺乳期妇女。

4. 化学消毒灭菌剂防护流程

(1) 甲醛消毒灭菌，必须在无菌箱中进行。

(2) 护士取用无菌箱内物品时，要合理计划，统筹安排，以尽可能减少开启次数。

(3) 消毒后注意开窗通风，去除残留的甲醛气体。

(4) 使用戊二醛消毒液时，应将戊二醛存放于有盖的容器内，且室内应有良好的通风设备，减少与有害气体的接触。

(5) 接触戊二醛时应戴无菌橡胶手套，防止溅入眼内或吸入。

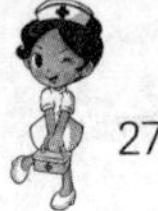

(6) 要求护士在检查和使用化学制剂时必须戴好口罩、帽子及手套，避免直接接触，若不小心溅到眼睛里或皮肤上，应在流水下反复冲洗，把影响程度降至最低。

5. 化疗防护流程

(1) 配置抗肿瘤药物的区域应为相对独立的空间，宜在Ⅱ级或Ⅲ级垂直层流生物安全柜内配置。

(2) 使用抗肿瘤药物的环境中可配备溢出包，内含防水隔离衣、一次性口罩、乳胶手套、面罩、护目镜、鞋套、吸水垫及垃圾袋等。

(3) 配药时操作者应戴双层手套(内层为 PVC 手套，外层为乳胶手套)、一次性口罩；宜穿防水、无絮状物材料制成、前部完全封闭的隔离衣；可佩戴护目镜；配药操作台面应垫以防渗透吸水垫，污染或操作结束时应及时更换。

(4) 给药时操作者宜戴双层手套和一次性口罩；静脉给药时宜采用全密闭式输注系统。

(5) 所有抗肿瘤药物污染物品应丢弃在有毒性药物标识的容器中。

(6) 抗肿瘤药物外溢时按以下步骤进行处理：① 操作者应穿戴个人防护用品。② 应立即标明污染范围，粉剂药物外溢应使用湿纱布垫擦拭，水剂药物外溅应使用吸水纱布垫吸附，污染表面应使用清水清洗。③ 如药液不慎溅在皮肤或眼睛内，应立即用清水反复冲洗。④ 记录外溢药物名称、时间、溢出量、处理过程及受污染的人员。

6. 生物性危害因素的防护流程

(1) 高危科室护理人员应加强防护：急诊科、手术室、重症监护室、血液透析室、供应室及静脉治疗护士为高危人群，应引起医院管理者高度重视，加强对生物性危害因素所致疾病的防护，主要是对

HBV、HCV、HIV、柯萨奇病毒及流感和支原体病毒等的防护。

(2) 所有护理人员在接触患者具有传染性分泌物、血液、体液时，应严格遵守消毒隔离制度，需戴口罩、帽子，穿隔离衣，戴手套等，认真洗手并进行手消毒。

(3) 在接触艾滋病患者时，穿戴两副手套和隔离保护衣，戴防护眼罩和口罩，脱去手套的双手及接触患者血液的皮肤应立即清洗，并进行消毒。据研究证明，医务人员与患者的血液或体液接触时，其累积危机可用公式：$1-(1-fp)ny$ 算出，式中 f 为人群中血清 HIV 阳性率，p 是每次接触的传播机会，n 是每年与静脉血接触的机会，y 是操作年数。

(4) 将所有污染物密封保存，集中焚烧处理。

(5) 对常见的传染病按临床防护措施的要求，严格执行。

(6) 保护易感人群，对工作人员可给予接种疫苗、定期体检等预防措施，防止生物性疾病的传播。

7. 放射线防护流程

外照射防护基本原则是：控制时间，控制距离，屏蔽防护。

(1) 做好照射前的准备工作，照射的种类及剂量不同，影响也不同。

(2) 提高照射的有效率，尽量减少照射次数。

(3) 减少室内无关人员，孕龄妇女应避开此类环境。

(4) 使用特制的防护衣、防护屏(铅制)。

(5) 能摄片的不透视，当然要兼顾临床治疗及手术需要。

(6) 建立健全的保健休息制度。

8. 粉尘等的防护流程

(1) 护理人员在做敷料时，空气中棉絮飞扬，对呼吸道有一定的慢性损害，故要求工作人员戴口罩，把其影响降至最低。

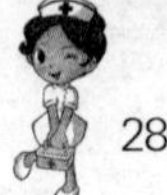

(2) 为防止滑石粉造成的粉尘飞扬，护士整理手套时要戴手套、帽子和口罩，皮肤若有破损，注意不要再被感染。

(3) 护士在为患者做基础护理时，如给患者整理床单位，更换床单、被套等操作时，应戴口罩、手套等，以防吸入飞扬的棉絮和被患者的分泌物，血液等污染。

顾妙娟

第一版：邵娟英

参考文献

[1] 白秋萍，张慧萍，毛华东，等.优化护理工作流程推进优质护理服务[J].西南国防医药，2014，24(2)：202-203.

[2] 王晓兰，王群，李惠聪.精益管理在优化护理工作流程的尝试[J].医院院长论坛-首都医科大学学报：社会科学版，2012，9(3)：54-56.

[3] 韩卫丽.优化护理流程在优质护理服务中的应用[J].中华现代护理杂志，2012，18(4)：396-398.

[4] 江丽萍，干铁儿，朱越献，等.医务人员针刺伤现况调查分析[J].中华医院感染学杂志，2015，25(6)：1415-1417.

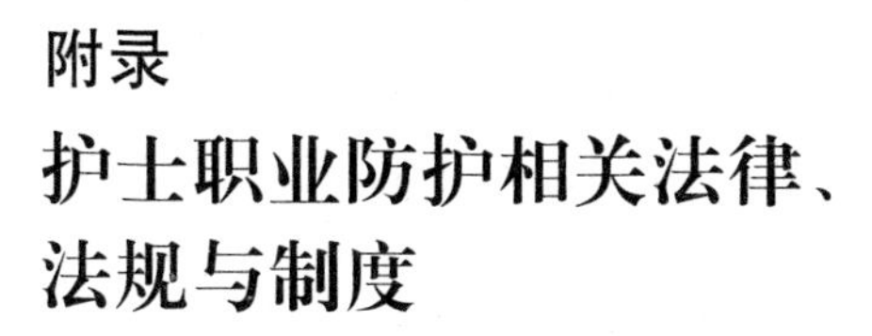

附录

护士职业防护相关法律、法规与制度

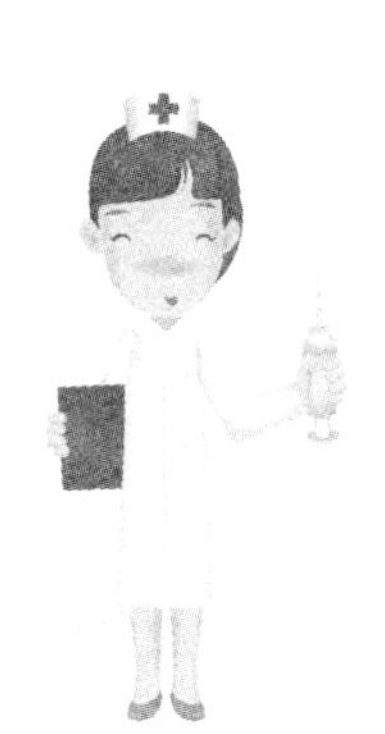

序号	法规规范名称	文　号
1	中华人民共和国职业病防治法	中华人民共和国主席令第四十八号
2	消毒管理办法	卫生部令第 27 号
3	医疗废物管理条例	中华人民共和国国务院令第 380 号
4	医疗卫生机构医疗废物管理办法	中华人民共和国卫生部令第 36 号
5	医务人员艾滋病病毒职业暴露防护工作指导原则(试行)	卫医发(2004)108 号
6	中华人民共和国传染病防治法	中华人民共和国主席令第十七号
7	医疗机构传染病预检分诊管理办法	中华人民共和国卫生部令第 41 号
8	临床核医学放射卫生防护标准	GBZ 120 - 2006
9	护士条例	中华人民共和国国务院令第 517 号
10	医用放射性废物的卫生防护管理	GBZ 133 - 2009

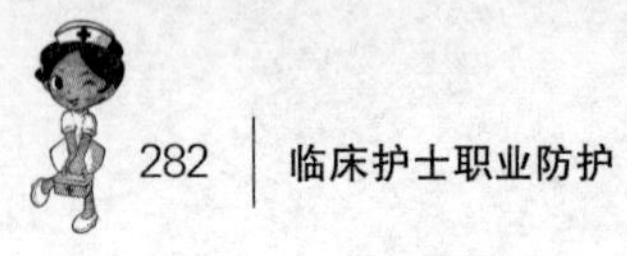

（续表）

序号	法规规范名称	文　　号
11	医院隔离技术规范	WS/T 311－2009
12	血源性病原体职业接触防护导则	GBZ/T 213－2008
13	医疗机构消毒技术规范	WS/T 367－2012
14	《阻断院感注射传播，让注射更安全(2015—2018 年)》专项工作指导方案	无
15	职业暴露感染艾滋病病毒处理程序规定	国卫办疾控发(2015)38 号
16	艾滋病防治条例	中华人民共和国国务院令第 457 号
17	职业性传染病的诊断	GBZ 227－2017